Schatz, wir müssen gar nicht reden! ❤

W0237288

Dr. Patricia Love ist seit vielen Jahren in der Familien- und Paarberatung tätig und leitet ein Beratungsinstitut in Austin, USA. Sie hat bereits mehrere Bücher zum Thema Partnerschaft veröffentlicht. *Dr. Steven Stosny* ist Paartherapeut und Anti-Aggressionstrainer im eigenen Beratungsinstitut »CompassionPower«.

Patricia Love, Steven Stosny

Schatz, wir müssen gar nicht reden!

Wie Sie Ihre Beziehung in weniger als fünf Minuten täglich verbessern

Aus dem Englischen von Nicole Hölsken

Campus Verlag
Frankfurt/New York

Die amerikanische Ausgabe »How to improve your marriage without talking about it. Finding Love Beyond Words« erschien 2007 im Verlag Broadway Books.
Copyright © 2007 by Patricia Love and Steven Stosny
All rights reserved.
This translation published by arrangement with The Doubleday Brodway Publishing Group, a division of Random House, Inc.

Für Terrie Chase, die wohl kaum weiß, wie wichtig ihre jahrelange Unterstützung für mich war. *Pat Love*

Für meine Mutter, Barbara McCrocklin. *Steve Stosny*

Bibliografische Information der Deutschen Nationalbibliothek:
Die Deutsche Nationalbibliothek verzeichnet diese Publikation in der Deutschen Nationalbibliografie. Detaillierte bibliografische Daten sind im Internet über http://dnb.d-nb.de abrufbar.
ISBN 978-3-593-38786-4

Das Werk einschließlich aller seiner Teile ist urheberrechtlich geschützt. Jede Verwertung ist ohne Zustimmung des Verlags unzulässig. Das gilt insbesondere für Vervielfältigungen, Übersetzungen, Mikroverfilmungen und die Einspeicherung und Verarbeitung in elektronischen Systemen.
Copyright der deutschsprachigen Ausgabe © 2009 Campus Verlag GmbH, Frankfurt/Main
Umschlaggestaltung: R. M. E, Roland Eschlbeck und Ruth Botzenhardt
Umschlagmotiv: Ruth Botzenhardt, München
Satz: Fotosatz L. Huhn, Linsengericht
Druck und Bindung: Druck Partner Rübelmann, Hemsbach
Gedruckt auf säurefreiem und chlorfrei gebleichtem Papier.
Printed in Germany

Besuchen Sie uns im Internet: www.campus.de

Inhalt

Einleitung
Es geht nicht um Kommunikation

Zunächst möchte ich unseren Leserinnen eine Frage stellen. Was geschieht Ihrer Meinung nach, wenn Sie zu Ihrem Partner sagen: »Schatz, wir müssen mal über unsere Beziehung reden!«?

Antwortet er darauf so etwas wie: »Ich dachte schon, du würdest nie fragen!« oder: »Ja, ich will meine Gefühle über unser Zusammenleben mit dir teilen, und ganz *besonders* interessiert mich, was du dir für uns wünschst!«, dann braucht keiner von Ihnen beiden dieses Buch zu lesen. Die meisten Frauen würden bei einer solchen Einleitung allerdings eher mit einer geistesabwesenden Reaktion rechnen. Sie würden erwarten, dass ihre Männer defensiv, verärgert oder nervös reagieren, dass sie entnervt die Augen verdrehen oder vollkommen dichtmachen. Und die meisten Männer wiederum hätten bei dieser Einleitung das Gefühl, für ein Verbrechen bestraft zu werden, das sie gar nicht begangen haben. Zweifellos kennen Sie derlei Gespräche aus eigener Erfahrung: Sie kennt ihren Text und er den seinen, und am Ende ist alles nur noch viel schlimmer als am Anfang. Kein Wunder, dass die vier Wörter, vor denen ein Mann sich am meisten fürchtet, lauten: »Schatz, wir müssen reden.«

Wir fragen die Frauen in unseren Workshops und therapeutischen Sitzungen gezielt danach, welche Erfolge sie in der Vergangenheit damit erzielten, wenn sie ihre Männer zum Gespräch auffordern. Die meisten geben Antworten wie: »Es hat nicht funktioniert, denn er ist einfach nicht in der Lage, zu kommunizieren. Er wird wütend, defensiv oder ungeduldig. Er hat einfach kein Interesse.« In Bezug auf Beziehungsgespräche verfügen Männer anscheinend über ein Wissen, das den meisten Frauen bislang verborgen blieb: Die Forschung und unsere zusammengerechnet mehr als 50-jährige klinische Erfahrung haben wiederholt gezeigt, dass wir – auch wenn die besten Absichten dahinterstecken – die Probleme in unserer Beziehung durch das Reden darüber nur noch *verschlimmern*, statt sie zu beheben. Und das hat nichts mit dem mangelnden Interesse des Partners oder seinen »mangelnden kommunikativen Fähigkeiten« zu tun.

Frauen wollen über die Beziehung reden, weil sie sich über einen Missstand aufregen und sich besser fühlen wollen. Männer wollen *nicht* darüber reden, weil sie sich dadurch *einfach nicht besser fühlen*! Tatsächlich geht es ihnen nach einer solchen Debatte häufig schlechter! Ob eine Frau ihren Partner nun zum Reden zwingt oder nicht, letztlich fühlen sich hinterher beide enttäuscht und emotional voneinander getrennt.

Jedem Streit und jedem kalten Schweigen liegt die Einsamkeit der emotionalen Trennung zugrunde. Sie führt zu jener inneren Distanz, die Ihre Beziehung schließlich zum Scheitern bringen kann.

Wir glauben, dass der chronische Stress der emotionalen Trennung, der letztlich die meisten Verbindungen zwischen Männern und Frauen belastet, seinen Ursprung in einem winzigen Unterschied in der Art und Weise hat, wie die Geschlechter Furcht und Scham erleben, einem subtilen Unterschied, den man schon kurz nach der Geburt beobachten kann. Er bestimmt die Antwort auf die Frage: »Sprechen wir jetzt über die Beziehung oder nicht?« Der wahre Grund, warum die Frau – abseits von Groll und Enttäuschung – sich für das Gespräch entscheidet, liegt darin, dass die emotionale Trennung ihr Sorgen bereitet und ihr auf einer tieferen Ebene Gefühle von Isolation und Angst vermittelt. Der Mann wiederum will *nicht* über die Beziehung reden, weil er sich angesichts der Unzufriedenheit seiner Partnerin wie ein Versager vorkommt. Auf einer tieferen Ebene schämt er sich. Seine Scham ist zu groß, um noch Verständnis für ihre Angst aufbringen zu können, und ihre Angst verhindert, dass sie seine Scham erkennt. Wenn beide versuchen, ihre verletzten Gefühle auf gegensätzliche Weise zu lindern – also durch Reden beziehungsweise durch Nicht-Reden – teilen sie letztlich nur eines miteinander, nämlich die Enttäuschung und den Herzschmerz.

Ihre Beziehung kann scheitern, obwohl keiner von Ihnen beiden etwas falsch macht, wenn Sie nicht in der Lage sind, das Ausmaß zu erkennen, in dem Angst und Scham für Ihre emotionale Trennung verantwortlich sind.

Indem Sie durchschauen, auf welchem Gebiet Ihr Partner besonders verletzlich ist, und lernen, damit umzugehen, betrachten Sie Ihre Beziehung aus einer anderen Perspektive, die den Standpunkt beider Beteiligten erkennt und berücksichtigt. Diese doppelte Perspektive führt zu einer mitfühlenden Verbundenheit und einer Liebe jenseits aller Worte. Teil I dieses Buches schildert, wie Furcht und Scham Sie beide bislang daran hinderten, das zu bekommen, was Sie sich von Ihrem gemeinsamen Leben am meisten wünschten. Teil II zeigt Ihnen, wie Sie Furcht und Scham nutzen können, um einander inniger zu lieben als je, ohne Ihren Partner auch nur um eine *einzige* Veränderung zu bitten. Und all das können Sie erreichen, indem Sie weniger als fünf Minuten am Tag investieren, ohne jemals über Ihre Beziehung zu reden! Sie werden dazu in der Lage sein, weil Sie es beide *wollen*.

Auch er wünscht sich Nähe und eine liebevolle Beziehung

Ob Sie es glauben oder nicht, die Forschung und die klinische Erfahrung haben gezeigt, dass die Mehrheit aller Männer, einschließlich der, die ihre Partnerinnen ignorieren oder sie für selbstverständlich halten, sich *genauso sehr wie Frauen* eine tiefere und innigere emotionale Verbundenheit wünschen. Meist betrachten die Männer ihre Partnerinnen als ihre besten Freunde, ihre engsten Vertrauten und als die wichtigsten Menschen in ihrem Leben. Und trotz des Klischees der Midlife Crisis und der damit verbundenen lüsternen Blicke, die sie anderen Frauen zuwerfen, sind die meisten Männer mit dem äußeren Erscheinungsbild ihrer Partnerinnen durchaus zufrieden. Tatsächlich will die Mehrheit aller Männer gar nicht, dass sich die Frau in ihrem Leben auf *irgendeinem* Gebiet nennenswert verändert.

Die Forschung und unsere klinische Erfahrung haben zudem ergeben, dass feste Partnerschaften für die Gesundheit und das Wohlbefinden von Männern wichtiger sind als für das von Frauen. Geschiedene Männer zeigen am Arbeitsplatz nicht die gleichen Leistungen wie verheiratete Männer. Sie haben nicht die gleiche Lebenserwartung und schon gar nicht die gleiche Lebensqualität wie sie. Außerdem besteht bei geschiedenen Männern ein erhöhtes Alkoholismus-Risiko, die Selbstmordrate ist höher, ebenso wie die Anzahl physischer und psychischer Erkrankungen. Sie fallen häufiger durch Arbeitslosigkeit, Autounfälle oder andere Unfälle auf. Sie verlieren den Kontakt zu Freunden und schließen sich keinen sozialen Gruppierungen mehr an. Über kurz oder lang isolieren sie sich – abgesehen von dem Publikum, das sie in ihrer Eckkneipe antreffen – vollständig. Kurz gesagt: Sie verlieren ihren Lebenssinn. *Ohne eine Partnerin nehmen sie nicht mehr aktiv am Leben teil.*

Wenn die Forschung Recht hat – und unsere klinische Erfahrung ist ein eindeutiger Beleg dafür –, dann wünschen sich Männer und Frauen offensichtlich das gleiche Maß an Nähe und Bindung. Warum also enden die meisten von uns wie Marlene und Mark?

Marlene glaubt, von Mark emotional getrennt zu sein. Sie weiß nicht mehr genau, wann es passierte, aber sie hat das Gefühl, dass eine eisige Mauer zwischen ihnen steht. Zuerst war es nur leiser Groll, dann häufige Reizbarkeit, und seit einiger Zeit geraten sie immer wieder in heftige Auseinandersetzungen. Die Dinge, die sie früher aneinander liebten, sind nun Gegenstand gegenseitiger Kritik. Vor ihrer Heirat prahlte Marlene bei all ihren Freundinnen damit, wie gut sie sich bei Mark entspannen konnte, weil er ein so wunderbar »sanftes Wesen« hatte. Heute aber wünscht sie sich eher, dass er »sich mal aufrafft und etwas *unternimmt*!« Mark hingegen liebte ihre unerschöpfliche Energie und ihre Freundlichkeit. Heute aber beklagt er sich darüber, dass sie ständig »durch die Gegend hetzt« und »anderen Menschen so viel Zeit widmet, dass für mich nichts mehr übrig bleibt«.

Es stimmt – sie unternimmt viel mehr mit ihren Freundinnen. Sogar wenn sie zu Hause ist, führt sie am Telefon lange Gespräche mit ihnen. Aber wenn sie versucht, sich Zeit für Mark zu nehmen, ist er immer »beschäftigt«. Entweder sitzt er vor dem Computer, oder seine Hand kann sich nicht von der Fernbedienung losreißen, oder er hat einfach nur keine Lust zum Reden. Sie findet es dumm, schweigend neben ihm zu sitzen, wo sie sich doch mit ihren Freundinnen unterhalten könnte, die sich zumindest dafür interessieren, was sie zu sagen hat.

Marlene wird ganz traurig, wenn sie daran denkt, wie viel Hoffnung sie letzte Woche geschöpft hatte. Sie konnte es gar nicht abwarten, Mark von dem Beziehungsratgeber zu erzählen, den eine Freundin ihr gegeben hatte. Er würde ihre Kommunikationsfähigkeit *garantiert* verbessern, zu klareren Erwartungen auf beiden Seiten beitragen und ihnen zeigen, wie sie die Bedürfnisse des jeweils anderen befriedigen konnten. Aber Mark brauchte weniger als eine Minute, um sämtliche Ratschläge als »noch mehr dummes und egozentrisches Weibergeschwätz« in den Wind zu schlagen. Bei jedem Tipp, den sie ihm vorlas, schüttelte er nur den Kopf und schnitt ihr schließlich mitten im Satz das Wort ab.

»Der Autor behauptet zwar, *unsere* Bedürfnisse im Blick zu haben, letztlich geht es aber doch nur um *deine* Bedürfnisse. Diese Art von Ratgebern sagen immer das Gleiche – um eine gute Beziehung zu führen, muss der Mann sich in eine *Frau* verwandeln.« Sie wollte widersprechen, aber er stürmte mit den Worten »lass mich bloß mit solchem Kram in Ruhe« aus dem Zimmer.

Im vergangenen Monat brachte sie ihn dazu, ein paar »Intimitäts-

Übungen« zu absolvieren, die sie in einer Zeitschrift gefunden hatte. Aber schon bald verlor er das Interesse und machte nur ganz automatisch mit, wodurch sie sich nur noch schlechter fühlte. Vor nur drei Monaten schien er sich zu bemühen, die »Romantik neu zu entfachen« – nach einem Programm, das im Rahmen einer *Oprah-Winfrey-Show* vorgestellt worden war. Aber schlussendlich sabotierte er sämtliche Bestandteile dieses Programms, die nichts mit Sex zu tun hatten. Im letzten Jahr brachte sie ihn nach monatelangem Widerstand dazu, *endlich* eine Eheberatung aufzusuchen. Aber am Ende der ersten Sitzung teilte er ihr mit, dass es gleichzeitig auch seine letzte gewesen sei.

»Ich habe es mir ja gleich gedacht«, sagte er. »Ich wusste, dass man mir die Schuld für alles geben würde.«

Trotzdem willigte er ein, ein Wochenendseminar zur Bereicherung ihrer Ehe mit ihr zu machen, das er anscheinend gar nicht so schlecht fand. Etwa eine Woche danach waren sie einander viel näher. Er schaffte es sogar, ihr besser zuzuhören. Dann bat sie ihn eines Tages, die Kinder zu seiner Mutter zu bringen, damit sie an diesem Abend ein romantisches Abendessen zu zweit genießen konnten. Aus heiterem Himmel explodierte er und beklagte sich über ihre »ständigen Forderungen«, nachdem er bei diesem Seminar doch schon seine »verdammte Pflicht und Schuldigkeit« getan hätte.

»Ich kann doch nicht immer so sein!«, klagte er.

»Eigentlich bin ich dir doch völlig egal«, warf sie ihm vor. »Du speist mich nur hin und wieder mit ein paar Brotkrümeln ab!«

»Dich könnte doch niemand glücklich machen!«, konterte er. »Du bist einfach nie zufrieden!«

Millionen von Paaren leiden an der gleichen Verwirrung und an dem gleichen Schmerz wie Marlene und Mark. Meist geben sie sich gegenseitig die Schuld, aber manchmal schreiben sie ihren Schmerz auch ihren Geldsorgen, den Kindern, der Familie, den Problemen am Arbeitsplatz oder auch nur einem »schlechten Tag« zu. Es besteht kein Zweifel daran, dass dies die zentralen Themen ihrer Auseinandersetzungen sind; trotzdem sind sie keineswegs die Quelle ihres Schmerzes und ihrer emotionalen Trennung voneinander. Die Ursachen ihres Schmerzes lassen sich nicht einfach ausmerzen, indem beide Partner ihre Kommunikationsfähigkeit erweitern oder indem sie »über ihre Beziehung reden«.

Es geht um Verbundenheit

Die emotionale Trennung von Männern und Frauen gehört zu den wichtigsten Ursachen der steigenden Scheidungsraten. Um die 80 Prozent aller Geschiedenen geben an, sich »auseinandergelebt« zu haben. Das ist umso tragischer, weil es so unnötig ist. Marlene will eigentlich nicht noch eine *Freundin*, sondern sie wünscht sich eine innigere Verbundenheit zu ihrem *Partner.* Doch ihre eher weiblich orientierten Versuche, das zu erreichen, was sie sich beide wünschen, wären auch dann zum Scheitern verurteilt, wenn Mark weniger widerspenstig wäre. Der Grund dafür liegt darin, dass sie kein wirkliches »Kommunikationsproblem« haben. Ihr Dilemma ist vielmehr der Verlust der inneren Verbundenheit.

Sie sind nicht deshalb emotional voneinander getrennt, weil sie schlecht miteinander kommunizieren, sondern sie kommunizieren schlecht, weil sie sich einander nicht verbunden fühlen.

Am Anfang der Beziehung, als ihre innere Verbindung noch intakt war, konnten sie stundenlang miteinander reden. Wenn Marlene Mark ihre Gefühle schilderte und ihm zeigte, wo sie verletzlich war, dann bot er ihr Schutz und Unterstützung an. Sie verliebte sich in ihn, weil sie sich ihm emotional verbunden fühlte, und ihre Überzeugung, dass er immer für sie da sein würde, erstickte sämtliche Ängste im Keim. Auch Mark verliebte sich in Marlene, weil er sich ihr tief verbunden fühlte. Sie verlieh ihm das Gefühl, wichtig zu sein, ein guter Liebhaber, Beschützer und der Versorger der Familie, weshalb er sich viel weniger von der Befürchtung, unzulänglich zu sein, bedroht fühlte. Die beste Chance, ihre Beziehung zu retten, haben sie, wenn sie zu diesem Stadium gegenseitiger Fürsorge und Energie spendender Verbundenheit zurückkehren.

Dieses Buch zeigt Ihnen, wie Sie jene innere Verbundenheit wiedererlangen, die Sie hatten, als Sie sich anfänglich ineinander verliebten, wenn auch auf einer erheblich tieferen Ebene. Es wird Sie und Ihren Partner zu jener *instinktiven* Sensibilität zurückführen, die Sie beide zu Anfang zusammengebracht hat. Dadurch können Sie die tiefe Verbindung schmieden, nach der sich Ihre Herzen insgeheim so ungeheuer sehnen – eine Liebe jenseits aller Worte.

Vorbemerkung

Die Untersuchungen, die diesem Buch zugrunde liegen, zeigen – wie alle Forschungsergebnisse – eher gruppenspezifische Mittelwerte. Mit anderen Worten: Geschlechterstudien sind sehr aussagekräftig im Hinblick auf Männer und Frauen als Gruppen, lassen sich aber keineswegs auf jedes männliche oder weibliche Individuum anwenden. Den Unterschied zwischen Gruppen und Individuen in der Geschlechterforschung wollen wir Ihnen zum besseren Verständnis zunächst am Beispiel der Körpergröße exemplarisch vor Augen führen: Männer sind im Durchschnitt größer als Frauen; trotzdem gibt es viele Frauen, die größer als viele Männer sind. Die Aussage »Männer sind größer als Frauen« bedeutet, dass bei einer zufällig zusammengestellten Gruppe von 25 Männern und Frauen die durchschnittliche Körpergröße der Männer die durchschnittliche Körpergröße der Frauen übertrifft, obwohl es in der Gruppe durchaus kleine Männer und große Frauen geben mag. Dieses Buch befasst sich mit den subtilen Unterschieden, die es bei Männern und Frauen beim Umgang mit Scham und Furcht gibt. Trotzdem sollten wir immer in Betracht ziehen, dass es viele individuelle Ausnahmen zur der für die jeweilige Gruppe gültigen Wahrheit gibt. Wir möchten keinen einzelnen Mann und keine Frau in eine bestimmte emotionale Kategorie zwängen. Wir hoffen hingegen, einige wichtige Probleme, die die meisten Beziehungen beeinflussen, aus einem neuen Blickwinkel zu beleuchten und eine Strategie zu bieten, wie man diese Probleme überwindet.

An dieser Stelle noch ein Wort zur Terminologie: Aus Gründen der besseren Lesbarkeit haben wir darauf verzichtet, in unseren Ausführungen immer beide Beteiligten einer Beziehung explizit zu erwähnen. Wenn also von »Partner« die Rede ist, so ist selbstverständlich auch die »Partnerin« gemeint und umgekehrt.

Teil I

Von den Schwierigkeiten, Ihre Beziehungen zu verbessern

1

Die Aufhebung der Verbundenheit: Furcht und Scham

So schlimm wie in der Einleitung beschrieben stand es um Marlene und Mark nicht immer. Früher staunten ihre Freunde darüber, wie nah sie einander standen und wie tief sie einander verbunden waren. Auch heute noch können sie sich die guten Zeiten von damals lebhaft ins Gedächtnis rufen. Aber diese Erinnerungen spenden keinen Trost, sondern lösen tiefe Trauer über den Verlust in ihnen aus. Sie fragen sich, wodurch sie in ihrer Beziehung so einsam geworden sind. Ihre Geschichte ist umso trauriger, weil man sie in verschiedensten Varianten so häufig zu hören bekommt.

Marlene und Mark gerieten in den chronischen Zustand der inneren Trennung, ohne dass einer von beiden etwas falsch gemacht hätte. Marlene hat nie verstanden, dass Mark – wie die meisten Männer –zu Scham und einem Gefühl der eigenen Unzulänglichkeit neigt. (Wie hätte sie das auch verstehen sollen? Sein erster Impuls, wenn er Scham empfindet, besteht darin, sich zu verstecken, also kann er ihr auch nichts davon erzählen. Stattdessen maskiert er seine Scham durch Verärgerung, Ungeduld oder Wut.) Wenn Marlene also versucht, aktiv an der Beziehung zu arbeiten, kommt bei Mark vornehmlich die Botschaft an, dass er ihren Erwartungen nicht gerecht wird und sie im Stich lässt, was ihm das schmerzhafte Gefühl der eigenen Unzulänglichkeit gibt. Während er sich gegen die Empfindung, ein Versager zu sein, zur Wehr setzt, kann er nicht mehr sensibel auf Marlenes Angst eingehen, isoliert oder ausgeschlossen zu werden. Zu Beginn ihrer Beziehung spürte er ihr Bedürfnis nach Verbindung und hätte nicht im Traum daran gedacht, sie auszuschließen. Doch ihm ist nicht klar, dass er sie heute mit jedem Mal, da er – um sich selbst zu schützen – ihre Bemühungen abwimmelt oder gar laut wird, weiter von sich weg stößt und tiefer in den Schmerz der Isolation treibt.

Die Gefahr, in dieses Muster abzugleiten, ist groß, denn die verschiedenen Empfindlichkeiten, die die Kommunikation zwischen Mann und Frau beeinflussen, sind buchstäblich *unsichtbar.* Zu Beginn einer Beziehung erleichtern es uns die chemischen Botenstoffe, die unser Gehirn ausschüttet, uns gegenseitig auf die Gefühle des Partners zu konzentrieren. Aber sobald die Wirkung dieser Chemikalien nachlässt – also innerhalb von drei bis neun Monaten –, müssen wir uns bewusster darum bemühen, auf die Verletzlichkeit unseres Partners Rücksicht zu nehmen. Dazu müssen wir zunächst einmal Verständnis für die unterschiedlichen Empfindlichkeiten von Männern und Frauen entwickeln und dafür, wie wir sie innerhalb unserer Beziehungen handhaben.

Furcht und Schmerz

Die Unterschiede, die männlichen und weiblichen Empfindlichkeiten zugrunde liegen, sind biologischer Natur und von Geburt an bei uns präsent. Weibliche Babys reagieren vom ersten Lebenstag an empfindlicher auf Isolation und Kontaktmangel. Zweifellos entwickelte sich diese Empfindlichkeit als wichtige Überlebensstrategie: Das Weibchen erhielt dadurch nicht nur den Kontakt mit dem Nachwuchs aufrecht, sondern auch mit anderen Mitgliedern der Gruppe, die ihr Schutz gewährten. Angesichts frei umherlaufender Raubtiere bestand die einzige Überlebenschance in der gegenseitigen Hilfe beim Kampf gegen den Feind. Eine Frau oder ein Kind, das allein gelassen worden war, war leichte Beute. Im Laufe der Jahrtausende entwickelten die Weibchen also eine Art inneres GPS-System, durch das sie sich der Nähe und Distanz in sämtlichen Beziehungen bewusst sind. Wenn eine Frau Nähe empfindet, kann sie sich entspannen; glaubt sie aber isoliert zu sein, reagiert sie mit Angst. Aus diesem Grund vermag ein weibliches Baby dem Blick seines Gegenübers über einen längeren Zeitraum hinweg standzuhalten. Das Mädchen fühlt sich durch die Nähe, die durch den direkten Augenkontakt suggeriert wird, getröstet. Es erklärt auch, warum ein kleines Mädchen, das man für die gleiche Zeitspanne allein lässt, sich erheblich früher aufregt und zu weinen anfängt als ein männliches Kind. Diese erhöhte Sensibilität für Isolation lässt Mädchen und Frauen stark auf den Zorn eines anderen Menschen reagieren, ebenso wie auf seinen Rückzug, sein Schweigen oder andere Zeichen der Unerreichbarkeit. Für Frauen ist Kontaktabbruch erheblich furchteinflößender als für Männer. Das soll nicht heißen, dass Männer Isolation oder Distanz bevorzugen, es soll nur zeigen, dass Frauen sich deutlich *unbehaglicher* fühlen, wenn sie sich dem Partner nicht verbunden fühlen.

Männern fällt es schwer, die Ängste der Frau und den damit verbundenen Schmerz zu verstehen. Ein Grund dafür ist, dass die Angst der Frau im Mann Scham hervorruft: »Du *solltest* keine Angst haben, solange ich dich beschütze!« Deshalb wird er wütend, wenn sie ängstlich und erregt ist. Aber es gibt noch einen Grund, warum Männer nicht in der Lage sind, die Angst der Frau nachzuvollziehen. Sie wissen nicht, wie sie sich *anfühlt*. Die Forschung zeigt, dass der Hauptunterschied zwischen den Emotionen der Geschlechter die Häufigkeit und Intensität von Angst ist – wie oft man Angst empfindet und wie viel Angst man hat. Wie man in sozialen Zusammenhängen und im Rahmen von Angst erzeugenden Laborversuchen nachgewiesen hat, erfahren und artikulieren Mädchen und Frauen deutlich mehr Furcht. Neugeborene Mädchen sind erheblich schneller verängstigt als Jungen. Mädchen und Frauen empfinden viel häufiger Angst bei lauten Geräuschen oder plötzlichen Veränderungen der Umgebung. Sie denken viel eher an die schädlichen Konsequenzen ihres Verhaltens, wodurch sie Risiken oft umgehen. Sie leiden häufiger an Phobien und übertreffen die Männer bei weitem in ihrer Furcht vor ärztlicher oder zahnärztlicher Versorgung. Die Tatsache, dass sie trotzdem zum Arzt und Zahnarzt gehen, ist wohl darauf zurückzuführen, dass sie die Konsequenzen eines entsprechenden Versäumnisses noch mehr fürchten lassen als den Arztbesuch selbst.

Ein weiterer Grund, warum Frauen mehr Angst vor Unglück haben, mag darin bestehen, dass sie mehr Schmerz empfinden. Wissenschaftliche Untersuchungen legen nahe, dass Frauen durchaus etwas stärker unter physischem Schmerz leiden als Männer, wobei man Geburten nicht dazuzählt. In Reaktion auf einen leichten Schmerzreiz schreien zwei Wochen alte Mädchen lauter und energischer als Jungen. Ihr höheres Maß an Angst kurbelt ihre Anfälligkeit für Schmerz noch zusätzlich an. Von etwa 90 Prozent aller chronischen Schmerzleiden sind Frauen betroffen. Männern fällt es schwer, sich in den Schmerz und die Furcht ihrer Frauen hineinzuversetzen, zum einen deshalb, weil sie vom Kleinkindalter an dazu erzogen sind, derlei Gefühle mit sich selbst auszumachen, und zum anderen, weil es ihnen einfach nicht ganz so wehtut!

Übererregbarkeit und Scham

Obwohl männliche Babys weniger Angst und Schmerz empfinden als Mädchen, reagieren sie äußerst empfindlich auf plötzliche Reize aller Art, weshalb sie zu Übererregung neigen. Männliche Kleinkinder erschrecken sich fünfmal häufiger als weibliche Kleinkinder und reagieren dabei auf erheblich niedrigere Reize – ein lautes Magenknurren reicht häufig aus. (Derlei Unterschiede lassen sich bereits bei einem Besuch der Neugeborenenstation im Krankenhaus verifizieren.) Überempfindlichkeit und Reizbarkeit waren früher überlebenswichtig. Aufgrund seiner Stärke und seiner Muskelmasse ist das Männchen besser als das Weibchen dazu geeignet, Raubtiere abzuwehren. Da sich die Urzeit-Raubtiere der frühen Menschheit heimlich und leise anschlichen, um anzugreifen, mussten die Männchen innerhalb des Bruchteils einer Sekunde reagieren, also flüchten oder kämpfen (Fight-or-Flight-Reaktion).

Aufgrund ihrer großen Empfänglichkeit für Erregung müssen sich neugeborene Jungen gegen das Unbehagen der *Überstimulierung* schützen. Deshalb genießen männliche Babys Augen- oder Körperkontakt nur in kleinen Dosen. Als Elternteil eines Jungen *und* eines Mädchens kennen Sie den Unterschied vielleicht schon. Ihr kleines Mädchen konnte den Augenkontakt schon halten, als es mit Ihnen aus dem Krankenhaus zurückkehrte. Sie konnten ihm stundenlang pausenlos in die Augen blicken (sie öffnet sie weit, um Ihren Blick voll in sich aufnehmen zu können). Ihr kleiner Junge wird diese Art von Blickkontakt wahrscheinlich erst im Alter von sechs bis neun Monaten aufrechterhalten haben. Wenn sie ihm tief in die Augen sahen, blickte er wahrscheinlich nach unten, wandte dann den Blick wieder Ihnen zu, schaute dann nach oben, dann Ihnen wieder in die Augen, anschließend zur Seite, dann wieder zu Ihnen, wiederum zur anderen Seite und zuletzt wieder Ihnen in die Augen. Er war an Ihnen *interessiert* – sonst hätte er nicht immer wieder den Blickkontakt gesucht –, und er hatte auch ganz bestimmt keine Angst vor Ihnen. Die periodische Aufmerksamkeit war seine Methode, um mit Ihnen in Kontakt zu bleiben, ohne davon überwältigt zu werden. Ich betone nochmals, dass diese Reaktionsweise auf seine hohe Erregbarkeit zurückzuführen ist und nicht auf mangelnde Konzentrationsfähigkeit, wie viele Eltern fälschlicherweise denken. Männliche Babys sind durchaus in der Lage, sich auf Sie zu konzentrieren, auch wenn sie Ihnen nicht direkt in die Augen sehen.

Innerhalb von Beziehungen verwechseln Frauen die zurückhaltenden Reaktionen ihrer Männer mit mangelndem Interesse oder Liebesverlust. Doch meist hat ihr Verhalten gar nichts damit zu tun. Sie versuchen lediglich, das massive Unbehagen zu vermeiden, das mit dem aus ihrer Übererregung resultierenden Cortisol-Schub einhergeht. Cortisol ist ein Hormon, das bei bestimmten negativen Emotionen ausgeschüttet wird. Seine Aufgabe besteht darin, Aufmerksamkeit zu erregen und Unbehagen zu erzeugen, um das Individuum zu motivieren, etwas zur Verbesserung der Situation zu unternehmen. Der Schmerz, den eine Frau empfindet, wenn ihr Mann sie anschreit, wird durch das plötzliche Freisetzen von Cortisol hervorgerufen. Ein Mann empfindet das gleiche Unbehagen, wenn er mit ihrer Trauer oder ihrer Kritik konfrontiert wird. Nach außen hin hat es dann den Anschein, als ob er sich von ihr zurückzöge, aber im Grunde versucht er lediglich, einen stundenlangen Cortisol-Kater zu vermeiden.

Wie hängt nun aber der männliche Hang zur Übererregung mit der Anfälligkeit für Scham zusammen? Scham ist ein Gefühl, das sowohl Mädchen als auch Jungen kennen. Es handelt sich um eine Reaktion des Innehaltens und Versteckens. Die ursprüngliche Bedeutung des Wortes *Scham* ist »das, was man verbergen will«. Wenn Sie verlegen sind, wollen Sie sich am liebsten in einer Höhle verkriechen, und ein Kind, das sich schämt, will sein Gesicht verbergen, denn es findet es unerträglich, Sie anzusehen. Wenn Sie mit einem kleinen Jungen oder einem kleinen Mädchen spielen und plötzlich den Augenkontakt abbrechen und sich abwenden, wird das Kind Scham auch auf physischer Ebene erleben: durch ein gerötetes Gesicht, eine Grimasse, Muskelzuckungen oder andere allgemeinere Anzeichen für Seelenpein, besonders wenn es am Augenkontakt *interessiert* war oder ihn sogar *genoss*. Auf diese Weise hängt Scham mit Interesse und Genuss zusammen – Babys müssen an etwas interessiert sein oder es genießen, um Scham zu empfinden, wenn es abrupt endet. (Dieses abrupte Nachlassen des Interesses oder Genusses wird auch als »Zurückweisung« bezeichnet. Genau das empfinden Sie auch, wenn Ihr interessantes Telefonat mit einem Freund abrupt unterbrochen wird, weil es bei ihm auf der anderen Leitung klingelt.) Weil kleine Mädchen sich mit längeren Phasen des Augenkontakts wohler fühlen, neigen Betreuer dazu, sich stärker auf sie einzulassen und die Verbindung zu ihnen weniger häufig zu unterbrechen, wodurch kleine Mädchen die Scham-Reaktion, die mit einer abrupten Unterbrechung einhergeht, weniger häufig erleben. Andererseits kommt es oft vor, dass Eltern oder Betreuer das Bedürfnis des kleinen Jungen nach kleineren Dosen Augenkontakt nicht verstehen, weshalb sie die intime Verbindung abrupt abbrechen, wenn der kleine Junge den Blick vorübergehend abwendet. Dieses Verhalten bewirkt eine konstante Verstärkung der Scham-Reaktion, die wiederum durch die daraus resultierende, zusätzliche Cortisol-Ausschüttung gesteigert wird. Männliche Kinder, die diese Erfahrung immer wieder machen, entwickeln eine Überempfindlichkeit für Scham. Studien haben ergeben, dass Eltern ihren kleinen Mädchen 50-mal häufiger in die Augen blicken (und währenddessen freundlich auf sie einreden), als sie es bei ihren kleinen Jungen tun. Mit ihren Söhnen lachen sie, winken wild mit irgendwelchen Spielsachen und balgen mit ihnen herum. Beide Spielarten sind wichtig – sowohl die Kinder als auch die Eltern genießen sie sehr. Aber sie haben eine unterschiedliche Qualität. Kleine Jungen brauchen den intimen Kontakt – wenn auch in kleinen Dosen – genauso sehr wie das aktive Spiel. Kleine Mädchen benötigen das aktive Spiel genauso sehr wie den intimen Kontakt.

Für kleine Jungen ist Intimität erheblich risikoreicher, wenn sie damit vornehmlich das Gefühl der Scham in Verbindung bringen. *Wenn ich es zu sehr mag*, so lernen diese Jungen, *dann nimmt man es mir weg, weil ich es nicht richtig mache.* Von Anfang an haben viele kleine Jungen das Gefühl, dass sie den Anforderungen einer innigen Beziehung nicht gerecht werden können. Kleine Mädchen sind in der Lage, den Blickkontakt aufrechtzuerhalten, während kleine Jungen sich davon schnell überwältigt fühlen und unwillkürlich den Blick abwenden. Diese Kluft ist deshalb besonders traurig, weil Blickkontakt die hauptsächliche Quelle der Intimität in unserem Leben ist. Jungen und Männer werden genau dieser Intimität beraubt, die ihnen dabei helfen würde, ihre Schamanfälligkeit zu überwinden. Als Eltern eines Jungen müssen Sie also von Anfang an lernen, dass er Blickkontakt durchaus *genießt.* Seien Sie geduldig mit ihm und fangen Sie nicht gleich an, ihn zu kitzeln, wenn er den Kopf abwendet. Das Beste, was Sie für Ihren kleinen Sohn tun können, damit er in Zukunft mit dem Gefühl der Scham zurechtkommt, ist, ihm den Trost des Blickkontakts *allmählich* zu spenden und *seinen Rhythmus* dabei zu berücksichtigen. Sehen Sie ihn immer weiter an, und wahrscheinlich werden Sie feststellen, dass er sich immer länger auf Ihre Augen konzentrieren kann. Wenn Sie einfach nur sensibel auf die unsichtbaren Unterschiede bei männlichen und weiblichen Empfindlichkeiten reagieren, wird sich Ihre Wahrnehmung verändern und Sie werden sich dem anderen stärker verbunden fühlen – ohne darüber zu reden.

Strategien, um Furcht und Scham zu vermeiden

Meist spielen sich die Furcht der Frau und die Scham des Mannes im Bereich des Unbewussten ab. Sie können einen Mann ein Leben lang kennen, ohne dass Sie ihn einmal etwas sagen hören wie: »Ich schäme mich, wenn du Angst wegen meines Fahrstils hast!« Genauso werden die wenigsten Frauen sagen: »Ich habe mir diese Gucci-Tasche gekauft, um meine Verlustängste in den Griff zu bekommen.« Stattdessen finden Sie Hinweise auf Furcht und Scham im Verhalten der betroffenen Personen: Groll und Ärger (die Person gibt jemand anderem die Schuld für ihre Scham und ihre Angst); Materialismus (materielle Güter schaffen die Illusion von Status im Mann und von Sicherheit für die Frau); Gefallsucht (die Person tut sich mit ihrem Verhalten Zwang an, nur um die Bewunderung oder das Lob anderer zu bekommen); Zwangsvorstellungen (Gedanken, die man einfach nicht losbekommt) oder Zwangsstörungen wie Alkoholismus. Sämtliche dieser Verhaltensweisen haben kurzfristig schmerzlindernde Wirkung, die sowohl die Scham als auch die Furcht in Schach halten.

Nicht unsere angeborenen Unterschiede in Bezug auf Furcht und Scham sind es, die uns trennen, sondern die Art und Weise, wie wir mit diesen Unterschieden *umgehen.*

Wenn Sie Kritik üben, defensiv reagieren, sich zurückziehen oder dem anderen die Schuld geben, dann wird Ihre Beziehung *unweigerlich scheitern.* Aber wenn Ihnen Ihre Inspiration dazu verhilft, das, was Ihre Partnerschaft ausmacht, zu verbessern, wertzuschätzen, zu schützen und eine Verbindung zu Ihrem Partner herzustellen, dann wird Ihre Beziehung blühen und gedeihen. Stellen Sie sich aber darauf ein, dass Sie sich zu Beginn ganz bewusst darum bemühen müssen, um die Gewohnheiten zu überwinden, die sich schon in Ihren ersten Lebenstagen gebildet haben.

Von frühester Kindheit an vermeiden Mädchen Furcht, indem sie sich Verbündete suchen und emotionale Bande schmieden – sie finden Trost und Stärke in der Menge ihrer Kontakte. Ohne darüber nachzudenken, reagierte Marlene auf ihre unbewusste Angst vor Isolation, indem sie mehr Nähe zu Mark *und* zu ihren Freundinnen suchte. Dieses vornehmlich weibliche Bewältigungsschema nennt man Tend-and-Befriend oder auch Bindungssystem/Arterhaltungssystem.* Frauen reagieren auf stressige Situationen, indem sie sich um sich selbst und um ihren Nachwuchs kümmern (*tend*) und indem sie sich zahlreiche, vornehmlich weibliche, Verbündete schaffen (*befriend*). Frauen pflegen Beziehungen, um durch gegenseitige Hilfe schwere Zeiten zu überstehen. Je mehr sie über ihre Sorgen sprechen, umso näher fühlen sie sich einander.

Weil emotionale Bande eine der hauptsächlichen Trostquellen sind, fühlen Frauen sich abgestoßen, wenn Männer Stresssituationen durch Strategien zu bewältigen versuchen, die emotionale Beziehungen bedrohen, zum Beispiel durch Ablenkung (Arbeit, Fernsehen, Computer, Hobbys), durch Statussymbole (die sie sich über die Arbeit, den Sport oder den Erwerb teurer »Spielzeuge« schaffen), durch emotionalen Rückzug (wenn man *nichts* fühlt, kommt man sich auch nicht unzulänglich vor), durch Zorn (wenn man den Schmerz betäubt, spürt man ihn nicht) und durch Aggression (wenn man Macht und Kontrolle ausübt, empfindet man die Machtlosigkeit nicht, die mit Scheitern und Unzulänglichkeit einhergeht).

Frauen können nicht nachvollziehen, dass Beziehungen für den Durchschnittsmann keine verlässliche Trostquelle sind. Den größten

---

* Die Psychologin Shelley Taylor entwickelte dieses Modell zusammen mit fünf Kollegen an der University of California, Los Angeles.

Schmerz erlebt der Mann aufgrund seiner Scham, die auf seine Unzulänglichkeit in Beziehungen zurückzuführen ist; wenn er also Trost in der Beziehung suchen würde, dann hieße das, sich vom Feind trösten zu lassen. Über die Beziehung zu reden würde ihn garantiert an seine Unzulänglichkeit erinnern und wäre für ihn wie der Versuch, eine geruhsame Nacht auf einem Nagelbett verbringen zu wollen. Aus diesem Grund reagiert er eher mit Kampf- oder Fluchtverhalten, um sein Leiden zu lindern. *Fight-or-Flight* ist das männliche Äquivalent zu *Tend-and-Befriend.*

Stellen Sie sich folgendes Klischee eines Beziehungsstreits vor: Die Frau redet unaufhörlich und folgt dabei ihrem Mann von Zimmer zu Zimmer (um ihm den Fluchtweg abzuschneiden), bis er es nicht mehr aushält und mit ihr zu streiten anfängt. Obwohl dieses Szenario den meisten Paaren bekannt ist, verläuft es manchmal auch umgekehrt. Dann ist es der Mann, der keinen Schlaf finden kann, bis er es »ausdiskutiert« hat, während die Frau – erschöpft von ihrem langen Tag – sich das Kissen über den Kopf legt, um endlich schlafen zu können. Aber selbst bei dieser Umkehr der geschlechtsspezifischen Verhaltensweisen spielt der Unterschied zwischen Furcht und Scham immer noch eine entscheidende Rolle. Die Frau, die ihrem flüchtenden Mann von Zimmer zu Zimmer folgt, versucht tapfer, wenn auch mit den falschen Methoden, eine Verbindung zu ihm herzustellen und ihrer Furcht vor Isolation Herr zu werden. Wenn aber der Mann sie die ganze Nacht wach hält, um mit ihr über »das Problem« zu diskutieren, versucht er zu beweisen, dass er *Recht* hat, was seine Schamerfahrung beträchtlich reduziert. Er versucht, den Streit zu gewinnen, und nicht, eine Verbindung herzustellen.

Die männliche Fight-or-Flight-Reaktion manifestiert sich meistens durch Aggression und konkurrenzbetontes Verhalten. Zweifellos haben auch Sie schon beobachtet, wie Jungen derlei Verhaltensweisen ausagieren – in der Nachbarschaft, auf dem Schulhof und in Ihrem Wohnzimmer. Um die Beziehung zwischen Aggression und Scham besser zu verstehen, müssen Sie durchschauen, was diese mächtigen emotionalen Zustände mit ihrem Geist und ihrem Körper anstellen.

Durch Scham werden große Mengen Cortisol ausgeschüttet, weshalb es sich um ein äußerst schmerzhaftes Gefühl handelt, das uns sämtlicher verfügbarer Energien zu berauben scheint – man wünscht sich nur noch eines: sich in einer Höhle verkriechen zu können. Man fühlt sich zurückgewiesen oder hat versagt, und also lautet die Botschaft: Hör auf damit und tarne dich! Der gesamte Prozess wird durch die schmerzlindernde und gleichzeitig aufputschende Wirkung des Zorns noch verstärkt, der dem Betreffenden einen zusätzlichen Energieschub verleiht. (Deshalb sind verwundete Tiere oftmals so wild und können Sportler sich bei einem Spiel einen Knochen brechen, ohne es überhaupt zu bemerken.) Wut und Aggression schützen vor Scham, indem sie den Schmerz betäuben und das Energiedefizit, das er hinterlässt, wieder auffüllen. Um einen Mann auf verbaler oder körperlicher Ebene aggressiv zu machen, müssen Sie ihn lediglich mit Scham bedrohen: »Du bist ein Schlappschwanz, ein Loser, ein Blindgänger, und du hast einen kleinen Penis!« So treffen Worte oft mehr als alles andere.

Scham ist für Männer so schmerzhaft, dass sie alles tun, um sie zu vermeiden. Die meisten Frauen wären reich, wenn man sie für jedes Mal bezahlen würde, da sie ihre Ehemänner daran erinnern müssen, zum Arzt oder Zahnarzt zu gehen. Er meidet seine Furcht vor dem, was Deborah Tannen die »unterlegene Position«* nennt, die mit einer Bitte um Hilfe einhergeht. Er fühlt sich unzulänglich, wenn er etwas *nötig hat.* (Ja, deshalb fragt er auch niemals nach dem Weg.) Vielleicht nehmen Sie jetzt an, dass er Angst vor einem Arztbesuch hat, aber einen solchen Luxus würden Männer sich gar nicht erst leisten, denn Angst löst ein *viel tiefer liegendes* Grauen vor dem Scheitern aus, vor Unzulänglichkeit oder vor dem Verlust des Status. Die Erfahrung der Angst ist an sich für Männer schon ein Misserfolg – sie kommen sich wie Feiglinge oder Memmen vor, und wenn andere Männer das herausfinden, könnten sie ihre Stellung einbüßen. Bedenken Sie also den soziokulturellen Unterschied zwischen

* Tannen, Deborah, *Job Talk. Wie Frauen und Männer am Arbeitsplatz miteinander reden.* Kabel, Hamburg, 1995, S. 20.

Männern und Frauen: Eine Formulierung wie »lieber tot als entehrt« käme Frauen nie in den Sinn. Genauso wenig ist es üblich, halbwüchsige Mädchen in die Wälder zu schicken, um dort ihre Angst zu überwinden und zur ganzen Frau zu werden.

Damit wir uns nicht falsch verstehen: Auch Frauen scheitern nicht gern, aber in ihrem Fall löst die Scham darüber eine tieferliegende Furcht vor Unglück und Isolation aus. Marlenes Scham lässt sich auf folgende Weise zusammenfassen: »Wenn ich scheitere, dann wird mir niemand helfen oder mich trösten.« Marks Gedanken sehen hingegen eher folgendermaßen aus: »Wenn ich scheitere, dann bin ich nicht mehr in der Lage, mir selbst zu helfen, mich zu lieben oder mir Trost zu spenden, und ich bin deiner Hilfe, deiner Liebe und deines Trosts nicht mehr *würdig*.« Wenn eine Frau bei der Arbeit scheitert, dann wünscht sie sich in ihrer Beziehung mehr Nähe. Wenn ein Mann bei der Arbeit scheitert, dann wird er wahrscheinlich mit seiner Frau streiten oder sich von ihr zurückziehen und in Ruhe gelassen werden wollen.

Die biologischen Unterschiede zwischen den Geschlechtern sind bei der Geburt nur geringfügig ausgeprägt und können damit nicht der Grund für die großen Differenzen im Erwachsenenalter sein. Diese lassen sich also vornehmlich auf Kultur und Sozialisation zurückführen, die von frühester Kindheit an eindeutige, geschlechtsspezifische Methoden festlegt, um Scham und Angst zu vermeiden. Derlei Klischees funktionieren schon in der Erziehung von Kleinkindern: Um Jungen zu disziplinieren, ruft man Scham in ihnen hervor: »Hör auf damit, du böser Junge!« Bei Mädchen wählt man eher die Furcht: »Hör auf damit, sonst tust du dir weh!« Selbst kleine Kinder sind sich dieses Unterschiedes bewusst. Im Rahmen einer Untersuchung gaben achtjährige Kinder beider Geschlechter an, dass sie erwarteten, dass Jungen für die gleiche Verhaltensweise auf demütigendere Weise bestraft würden als Mädchen. Sämtliche Kinder glaubten zudem, dass sie anders bestraft würden, wenn sie ein anderes Geschlecht hätten. Eltern wiederum machen häufig die Beobachtung, dass bei Mädchen schon die bloße Drohung, sie zu bestrafen, ausreicht, während sie bei ihren Jungen den tragischen Fehler machen, ihnen *Schaden zuzufü-*

gen, um ihre Aufmerksamkeit auf sich zu ziehen, wodurch sie nur noch aggressiver oder zurückgezogener reagieren. Wie wird der ausgewachsene Hund sich wohl verhalten, der als Welpe getreten wurde?

Probieren Sie doch einmal folgende Übung aus. Nehmen Sie sich einen Augenblick lang Zeit, um sich ein kleines Mädchen vorzustellen, das vor Scham weint. Sie fühlt sich so schlecht, dass sie Sie noch nicht einmal mehr ansehen kann; ihr schluchzendes Gesicht ist in ihren Händen vergraben, und sie zittert vor Schmerz, weil sie sich zurückgewiesen fühlt. Unwillkürlich möchten Sie sie in die Arme nehmen, sie trösten und ihr alles vergeben, was sie getan hat. Wenn Steven dieses Szenario bei seinen Vorträgen entwarf, pflegte er die männlichen Zuhörer an dieser Stelle zu fragen: »Was geschah denn bei Ihnen, wenn Sie als kleiner Junge weinten und zeigten, dass sie sich schämten?« Fast sämtliche Männer gaben an, dass sie danach geärgert oder noch mehr verletzt wurden: »Bist du etwa ein Jammerlappen?« oder »Heulsuse!« oder »Ich gebe dir jetzt gleich mal Grund zum Weinen!«

Kleine Jungen haben genau den gleichen Instinkt, vor Scham zu weinen wie kleine Mädchen. Meistens werden Mädchen daraufhin getröstet und Jungen zurückgewiesen. Um die Nähe herzustellen, die sie sich wünschen, haben Frauen gelernt, ihre Verletzlichkeit *zur Schau zu stellen*, während Männer gelernt haben, sie zu *verbergen*.

Um zu verstehen, wie unterschiedlich unsere jeweilige Verletzlichkeit ist, sollten Sie einmal folgendes Experiment machen. Schreiben Sie gemeinsam auf, wovor Sie sich am meisten fürchten, egal wie unwahrscheinlich es ist, dass es eintrifft.

Was fürchten Sie am meisten?

Frauenliste	Männerliste
1.	1.
2.	2.
3.	3.
4.	4.

Die Liste der Frauen enthält wahrscheinlich Themen, die zumindest indirekt die Möglichkeit von Verletzung (also geschlagen oder vergewaltigt zu werden), von Isolation (also dem Verlust von Angehörigen – dass keiner Sie will oder Sie liebt) impliziert. Die männliche Liste der schlimmsten Dinge enthält derlei Themen deutlich seltener. (Wenn Männer mehr Angst hätten, würden sie von frühester Jugend an bis in die Midlife-Crisis hinein nicht so viele Risiken auf sich nehmen.) Für Männer liegt der größte Schrecken vornehmlich in der Möglichkeit des Scheiterns, der Unzulänglichkeit, dem Verlust von Status – der Unfähigkeit, die eigene Familie zu schützen, eine Beförderung zu verpassen, entlassen zu werden, den Respekt der Umwelt zu verlieren. *Scheinbare* Verlustangst kann durchaus auch ein Bestandteil der männlichen Problemliste sein – vielleicht fürchtet er sich vor dem Verlust seiner Potenz, seines Hauses oder seines Autos. Doch dieser Furcht liegt die Tatsache zugrunde, dass der Verlust all dieser Dinge ein *Scheitern* oder einen *Verlust der gesellschaftlichen Stellung* bedeuten würde. Eine Frau stellt sich vor, wie das Leben ohne bestimmte Dinge für sie wäre; ein Mann denkt eher darüber nach, dass er anderen Menschen nicht mehr in die Augen blicken könnte, wenn er all das verlieren würde.

Ein schlimmes Beispiel für unsere unterschiedliche Verletzlichkeit sind die Gründe, aus denen Männer und Frauen Selbstmord begehen. Nach dem Börsen-Crash im Jahre 1929 nahmen sich Tausende von Männern das Leben, aber nur eine Hand voll Frauen folgte ihrem Beispiel, obwohl die Frauen genauso viel Geld und Status verloren hatten wie ihre Männer. Die wenigen Frauen, die tatsächlich Selbstmord begingen, waren verwitwet – isoliert und verlassen – von Ehemännern, die das Gefühl, ein Versager zu sein, nicht überwinden konnten, die sich unzulänglich fühlten und die gesellschaftliche Stellung auf immer verloren glaubten. Verzweifelte Männer neigen dazu, sich durch Selbstmord dem beruflichen Scheitern zu entziehen, das mit der tieferliegenden Scham der Unzulänglichkeit als Versorger und Beschützer einhergeht. Verzweifelte Frauen hingegen versuchen, durch den Suizid der Isolation zu entkommen.

Die geschlechtlichen Unterschiede in Bezug auf Furcht und Scham beschränken sich keineswegs auf den Menschen, sondern lassen sich bei den meisten sozial lebenden Tieren nachweisen. Die Weibchen sind ängstlicher – sogar, wenn sie die Haupt-Jäger sind –, und die Männer sind eher statusorientiert. Weibliche Angst stimuliert bei den Männchen der meisten Spezies sozial lebender Tiere schützende Aggression. Aufgrund ihres schärferen Gehörs und Geruchssinns fungieren die Weibchen eines Rudels häufig als sein *Alarmsystem*. Wenn ein Weibchen mitten in der Nacht ein Geräusch wahrnimmt, wachen die Männchen gleich in aggressiver Grundstimmung auf und bilden einen Kreis um die Weibchen, die sich mit den Jungen verstecken. Männchen besitzen kein besonderes Gespür für Eindringlinge; sie reagieren einfach nur auf die Angst der Weibchen. Das gleiche Szenario kann man in den meisten menschlichen Familien beobachten: Mitten in der Nacht hört die Frau ein Geräusch, das sie ängstigt. Sie rüttelt ihren schlafenden Ehemann wach. »Geh herunter und sieh nach!«, flüstert sie.

Im Halbschlaf und ohne seine Brille stolpert er die Treppe hinab, in der Hand einen Baseballschläger, während sie nach den Kindern sieht und darauf wartet, dass er verkündet, dass alles in Ordnung ist.

Unterscheiden wir uns in der Art und Weise, wie wir lieben?

Vielleicht haben Sie schon einmal davon gehört, dass die Forschung einen geschlechtlichen Unterschied bei den prosozialen Emotionen festgemacht hat – im Allgemeinen sind Frauen liebevoller, mitfühlender und fürsorglicher. Wir glauben, dass dieser *scheinbare* Unterschied nicht in den positiven Gefühlen selbst liegt, sondern darin, dass unsere Verletzlichkeiten stark voneinander abweichen. Für Frauen ist es gefährlicher, *nicht* in Liebe, Mitgefühl und Fürsorglichkeit zu investieren, da sie dann für die Furcht vor Unglück, Isolation und Entbehrung deutlich anfälliger sind.

Für Männer hingegen ist es deutlich risikoreicher, Liebe, Mitgefühl und Fürsorglichkeit zu zeigen, da derlei Emotionen dazu führen können, dass sie sich als Liebhaber, Versorger, Beschützer und Väter wie ein *Versager* vorkommen. Wenn Männer in dieser Sache keine Wahl haben, zum Beispiel als alleinerziehende Väter, dann geben sie ihre schamvermeidenden Verhaltensweisen auf und verhalten sich liebevoller, mitfühlender und fürsorglicher. Und jetzt kommt die gute Nachricht für uns alle:

Liebe Leserinnen, die Männer in Ihrem Leben werden sich eindeutig liebevoller, mitfühlender und fürsorglicher verhalten, wenn Sie ihre Anfälligkeit für Scham verstehen, akzeptieren und lernen, diese nicht mehr so häufig auszulösen.

Furcht und Scham als Basis der Verbundenheit

Denken Sie an den Anfang Ihrer Beziehung zurück: Wie viele Frauen würden sich in einen Mann verlieben, der von vornherein klarstellt, dass sie ihm über jeden Cent, den sie für sich selbst ausgibt, Rechenschaft ablegen soll? Wäre er Ihnen genauso wunderbar vorgekommen, wenn er ihnen mitgeteilt hätte, dass er nach der Hochzeit jeden Abend mit seinen Kumpels losziehen würde, ob Sie sich nun einsam fühlen oder nicht? Oder wenn er nichts dagegen gehabt hätte, dass sein Vater gelegentlich seine Mutter schlägt? Nein! Sie verliebten sich in ihn, weil Sie zutiefst überzeugt davon waren, dass er großzügig, aufmerksam und ein guter Partner sein würde. Und dass er nicht im Traum daran dächte, Ihre Gefühle zu verletzen.

Welcher Mann würde sich in eine Frau verlieben, die ihn für einen Versager, Stümper oder Schlappschwanz hält? Ein Mann muss glauben, dass seine Partnerin mit seinem Erfolg zufrieden ist, von seiner Liebe erregt und begeistert ist und sich bei ihm sicher und geborgen fühlt.

Und so ist es für die meisten Paare. Er lindert ihre Angst, und sie besänftigt seine Scham, indem sie sich gegenseitig das Gefühl geben, wichtig und wertvoll zu sein. Dieses Mitgefühl und die gegenseitige Fürsorge sind die Basis ihrer Verbindung.

Furcht und Scham als Grund für die emotionale Trennung

Am Ende des ersten Ehejahres begann Mark Marlenes vollkommen nachvollziehbare Bitten um mehr Nähe als Kritik zu interpretieren. Er hörte nur die eine Botschaft: *So wie jetzt ist deine Liebe nicht gut genug.* Die daraus resultierende Scham versuchte er zu vermeiden: Er war abwesend, zeigte ihr die kalte Schulter, begann, sie zu bevormunden, kritisierte sie und schrie sie an. Natürlich *verstärkte* dieses Verhalten Marlenes Furcht vor Unglück, Isolation und Entbehrung. Dieses Muster ist so häufig, dass Sie wahrscheinlich nur wenige Paare kennen, die folgendes Erlebnis beim Autofahren noch nicht hatten. Die Beifahrerin wird durch ein plötzliches Geräusch oder etwas, das sie auf der Fahrbahn sieht, erschreckt. Ihr Mann interpretiert ihre unwillkürliche Reaktion als Angriff auf seine Fahrkünste. Er wird wütend und fährt demzufolge aggressiver, wodurch sie mehr Angst bekommt. Sie geraten in Streit und haben beide das Gefühl, dass der jeweils andere unsensibel, rücksichtslos und unreif ist. Mit der Zeit beginnen die Männer, die Angst ihrer Frauen zu verdrängen, um sich selbst vor Scham zu schützen. Und in der Folge kommen beide Partner sich noch einsamer vor.

Ein weiterer Grund, warum es uns so schwerfällt, auf die emotionalen Empfindlichkeiten des anderen Geschlechts sensibel einzugehen, ist folgender: Forscher haben herausgefunden, dass die geschlechtsspezifische Sozialisation bei Frauen *Bescheidenheit* fördert – eine Eigenschaft, die Männern eher fremd ist. Daher haben Frauen oft kein Verständnis für männlichen *Stolz* und *Hochmut* – unbescheidene

Eigenschaften, die schlicht der Schamvermeidung dienen. »Bitte doch deinen Bruder darum, dir das Geld zu leihen!«, schlägt Marlene Mark vor. »Das Schlimmste, das dir passieren kann, ist, dass er Nein sagt!« Seine Bestrebungen, Scham zu vermeiden, sind in ihren Augen sogar noch negativer als männlicher Stolz. Sie sind *kindisch* und *unreif* oder vermitteln ihr – noch schlimmer – folgende Botschaft: *Du liebst mich nicht genug, um deinen dummen Stolz überwinden zu können.*

Genauso wie die Gesellschaft Bescheidenheit bei Mädchen fördert, lobt sie bei Jungen den *Mut*. Dadurch reagieren Männer ungeduldig auf weibliche Angst, die in ihren Augen ein Zeichen für Feigheit und Disziplinlosigkeit ist. »*Denk* nicht so viel nach, *tu* es einfach!«, hat Mark seiner Frau schon oft gesagt. »Du wirst nie etwas erreichen, wenn du dir ständig über jede Kleinigkeit Sorgen machst, die schiefgehen könnte.«

Frauen schaffen sich andere weibliche Verbündete, indem sie sich so verhalten, wie sie es in früher Kindheit gelernt haben: indem sie ihre Schwächen und ihre Empfindlichkeit *zur Schau stellen*. Marlene muss ihren Freundinnen nicht sagen, dass sie sich traurig, unglücklich, einsam und isoliert fühlt. Sie *schlussfolgern* es aus ihrer Körpersprache oder ihrer Stimmlage, genauso wie sie selbst intuitiv weiß, wenn mit ihnen etwas nicht stimmt. Sobald eine Frau spürt, dass ihre Freundin bedrückt ist, reagiert sie mit mehr Interesse und engagiert sich emotional stärker. Was aber wird wohl passieren, wenn Marlene Mark erzählt, dass es ihr schlecht geht? (Sie muss es ihm sagen – seine Abwehrmechanismen gegen das Gefühl, ein Versager zu sein, haben ihn längst blind für ihre emotionale Befindlichkeit gemacht.) Richtig geraten – sobald sie ihn zwingt, sich mit ihrer Verletzlichkeit auseinanderzusetzen, fühlt er sich als Beschützer *unzulänglich*. Er reagiert mit typisch männlichem schamvermeidenden Verhalten: Er ist ungeduldig, abwesend, defensiv, voller Groll, Ärger und Kritik. Oder er erteilt ihr »Ratschläge«, die eigentlich eher wie Vorschriften anmuten.

Nach einiger Zeit hört die Frau auf, ihren Mann mit ihrer Verletzlichkeit zu konfrontieren. Sie wendet sich ihren Freundinnen zu und lässt zu, dass sich die emotionale Leere, die sich in ihrer Beziehung gebildet hat, mit Groll füllt. Marlene weiß es noch nicht, aber ein Teil von ihr hat die Beziehung bereits verlassen. Wird Marlene nun krank oder depressiv oder verliert einen Familienangehörigen, fühlt sich Mark nicht in der Lage, ihr zu helfen, und zieht sich erneut emotional zurück, wodurch sie ihre schlimme Situation ganz allein durchstehen muss. Wenn sie sich wieder erholt hat, wird sie nicht einsehen, warum sie eine solch unzuverlässige Beziehung noch aufrechterhalten soll, und wird ihn verlassen. Sie wird denken, dass sie sich auseinandergelebt haben. Ein anderes denkbares Trennungsszenario bestünde darin, dass einer der Partner oder beide eine Affäre beginnen: Marlene, um ihr Gefühl der Isolation zu entschärfen, und Mark, um zu beweisen, dass er seiner Rolle als Beschützer doch gerecht werden kann. Glücklicherweise kann eine Trennung leicht vermieden werden, wenn man die angeborenen Empfindlichkeiten des jeweilig anderen berücksichtigt.

Furchtvermeidung und Schamvermeidung

Furcht und Scham sind nicht per definitionem schlecht. *Furcht* beispielsweise sorgt für unsere Sicherheit, wenn wir die Straße überqueren, indem sie uns aufmerksam auf den Verkehr achten lässt. Außerdem sorgt sie für gesellschaftlichen Zusammenhalt in Sozialverbänden, Nationen, Gemeinden, Familien und unter Freunden, die allesamt zur Verkleinerung unserer Angst beitragen und uns vor Unglück und Isolation schützen. *Scham* wiederum macht uns zu moralischen, menschlichen Wesen und sorgt dafür, dass wir unseren tiefsten und wichtigsten Werten treu bleiben. Ein Mensch, der keine Scham empfindet, ist nicht nur gefährlich, sondern auch nicht liebenswert.

Aristoteles sagte, dass die einzige Tugend in der Mäßigung bestehe, und das gilt ganz besonders in Bezug auf Furcht und Scham. Eine Mäßigung unserer elementarsten Empfindlichkeiten kann sich nur positiv auswirken. Wahrscheinlich fühlen wir uns auf einer Party viel wohler, wenn wir nicht ständig darüber nachdenken, dass ein Erdbeben das Haus zum Einsturz bringen könnte, oder befürchten, dass unser Ex-Geliebter Geschichten über längst vergangene Nächte erzählt. Eine mäßige Angst vor Entbehrungen führt dazu, dass wir gern einkaufen gehen. Eine moderate Furcht vor der Blamage hat zur Folge, dass wir uns auf eine Prüfung intensiv vorbereiten. Bei übermäßiger Angst jedoch versuchen wir, Mangel durch Zwangskäufe, Ess-Sucht oder zwanghaften Ladendiebstahl zu vermeiden. Zu intensive Furcht vor Isolation kann dazu führen, dass wir uns an andere klammern, zwanghaft versuchen, anderen zu gefallen, uns aufopfern, eine schlechte Behandlung durch unsere Mitmenschen oder sogar Missbrauch tolerieren oder das Gefühl dafür verlieren, wer wir als Individuum eigentlich sind. Menschen, die allzu bemüht sind, ihre Furcht vor Unglück zu unterdrucken, behindern durch dieses Verhalten ihre Entwicklung, ihre Kreativität, ihren Ehrgeiz und sind nicht in der Lage, sich realistische Ziele zu setzen. Ein solches Verhalten macht uns allzu konservativ, bescheiden und nervös.

Sie werden vielleicht überrascht sein, dass Angstvermeidungsverhalten viele Frauen in einer Beziehung gefangen hält, in der sie Missbrauch und Misshandlung ausgesetzt sind. Eigentlich sollte man doch annehmen, dass ihr Instinkt sie von dem Mann forttreibt, der sie in Angst leben lässt. Doch es gibt zwei wichtige Gründe, warum das nicht der Fall ist. Einer besteht darin, dass die Frau ein noch größeres Misshandlungsrisiko eingeht, wenn sie sich von ihrem gewalttätigen Mann trennt. Häufig werden die Betroffenen mit Verletzung oder sogar dem Tod bedroht, wenn sie es wagen, ihren Partner zu verlassen. Der andere Grund schockiert Sie vielleicht. Die meisten der unzähligen geschlagenen Frauen, mit denen wir gearbeitet haben, sagten aus, dass sie sich anfänglich von den Männern angezogen fühlten, die sie später misshandelten, weil sie ihnen ein Gefühl der *Sicherheit* vermittelten. Ein Großteil interpretierte die aggressive und machthungrige Verhaltensweise ihrer Partner als Schutzversprechen. Sobald er sie zu misshandeln begann, setzte ein gewisser Realitätsverlust bei den

Betroffenen ein: Die Partnerschaft mochte noch so gefährlich sein, sie wurde dennoch als *Schutz* vor der Außenwelt betrachtet. Auch die Furcht vor Isolation und Entbehrung spielt in solchen Beziehungskonstellationen eine entscheidende Rolle – Frauen, die einen verlässlichen Menschen an ihrer Seite haben, bei dem sie Zuflucht suchen können, sind viel eher bereit, ihren gewalttätigen Partner zu verlassen.

Auch Männer verharren oft in Beziehungen zu Frauen, die sie ständig kritisieren und beschimpfen – und vielleicht sogar ebenfalls auf physischer Ebene angreifen. Wahrscheinlich kennen auch Sie Beziehungen, bei denen Sie sich fragen: »Warum lässt er sich das gefallen?« Oft ist es nur schwer verständlich, warum ein wunderbarer, kompetenter Mann die ständigen Klagen und das ständige Herabsetzen durch seine Partnerin in Kauf nimmt. Doch der Gedanke daran, dass diese Beziehung scheitern könnte, und die Aussicht, dass ein anderer Mann sie glücklich machen könnte – während *er* dazu nicht in der Lage war –, lähmt ihn vor Scham und hält ihn in der misslichen Beziehung fest.

Schamvermeidung kann uns schlimmstenfalls zu aggressiven, narzisstischen Menschen machen, die ständig um einen guten Eindruck bemüht sind (indem sie sich übermäßig auf ihr Aussehen, ihre Begabungen und Fähigkeiten konzentrieren). Sie kann auch dazu führen, dass wir uns anderen überlegen fühlen, dass wir verächtlich auf unsere Mitmenschen herabblicken oder bestimmte Dinge für unser gutes Recht halten. Schamvermeidung kann dem Stolz einen höheren Stellenwert einräumen als der Liebe und angesichts von »Demütigungen« sogar eine Rechtfertigung für Gewalt, Mord und Krieg sein.

Glücklicherweise müssen wir nicht auf dieser dunklen Seite von Furcht und Scham leben. Wir können sie sogar nutzen, um unsere wichtigsten Beziehungen zu optimieren und die Welt auf diese Weise ein Stück weit zu verbessern. Wir wollen an dieser Stelle nur einfach deutlich machen, dass die Furcht-Scham-Dynamik sich so weit außerhalb unseres Bewusstseins abspielt, dass es fast unmöglich ist, sie zu entwaffnen, indem wir darüber reden! Eine Verbundenheit, wie wir sie uns wünschen, spielt sich jenseits aller Worte ab.

Ein Grund dafür, warum das Reden über Ihre Beziehung bislang nichts gebracht hat, besteht darin, dass Furcht und Scham verhindern, dass Sie einander wirklich *hören*, egal wie viel »aktives Zuhören« und »Spiegeln« Sie praktizieren. Die Grundvoraussetzung zum Zuhören ist das Gefühl der Sicherheit, und Sie können sich nicht sicher fühlen, solange das Damokles-Schwert der Furcht oder der Scham über Ihrem Kopf hängt. Diese Bedrohung ist so akut, dass das limbische System, der Teil Ihres Gehirns, der für Ihre Sicherheit sorgt, jegliche Form des rationalen Denkens ausschaltet. Fast alles, was Sie hören, löst Furcht oder Scham aus.

Kennen Sie den berühmten *Far-Side*-Cartoon von dem Mann, der lang und breit mit seinem Hund Ginger spricht? In einer Sprechblase steht, was der Mann sagt, in der anderen, was Ginger hört. Der Mann sagte eine ganze Menge, aber Ginger hört nur das eine: »Bla bla **Ginger** bla bla bla bla bla bla bla bla **Ginger** bla bla bla bla bla.«

Wenn eine Frau keine emotionale Beziehung zu ihrem Mann hat, wird er Folgendes hören, wenn sie mit ihm spricht: »Bla bla bla, **Versager**. Bla bla bla, **nicht gut genug**. Bla bla bla, **nicht in der Lage, auf meine Bedürfnisse einzugehen**. Bla bla bla, **böser Junge**.«

Und wenn der Mann keine emotionale Verbindung zu seiner Partnerin aufgebaut hat, die ihr ein Gefühl der Sicherheit bietet, wird sie Folgendes hören, wenn er sie kritisiert – und zwar vollkommen unabhängig davon, wie »zutreffend« seine Kritik vielleicht ist: »Bla bla bla, **Ich liebe dich nicht**. Bla bla bla, **Ich bin nicht für dich da**. Bla bla bla, **Vielleicht füge ich dir sogar Schaden zu**.«

Und wenn er sie ignoriert oder sich von ihr zurückzieht, hört sie im wahren Klang der Stille: »–, **Ich liebe dich nicht. – Ich bin nicht für dich da. –, Vielleicht füge ich dir sogar Schaden zu.**«

Die Wahrheit liegt tief in Ihrem Inneren

Doch jenseits aller Worte, tiefer als jede Furcht-Scham-Dynamik gibt es eine ganz andere Botschaft. Ihre Furcht und Ihre Scham sind zwar mächtig und alles durchdringend, aber keineswegs das wichtigste Element Ihrer Persönlichkeit. Tief in Ihrem Inneren liegt der mitfühlende, liebevolle Teil Ihres Selbst verborgen, der in Ihrer Kindheit Ihr Dasein bestimmte und in der Phase der ersten Verliebtheit besonders aktiv war. Er ist immer noch da, obwohl er sich vielleicht unter dem Groll verbirgt, der Sie miteinander streiten lässt, und hinter der Furcht und der Scham, die diesen Groll hervorbringt. Während der Lektüre der restlichen Kapitel von Teil I sollten Sie sich also darauf besinnen, dass dieser Funke immer noch tief in Ihnen brennt und nur darauf wartet, das Feuer der Zuneigung zu entfachen, wozu wir ihm in Teil II verhelfen werden.

2

Warum wir streiten: Die Wechselwirkung von Furcht und Scham

»Sie muss immer gleich übertreiben, sie ist so irrational!«, sagte Randy genervt während einer Therapiestunde.

»Und sagen Sie ihr das auch ständig?«, fragte Steven.

»Natürlich sage ich ihr das! Das muss sie doch wissen.«

»Dann erwiderte sie wahrscheinlich etwas wie: ›Du bist so unsensibel!‹«

»Ja«, sagte er. »Ich versuche vernünftig und logisch zu argumentieren, und sie wird immer irrationaler.«

Er wollte fortfahren, aber Steven war klar, dass das kontraproduktiv gewesen wäre, also stellte er Randy die gleiche Frage, die er schon Hunderten von Männern vor ihm gestellt hatte, die in eben jenem Sessel gesessen hatten und die gleiche Litanei heruntergebetet hatten.

»Wie rational ist es denn, immer aufs Neue etwas zu versuchen, das zum Scheitern verurteilt ist?«

Wenn wir jemanden als »irrational«oder »unvernünftig« bezeichnen, meinen wir in Wirklichkeit eigentlich, dass wir mit ihm nicht einer Meinung sind. Aber abgesehen davon wird Rationalität nicht allein durch das Maß intellektueller Logik bestimmt, mit dem wir einen Umstand beurteilen, sondern es steckt noch deutlich mehr dahinter. Ein Computer ist zwar logisch, aber wie viele wichtige Entscheidungen in Ihrem Leben würden Sie Ihren Computer für sich treffen lassen? Und würden Sie einen Computer heiraten wollen, auch wenn er wie Brad Pitt oder Nicole Kidman aussähe?

Der klassische Vorwurf

Wenn Randy seine Freundin Sheila als irrational bezeichnet, meint er, dass sie nur eine Hälfte ihres Hirns benutzt – die intuitive und emotionale rechte Seite, um es genau zu sagen. Es ist eine große Versuchung, zu behaupten, dass auch Randy nur eine Hälfte seines Gehirns nutzte, als er seine Partnerin anklagte – nämlich die logisch-mathematisch orientierte linke Seite. In Wirklichkeit nutzen beide nur den *reaktiven* Teil ihres Hirns, wenn sie miteinander streiten. Randy versucht nicht etwa, Fakten deutlicher herauszustellen oder elegante, logische Lehrsätze zu formulieren, oder auch nur, Sheila von seinen Ansichten zu überzeugen; er versucht schlicht und ergreifend, ihre Ansichten *herabzusetzen*. Seine Entschlossenheit, ihre Perspektive zu entwerten und sie als »irrational« zu bezeichnen, bestimmt seine gesamte »Argumentations«-Strategie. Wer sich streng nach den Vorgaben der Logik richtet, der fühlt sich nicht gleich versucht, sein Gegenüber anzugreifen oder abzuwerten. Wenn Randy tatsächlich nur die Fakten hätte darstellen wollen, hätte er wohl kaum angefangen, seine Partnerin abzustempeln oder zu beschimpfen. Wenn wir andere Menschen abwerten, dann versuchen wir sie herabzuwürdigen und uns selbst zu erhöhen. Oder, um es noch genauer zu sagen:

Wir werten die Menschen, die wir lieben, ab, weil wir versuchen, unsere eigene Scham oder Furcht zu vermeiden.

Hier noch ein weiteres Beispiel. Sheila sagt: »Es ist kalt hier drin.«

Randy antwortet: »Wie kommst du denn darauf? Es sind 21 Grad!«

Randy glaubt, dass er Sheila damit widerspricht. In Wirklichkeit geht er auf das Wesentliche ihrer Aussage aber gar nicht ein. Sie reden über unterschiedliche Bereiche menschlicher Erfahrungen. Er analysiert die Zimmertemperatur, während sie über ihre Gefühle spricht. Randys Bemerkung hat nichts mit einer logischen Analyse zwischen Empfindung und Temperatur zu tun, sondern ist vollkommen *reaktiv*; er hat weder nachgedacht noch zugehört, sondern reflexartig reagiert. Seine Reaktion sollte eine Ansicht entwerten, die er als bedrohlich erlebte: »Wenn ihr kalt ist, dann muss das meine Schuld sein; ich bin nicht in der Lage, sie vor Unbehagen zu schützen.« Natürlich führt seine Reaktion zu einer Gegenreaktion bei Sheila. Sie hat das Gefühl, dass er sie nicht wertschätzt, was wiederum ihre Angst erhöht. Beide fühlen sich vom Partner herabgesetzt, obwohl keiner versucht, den Wert seines jeweiligen Gegenübers zu schmälern. Sie versuchen, das Unbehagen ihrer eigentlichen Scham und grundlegenden Angst zu vermeiden. Natürlich spielt sich all das auf einer *unbewussten* Ebene ab. Die beiden wissen nur eins: dass sie sauer aufeinander sind.

Durch die Tatsache, dass 21 Grad im Zimmer herrschen, wird Sheilas Empfindung, dass ihr kalt ist, weder gestützt, noch wird ihr widersprochen. Die beiden Aussagen liefern lediglich *unterschiedliche* Informationen zur Diskussion. Es ist ein schrecklicher Fehler, wenn Paare glauben, dass eine Art der Reaktion, sei sie nun vornehmlich logischer oder vornehmlich emotionaler Natur, der anderen überlegen ist. In Wirklichkeit entspringen die beiden Varianten einfach nur unterschiedlichen Wahrnehmungsbereichen und sind jede für sich genommen gleichermaßen wichtig.

Bitte nur die Fakten

Wie viele andere Männer ist auch Randy der Ansicht, dass Frauen nicht in gleichem Maße zu logischen Schlussfolgerungen in der Lage sind wie Männer.

Es gibt *keine* wissenschaftlichen Beweise, dass ein Geschlecht über bessere analytische Fähigkeiten verfügt als das andere.

In der Tat haben Frauen sogar einen minimalen Vorteil auf dem Gebiet der logisch-emotionalen *Vernetzung*. Mit anderen Worten:

Sie sind eher dazu in der Lage, Informationen, die sie vom emotional orientierten Teil ihres Gehirns erhalten, mit solchen zu verknüpfen, die der logische Teil ihnen liefert. Männer hingegen nutzen in den meisten Situationen nur eine der beiden Gehirnhälften. Sie neigen dazu, *entweder* logisch *oder* emotional zu reagieren, während Frauen beides gleichzeitig können.

Frauen genießen diesen mentalen Vorteil aufgrund einer Kombination aus Anlage und Umwelt. Wie wir gesehen haben, zeigen viele Studien, dass wir kleine Mädchen auf vielerlei Weise dazu erziehen, ihre Gefühle zu erkennen und sie bei ihren Entscheidungen stärker zu berücksichtigen. Wir spenden Johnny Beifall, weil er mit seinem Fahrrad schneller als die anderen Jungen fährt, weil er sich auf das Gewinnen konzentriert. Von Jeannie jedoch erwarten wir, dass sie die Gefühle des kleinen Mädchens, das langsamer ist als sie, nicht verletzt. Es gibt zudem Hinweise darauf, dass Frauen einen etwas größeren Corpus callosum (Gehirnbalken) besitzen, jene Hirnregion, die die beiden Hemisphären verbindet. Obwohl man es noch nicht sicher weiß, klingt es plausibel, dass die zusätzlichen Zellen in dieser Zone Frauen dazu befähigen, mehr Informationen aus der rechten Gehirnhälfte in ihre Überlegungen einfließen zu lassen.

So stehen den Frauen typischerweise mehr emotionale Informationen zur Verfügung als den Männern. Manchmal kann das durchaus zu mehr Unklarheit führen, viel häufiger jedoch verleiht es den Überlegungen eine zusätzliche Dimension, die zwar nicht in der Lage ist, die Tatsachen zu verändern, ihnen jedoch eine andere Bedeutung beimisst. So hat es für das Mädchen vielleicht eine ganz andere Bedeutung, wenn es das Rennen gewinnt – weil es über die Gefühle des hinterherhinkenden Kindes nachdenkt –, als für den Jungen, der sich einfach nicht dafür interessiert, wie die Verlierer sich vielleicht fühlen könnten – er ist einfach nur froh, nicht dazuzugehören.

Der männliche Vorteil besteht in der relativ emotionslosen Konzentration auf die Fakten. Frauen hingegen haben den Vorteil, Fakten in einen größeren emotionalen Bezugsrahmen einordnen zu können. Die Kombination aus beidem ist ein Riesenvorteil: Gemeinsam sind Männer und Frauen ein gutes Team. Und das können wir auch während unserer Partnerschaft bleiben, zumindest, solange wir nicht versuchen, einander zu verändern, zu bevormunden, uns gegenseitig herabzusetzen oder den Partner anzuklagen, dass er zu wenig Herz oder zu viel Emotionen habe.

Der wahre Unterschied der Geschlechter im Denken besteht nicht darin, dass Frauen weniger rational und Männer weniger emotional sind. Vielmehr ignorieren Männer einen Großteil der Informationen, die ihre Gefühle ihnen liefern. Von frühester Jugend an wird ihnen eingetrichtert, »ein großer Junge« zu sein, was so viel heißt, wie rational und nicht emotional zu reagieren. Deshalb unterliegt Randy einer Selbsttäuschung und glaubt, logisch zu argumentieren, während er Sheila in Wirklichkeit nur demütigt. Seine Weigerung, sich auch auf emotionaler Ebene mit ihr auszutauschen, löst in Sheila akute Verlustangst aus. Die Auseinandersetzungen des Paares über Themen wie Rechnungen oder die Temperatur im Haus werden also von ihrer Angst vor Verlust und Isolation sowie von seiner Furcht vor einem Scheitern als Versorger gespeist, und nicht durch unterschiedliche Argumentationsstrategien.

Die Furcht-Scham-Dynamik, die zahlreichen Streitigkeiten innerhalb einer Beziehung vorausgeht, zwingt uns, künstlich zwischen Logik und Gefühl zu unterscheiden. Tatsache ist, dass *Gefühle logisch sind.* Seit Jahrtausenden waren sie die einzigen Triebfedern und Regulationsmechanismen für menschliches Verhalten, noch lange bevor wir eine primitive Fähigkeit zum logischen Denken entwickelten. Der Neocortex – ein Teil der Großhirnrinde, der für das logisch-rationale Denken verantwortlich ist und der wie eine Krone über den stammesgeschichtlich älteren Arealen thront – entwickelte sich ursprünglich, um die emotionalen Reaktionen auf die Umgebung zu interpretieren, zu testen und zu erklären. Selbst im fortgeschrittenen kortikalen Entwicklungsstadium des modernen Gehirns funktioniert Informationsverarbeitung auf diese Weise und in dieser Reihenfolge. Eine Veränderung der Umgebung löst eine emotionale Reaktion aus. Der Neocortex versucht, die Veränderung einzuschätzen, und entscheidet sich, die emotionale Reaktion entweder zu mäßigen oder zu steigern.

Veränderung in der Umgebung → Emotionale Reaktion → Kortikale Interpretation und Abstimmung des Verhaltens

Stellen Sie sich einmal folgende Situation vor: Während der Autofahrt sehen Sie plötzlich ein Licht aus dem Augenwinkel. Sie erschrecken – ein biologischer Mechanismus, der Sie darauf vorbereitet, zu flüchten oder zu kämpfen. Im Neocortex wird dieses Gefühl anhand von zwei Faktoren abgewogen: anhand Ihrer momentanen Fähigkeit, die Situation zu meistern, und anhand des konkreten Umweltreizes, des Lichts. Handelt es sich um ein Auto, das direkt auf Sie zukommt, so werden Sie versuchen, auszuscheren. War es aber lediglich eine Leselampe in einem vorbeifahrenden Jeep, werden Sie sich wieder auf die vor Ihnen liegende Straße konzentrieren. Ohne die intellektuelle Verarbeitung hätten Sie nur die beiden Möglichkeiten des Flüchtens oder Kämpfens – Sie würden das Licht angreifen oder davor davonlaufen. Ohne die emotionale Reaktion, die Sie auf das Handeln vorbereitet, würden Sie nicht schnell genug reagieren und nicht überleben können, wenn das Licht sich als entgegenkommendes Auto entpuppt.

In Reaktion auf die Scham und die Angst ihres jeweiligen Gegenübers versuchten Randy und Sheila logisches Denken von Gefühlen zu trennen, als ob die eine Dimension der Informationsverarbeitung der anderen überlegen wäre – *sie* ist unvernünftig, *er* ist gefühllos. In Wirklichkeit behandelt das menschliche Gehirn logisches Denken und Emotionen als die unterschiedlichen Aspekte ein und desselben Informationsverarbeitungsprozesses. Um als vollständiger Mensch zu handeln, müssen wir *beide* Seiten des Gehirns integrieren. Bei den meisten Auseinandersetzungen, die die Unterschiede zwischen Männern und Frauen allzu sehr betonen, geht es überhaupt nicht um den Konflikt zwischen Logik und Emotion – sondern um die verborgene Wechselwirkung von Furcht und Scham.

Warum wir auf Furcht und Scham so extrem reagieren

Wahrscheinlich ist Ihnen das schon viele Male passiert. Sie kommen in einigermaßen fröhlicher Stimmung nach Hause und stellen fest, dass Ihr Partner schlechte Laune hat. Zwar lässt er sich nicht wirklich etwas anmerken: kein Sarkasmus, keine kalte Schulter, kein demonstratives Schweigen oder Ähnliches. Trotzdem stimmt irgendetwas nicht. So subtil die schlechte Laune des anderen auch sein mag, sie wirkt automatisch – als hätte jemand bei Ihnen einen Schalter umgelegt: Plötzlich sind auch Sie schlechter Stimmung.

Auf einen Vorfall dieser Art, den Sie bewusst registrieren, kommen Hunderte ähnliche, von denen Sie gar nichts mitbekommen. Sie sind das Ergebnis eines fast vollkommen *unbewussten* Prozesses, den man als *emotionale Einstimmung* bezeichnet. Unser gesamter Körper – nicht nur unser Gehirn – *stimmt* unsere Gefühle automatisch auf die Menschen *ab*, die wir lieben. Neugeborene, Erwachsene und auch Familienhunde tun es. Teenager versuchen, diese Art des Einstimmens zu verhindern, weil sie sich darauf vorbereiten, das Rudel zu verlassen. Demzufolge sind sie oft mürrisch, launisch und verdrießlich.

Um die Macht der emotionalen Einstimmung zu verstehen, müssen Sie wissen, welche Vorteile sie früher für das Überleben des Einzelnen hatte. Wenn wir unsere Gefühle miteinander teilen, so verleiht uns das viele Augen, Ohren und Nasen, mit denen wir Gefahr und Gelegenheiten wahrnehmen und erspüren können. Wenn ein Mitglied der Sippe (des Stammes, der Herde) aggressiv, verängstigt oder interessiert reagiert, stimmen sich die anderen automatisch und mit ungefähr der gleichen Verhaltensmotivation auf diese Emotion ein.

Emotionale Einstimmung ist der Grund dafür, warum Ihre Wortwahl nicht viel mit dem Erfolg Ihrer Beziehung zu tun hat, egal wie viele »Kommunikations«-Trainings Sie absolvieren. Menschen bildeten Beziehungen, kooperierten und kommunizierten durch emotionale Einstimmung schon viele Tausend Jahre, bevor sich die menschliche Sprache entwickelte. Damals ähnelten unsere Laute denen aller anderen sozialen Tiere und dienten vornehmlich dazu, die Gruppe auf das Gefühl des Augenblicks einzustimmen. Ein Grunzen oder ein durchdringender Schrei bringt die geistesabwesenden, schlafenden oder tagträumenden Mitglieder der Gruppe wieder dazu, sich emotional erneut zu beteiligen. Bei Menschen dient heutzutage die Stimmlage dem gleichen Zweck. Obwohl wir uns mit Worten zu täuschen versuchen, sind es unsere Körpersprache, unser Gesichtsausdruck, unser Duft und unsere Stimmlage, die unsere emotionale Einstimmung am meisten beeinflussen. Deshalb kommen wir auch nicht damit durch, wenn unsere Worte im Widerspruch zu unserer Körperhaltung stehen. So zum Beispiel beim männlichen Lieblingsspruch: »Alles in Ordnung. Ich habe nur keine Lust zum Reden.« Liebe Leser, vielleicht finden Sie ja durchaus ein paar Frauen, die sich angesichts Ihrer angespannten Gesichter und Muskeln dieser Aussage fügen, aber ganz sicher hätten Sie Ihre liebe Not, eine zu finden, die Ihnen das wirklich auch abkauft. Sogar negative Gedanken zeigen sich in Ihrem Gesichtsausdruck und Ihrer Körpersprache. Neben einem Menschen zu sitzen, der wütend oder gereizt ist (auch wenn er behauptet, dass alles in Ordnung ist), fühlt sich also ganz anders an, als neben einem Menschen zu sitzen, der gut drauf ist.

Zwar hat die emotionale Einstimmung im Laufe der Jahrtausende zu unserem Überleben beigetragen, in modernen Beziehungen kann sie aufgrund ihrer negativen Tendenz jedoch zu Problemen führen. Weil negative Gefühle mehr auf das Überleben im Notfall ausgerichtet sind, räumt das zentrale Nervensystem ihnen Priorität ein. Das war hervorragend, solange es darum ging, Raubtiere abzuwehren, die vor dem Höhleneingang warteten, aber nach einem langen Bürotag ist es nicht ganz so sinnvoll. Wenn Sie mit guter Laune heimkommen und feststellen, dass Ihr Partner wirklich schlecht gestimmt ist, wird der Einstimmungsprozess ihm ein kleines Stück aus dem Tief heraushelfen, Sie selbst aber *ein großes Stück* herabziehen. Das geschieht sicherlich nicht, weil einer von Ihnen es so *will*; Sie beide sind Opfer der der emotionalen Anpassung innewohnenden negativen Tendenz.

Selbst wenn eine negative Emotion ausschließlich im Unterbewusstsein verharrt, kann sie eine entsprechende Reaktion im Partner hervorrufen. Die Angst der Frau stimuliert die Schamreaktion im Mann, und die Scham des Mannes ist ein Quell der weiblichen Angst – eine Spirale, die immer weiter bergab geht.

Selbst nicht artikulierte weibliche Angst führt zu Scham bei Männern, und selbst unausgesprochene Scham löst in Frauen Angst aus.

Es ist wichtig zu verstehen, dass die Abwärtsspirale Ihrer Gefühle nicht auf den bösen Willen Ihres Partners zurückzuführen ist, sondern auf die Bedeutung der emotionalen Einstimmung für das Überleben der Menschen. Wenn Sie diesen Prozess nicht verstehen, wird einer von Ihnen irgendwann glauben, dass der andere ihn absichtlich »herunterzieht«, und wird versuchen, seine Gefühle vor ihm zu verbergen. Die Unterbrechung der emotionalen Einstimmung – um Furcht und Scham zu vermeiden – ist der erste Schritt auf dem Weg zur Trennung. Ein Großteil der Ressentiments, die sich innerhalb einer Beziehung aufstauen, hat nichts mit partnerschaftlicher Ungerechtigkeit zu tun. Viel eher geht es darum, dass man sich vom anderen gefühlsmäßig kontrolliert, wenn nicht gar manipuliert fühlt – *er* flösst Ihnen Angst ein, und *sie* lässt Sie als Versager dastehen.

Machtkämpfe

Machtkämpfe entstehen, wenn zwei Menschen streiten, um sich vor Scham oder Angst zu schützen. Sie will, dass er tut, was sie will, damit sie keine Angst haben muss, und er will, dass sie nachgibt, damit er sich nicht wie ein Versager vorkommt. Beide Partner versuchen, sich gegenseitig zu bevormunden oder sogar den anderen zur Unterwerfung zu zwingen. Weil Menschen sich aber nun einmal nicht gern fügen, haben Machtkämpfe immer noch mehr Groll und

Feindseligkeit zur Folge, was wiederum Furcht und Scham noch vergrößert.

Im Folgenden schildere ich Ihnen den Verlauf eines typischen Machtkampfes:

Sie: Wenn du dies und jenes tust, fühle ich mich (ruhig, geliebt, geschätzt, dankbar, unterstützt). Wenn du es *nicht* tust, fühle ich mich (ängstlich, traurig, ungeliebt, ausgenutzt, betrogen, wütend, aufgebracht).

Er: Aber wenn ich das tue, was du willst, fühle ich mich (unzulänglich, traurig, ungeliebt, ausgenutzt, betrogen, wütend oder aufgebracht).

Sie: Wenn du das tust, was ich will und dich *so* dabei fühlst, dann fühle ich mich trotzdem (ängstlich, traurig, ungeliebt, ausgenutzt, betrogen, wütend oder aufgebracht).

Er: Du hast kein Recht, dich so zu fühlen.

Sie: Du hast nicht das Recht zu sagen, dass ich kein Recht habe, mich so zu fühlen. Wenn du mich lieben würdest, würdest du es tun.

Er: Wenn du mich lieben würdest, würdest du mich nicht darum bitten.

Egal, worum Sie Ihren Partner gebeten haben, wir können nicht genug betonen, dass es bei derlei Machtkämpfen *niemals* um Inhalte geht. Vielmehr geht es um die machtvolle Wechselwirkung von Scham und Furcht. So lässt sich das Problem in dem oben stehenden Beispiel herauskristallisieren, ohne dass man weiß, was sie wirklich von ihm verlangt. Sie wünscht sich von ihm, dass er ihr seine Liebe beweist, damit sie sich ihm verbunden fühlen und ihre Furcht vor Isolation und Entbehrung in den Griff bekommen kann. Doch die Tatsache, dass sie sich einen *Beweis* seiner Liebe wünscht, führt dazu, dass er sich wie ein Versager vorkommt – wenn er ein guter Partner wäre, müsste er es immerhin nicht beweisen.

Je heftiger Sie auf Furcht und Scham reagieren, umso stärker werden Sie die emotionale Trennung von Ihrem Partner empfinden. Unglücklicherweise sind die Reaktionen, die Sie erleben, größtenteils mit Ihrer Biografie verbunden – nicht nur mit dem, was Sie mit Ihrem Partner erlebt haben, sondern mit Ihrer *gesamten* persönlichen Geschichte. Alte Wunden brechen durch aktuelle Interaktion gern wieder auf. Trotzdem gibt es auch eine gute Nachricht: Wenn Sie die Wechselwirkung von Furcht und Scham einmal durchschaut haben, können Sie und Ihr Partner aufhören, einander zu verletzen, und mit dem gegenseitigen Heilungsprozess beginnen.

Um Ihnen ein paar Anhaltspunkte über das Ausmaß Ihrer eigenen Anfälligkeit für Furcht und Scham zu geben, haben wir die folgenden Übersichten entwickelt. Hierbei handelt es sich weder um einen Test oder eine Beurteilung, sondern lediglich um eine Erhebung, wo Sie im Augenblick stehen. Betrachten Sie das Ergebnis als Ausgangspunkt Ihrer Reise; in Teil II dieses Buches bringen wir Sie dann ans Ziel. Die erste Liste ist für Frauen gedacht, die zweite für Männer.

Der FIE-Index (Furcht, Isolation, Entbehrung)

Ein Überblick für Frauen

Beantworten Sie die folgenden Aussagen mit »wahr« oder »falsch«!

	wahr	falsch
1. Ich wurde irgendwann in meinem Leben von einem Menschen, den ich liebte, getrennt.	○	○
2. Ich habe den Tod eines wichtigen Menschen in meinem Leben miterleben müssen.	○	○
3. Ich habe den Tod von mehr als einem wichtigen Menschen erleben müssen.	○	○
4. Mehr als ein Elternteil/Großelternteil starb vor meinem 21. Geburtstag.	○	○
5. Ein mir nahestehendes Familienmitglied ist plötzlich verstorben.	○	○

	wahr	falsch
6. Es gab Phasen in meinem Leben, in denen ich mich sehr unsicher fühlte.	○	○
7. In meiner Kindheit hatte ich wenig oder keinen Kontakt zu meiner leiblichen Mutter.	○	○
8. In meiner Kindheit hatte ich wenig oder keinen Kontakt zu meinem leiblichen Vater.	○	○
9. Meine Eltern sind geschieden.	○	○
10. Ich wurde vor meinem 18. Lebensjahr von einem Elternteil oder beiden Eltern getrennt.	○	○
11. Ich habe mit einem körperlich oder seelisch kranken Elternteil zusammengelebt.	○	○
12. Ich habe mit jemandem, der alkohol- oder drogensüchtig war, zusammengelebt.	○	○
13. In meiner Kindheit hatte ich häufig das Gefühl, erwachsener zu sein als meine Eltern.	○	○
14. Ich war schon in frühen Jahren selbst für mich verantwortlich.	○	○
15. Meine Eltern waren so beschäftigt, dass ich nur selten ihre Zeit oder ihre Aufmerksamkeit bekam.	○	○
16. Es gab Zeiten, in denen Nahrung, Kleidung oder/und ein Dach über dem Kopf nicht selbstverständlich waren.	○	○
17. Ich bin in Armut aufgewachsen und hatte kaum finanzielle Sicherheiten.	○	○
18. In meiner Kindheit hatte ich stets das Gefühl, nicht genug Zeit und Aufmerksamkeit zu bekommen.	○	○
19. In meiner Kindheit und Jugend gehörte ich oft nicht »dazu«.	○	○
20. Ich habe mit einem Perfektionisten zusammengelebt.	○	○
21. Ich bin ein Perfektionist.	○	○
22. Ich habe mit einem zwanghaften, depressiven oder ängstlichen Menschen zusammengelebt.	○	○
23. Ich habe in einer unsicheren Umgebung oder mit einer Person zusammengelebt, die nicht vertrauenswürdig war.	○	○

	wahr	falsch
24. Ich habe mit einem Menschen zusammengelebt, der mich stets kontrollierte.	○	○
25. Ich habe mit jemandem zusammengelebt, der zu Wutausbrüchen oder Jähzorn neigte.	○	○
26. Ich habe miterlebt, dass Menschen, die ich liebte, durch Wut oder Kritik bedroht wurden.	○	○
27. Ich habe körperliche Gewalt erlebt.	○	○
28. Ich habe miterlebt, wie ein Angehöriger bedroht wurde.	○	○
29. Ich wurde von einem Menschen, den ich liebe, betrogen.	○	○
30. Ich habe sexuellen Missbrauch erlebt, entweder direkt oder indirekt.	○	○
31. Ich bin es gewohnt, mich wie ein Außenseiter zu fühlen.	○	○
32. In meinem Leben gab es viele Höhen und Tiefen.	○	○
33. Ich habe das Gefühl, dass andere mehr Aufmerksamkeit bekommen als ich.	○	○
34. Ich neige dazu, mich mit anderen zu vergleichen.		
35. Ich fühle mich unzulänglich.		
36. Ich neige dazu, meine Fähigkeiten infrage zu stellen.	○	○
37. Ich sehe andere Menschen kritisch.	○	○
38. Ich sehe mich selbst kritisch.	○	○
39. Ich weiß nie, wann meine Stimmung sich verändern wird.	○	○
40. Man sagt mir, dass ich eher reaktiv bin (andere Menschen wissen nie, wann ich kritisch, zornig oder ängstlich reagiere oder wann ich drohe, den anderen zu verlassen).	○	○

Gesamtsumme der »wahren« Antworten ______

Kreisen Sie die fünf wichtigsten Aussagen ein, auf die Sie mit »wahr« geantwortet haben. Bewerten Sie sie auf einer Skala von 1 bis 10, wobei 10 »sehr wichtig« in Bezug auf Stress, Intensität oder Trauma und 1 »nicht sehr wichtig« in Bezug auf die oben genannten Faktoren bedeutet. Addieren Sie diese Zahlen zu der Gesamtsumme. (Beispiel: Wenn Sie die Nummer 27 eingekreist haben, »Ich habe körperliche Gewalt erlebt«, so würden Sie das Trauma dieser

Erfahrung auf einer Skala zwischen 1 und 10 mit 10 bewerten, wobei 10 für »sehr traumatisch« steht.)

1. ______
2. ______
3. ______
4. ______
5. ______

Gesamtsumme 1 bis 5 ______

Wahre Antworten insgesamt ______

Gesamtsumme (von möglichen 90) ______

Der SUV-Index (Scham, Unzulänglichkeit, Versagen)

Ein Überblick für Männer

Beantworten Sie die folgenden Aussagen mit »wahr« oder »falsch«!

	wahr	falsch
1. In meiner Kindheit hatte ich wenig oder keinen Kontakt zu meiner leiblichen Mutter.	○	○
2. In meiner Kindheit hatte ich wenig oder keinen Kontakt zu meinem leiblichen Vater.	○	○
3. Meine Eltern waren geschieden.	○	○
4. Ich fühlte mich schon in frühen Jahren für einen anderen Menschen (emotional oder physisch) verantwortlich.	○	○
5. Eine meiner wichtigsten Bezugspersonen war unglücklich.	○	○
6. Ich habe miterlebt, wie ein geliebter Mensch eine Phase durchmachte, in der er sehr unglücklich war.	○	○
7. Es gab eine Zeit in meinem Leben, in der ich einen oder mehrere Angehörige beschützen wollte und es nicht konnte.	○	○

	wahr	falsch
8. Ich erinnere mich, dass ich mich in jungen Jahren sehr machtlos gefühlt habe.	○	○
9. Ich hatte immer das Gefühl, dass ich als Erwachsener einmal sehr stark sein muss.	○	○
10. Als ich älter wurde, fiel es mir schwer, den Erwartungen meiner Umwelt gerecht zu werden.	○	○
11. Es gab Phasen in meinem Leben, in denen ich das Gefühl hatte, die Unzulänglichkeiten anderer Menschen ausgleichen zu müssen.	○	○
12. Ich wurde häufig kritisiert.	○	○
13. Ich habe mit einem (oder mehreren) Menschen zusammengelebt, der zu heftigen Wutausbrüchen neigte.	○	○
14. Eines oder mehrere Familienmitglieder hatte/n sehr hohe Erwartungen an mich.	○	○
15. Manche Familiengeschichten behalte ich lieber für mich.	○	○
16. Ich habe mit einem Perfektionisten zusammengelebt.	○	○
17. Ich bin ein Perfektionist.	○	○
18. Ich habe irgendwann eine schwierige Phase in meinem beruflichen Werdegang durchlebt.	○	○
19. Ich habe einen Job verloren, der mir wichtig war.	○	○
20. Ich habe irgendwann eine plötzliche Veränderung am Arbeitsplatz erlebt, die einen Job betraf, der mir wichtig war.	○	○
21. In einem oder mehreren Jobs empfanden Kollegen und Vorgesetzte meine Grundeinstellung als Problem.	○	○
22. Ich habe in einem oder mehreren Jobs beträchtliche Enttäuschungen erlebt.	○	○
23. Ich werde in meinem momentanen Job ausgenutzt.	○	○
24. Es ginge mir besser, wenn ich mehr Geld verdienen würde.	○	○
25. Ich würde den Menschen, die ich liebe, schon gern helfen, aber ich habe zu wenig Geld.	○	○
26. Ich wünschte, ich hätte mehr Macht und Einfluss.	○	○

	wahr	falsch
27. Ich habe in meinem Leben Gewalt erlebt.	○	○
28. Ich habe in meinem Leben direkten oder indirekten sexuellen Missbrauch erlebt.	○	○
29. Ich neige zu Wutanfällen.	○	○
30. Andere Menschen finden, dass ich zu Zornesausbrüchen neige.	○	○
31. Ich hatte ein Elternteil oder ein Großelternteil, das ängstlich oder depressiv war.	○	○
32. Ich weiß, ich habe einige der wichtigen Menschen in meinem Leben verletzt.	○	○
33. Ich habe eine unglückliche Beziehung durchlebt.	○	○
34. Ich habe mit einer unglücklichen Partnerin zusammengelebt.	○	○
35. Ich habe mit einer Partnerin zusammengelebt, die Probleme hatte, die ich nicht lösen konnte.	○	○
36. Ich fühle mich in meinen Beziehungen unzulänglich.	○	○
37. Meine Partnerin ist mit mir unglücklich.	○	○
38. Ich scheine nie genug zu tun.	○	○
39. Ich habe Angst/Depressionen oder andere behaupten, dass ich unter Angstzuständen oder Depressionen leide.	○	○
40. Manchmal habe ich keine Hoffnung mehr, meine Partnerin jemals wieder glücklich machen zu können.	○	○
Gesamtsumme der »wahren« Antworten	______	

Kreisen Sie die fünf wichtigsten Aussagen ein, auf die Sie mit »wahr« geantwortet haben. Bewerten Sie sie auf einer Skala von 1 bis 10, wobei 10 »sehr wichtig« in Bezug auf Trauma und 1 »nicht sehr wichtig« in Bezug auf Schwierigkeiten oder Trauma bedeutet. Addieren Sie diese Zahlen mit der Gesamtsumme. (Beispiel: Wenn Sie die Nummer 29 eingekreist haben, »Ich neige zu Wutanfällen«, so würden Sie die Bedeutung dieser Aussage auf einer Skala zwischen 1 und 10 mit 10 bewerten, wobei 10 für »sehr wichtig« steht.)

1. ______
2. ______
3. ______
4. ______
5. ______

Gesamtsumme 1 bis 5	______
Wahre Antworten insgesamt	______
Gesamtsumme (von möglichen 90)	______

Wo stehen Sie?

Wie bereits erwähnt, dienen die oben aufgeführten Listen nicht der Bewertung. Sie sind nicht dazu da, Sie in eine Schublade zu packen. Vielmehr dienen sie dazu, Ihnen einen objektiven Blick auf Erlebnisse und Erfahrungen zu ermöglichen, die Ihre Empfänglichkeit für Furcht und Scham beeinflussen können. So können Sie Ihr Gesamtergebnis nun in die folgenden Kategorien einordnen:

Niedrig:	0 bis 50	______
Mittel:	51 bis 75	______
Hoch:	76 bis 90	______

Mädchen reagieren von Geburt an sensibler auf Isolation und Furcht; Jungen hingegen sind empfindlicher, wenn es um Erregung und Scham geht. Solange sich Eltern auf ihre Kinder einstimmen, sind diese geschlechtlichen Unterschiede nicht allzu gravierend, denn die Kinder müssen keine komplizierten Vermeidungsstrategien entwickeln, um mit den Empfindlichkeiten ihrer Bezugspersonen klarzukommen. Wenn die natürliche Furcht einer Frau vor Isolation jedoch immer wieder durch Erfahrungen stimuliert wurde, die Isolation, Entbehrung oder Unglück implizierten, dann verwandelt sich ihr neuraler Pfad zur Angst in eine mehrspurige Autobahn, bei der alle Wege nach Rom führen. Das Gleiche gilt für einen Mann, dessen natürliche Empfänglichkeit für Scham immer wieder stimuliert wurde. Sein neuraler Pfad bildet Spurrillen, sodass er sofort auf alles reagiert, was mit Scheitern oder Unzulänglichkeit in Verbindung steht. Wenn er immer wieder kritisiert wurde, vermutet er irgendwann auch Kritik hinter dem aufrichtigsten Lob. Ist diese Spurrille sehr tief, gibt es kein Entkommen mehr. Ein solcher Mann reagiert oft schon auf eine einfache Bitte defensiv oder sagt Nein, bevor er überhaupt darüber nachdenkt, was ihm vorgeschlagen wurde. Wiederholte Erfahrungen, die Furcht und Scham hervorrufen, verstärken zudem die negative Tendenz der Einstimmung. Personen mit einer starken Furcht- oder Schamneigung besitzen eine oft eine Prädisposition zu einer negativen Grundhaltung.

Da persönliche Objektivität extrem schwer zu erlangen ist, können Listen wie diese Ihnen wertvolle Informationen über sich selbst und über Ihren Partner geben. Wenn Sie sich selbst so wahrnehmen können wie andere (besonders Ihr Partner) es tun, sind Sie auf dem besten Wege, Ihre Beziehung zu verbessern, ohne darüber zu reden.

Gestatten Sie uns eine letzte Bemerkung zu der hyperreaktiven Antwort auf Furcht und Scham: Von Geburt an spielt jeder von uns mit unterschiedlichen neurochemischen Karten, die uns dabei helfen, unsere Gefühle zu regulieren. Optimale Werte bei diesen Neurotransmittern ermöglichen es uns, den Alltagsstress zu meistern. So wirkt zum Beispiel Serotonin als natürliches Beruhigungsmittel: Es beruhigt Körper und Seele, senkt die Angst, die Reizbarkeit und die Verärgerung und unterbindet Wutausbrüche. Solange Ihre Serotonin-Werte normal sind, fällt es Ihnen leichter, Ihre Reaktionen zu kontrollieren; Sie können sich eine positive Grundeinstellung bewahren und sich von Zorn und negativen Gedanken lösen. Wenn die Serotonin-Werte jedoch niedrig sind, sind Sie ängstlich und reaktiver; Sie haben eine düstere Lebenseinstellung, denken ständig über negative Ereignisse nach und sind erheblich anfälliger für Ärger und Reizbarkeit.

So sind Sie ein williges Opfer für Scham und Furcht. Hormone haben eine ähnliche Wirkung auf Ihre Stimmung und Ihre Fähigkeit, mit Ihren Gefühlen umzugehen. Ohne Östrogen beispielsweise reagiert eine Frau überempfindlich auf Beleidigungen; sie weint häufiger, hat weniger Lebensfreude und ist allgemein unbefriedigt. Glücklicherweise ist es heutzutage leicht, einen Hormonspiegel machen zu lassen. Ein Besuch bei Ihrem Hausarzt kann Ihnen die notwendigen Informationen geben und als Basis für eine optimale Behandlung dienen. Heutzutage kann man sich jede Menge Unterstützung suchen.

Wie wollen Sie reagieren?

Während Einstimmung ein unbewusster Prozess ist, der automatisch abläuft, können wir die Art und Weise, *wie* wir reagieren, durchaus kontrollieren – wir müssen uns lediglich bewusst darum bemühen. Ohne bewusste Anstrengung wird es Ihnen wohl kaum gelingen, glücklich zu werden, was größtenteils auf die Wechselwirkung von Furcht und Scham zurückzuführen ist. Die Wirkung der Einstimmung kann in Ihnen die immer gleichen Reaktionen auslösen, sodass Sie ihnen schließlich scheinbar hilflos ausgeliefert sind. Auf Randys üble Laune reagiert Sheila beispielsweise, indem sie versucht, ihn zum Reden zu bringen. Sie führt ihm vor Augen, wie unreif sein Schmollen ist, was für ihn wiederum ein weiteres Beispiel für sein Versagen als Ehemann ist. Auf Sheilas Nörgeln reagiert Randy mit abweisendem Schweigen. Diesmal wird es Sheila schnell müde, mit dem Kopf gegen eine unsichtbare Wand zu rennen (früher pflegte sie das den ganzen Abend lang zu tun), und sie enden in einer wortlosen Sackgasse, die immerhin ein paar Stunden anhält. Als es Zeit zum Schlafen ist, hat Randy keine Lust mehr zum Schmollen und versucht, wieder eine Verbindung zu ihr herzustellen, indem er in ihrer Anwesenheit mit ihrem geliebten kleinen Hund spielt. Sheila aber, die von seiner abweisenden Art immer noch verletzt ist, reagiert auf seinen Versuch, indem sie nun ihrerseits schmollt – sie will eine Entschuldigung, die er in diesem Augenblick als demütigend empfinden würde. Darauf wiederum reagiert er mit seiner häufig wiederholten Anklage, dass man es ihr einfach nicht recht machen kann. Sie wiederum bezeichnet ihn als kalt und unsensibel und beschuldigt ihn, sich lediglich versöhnen zu wollen, um mit ihr schlafen zu können, obwohl er den ganzen Abend nicht mit ihr gesprochen hat. Das Traurigste an dieser Situation ist, dass keiner von den beiden auf diese Weise reagieren *will*; beide wünschen sich eine innigere Verbundenheit zueinander. Aber die ständige Wechselwirkung der Furcht-Scham-Dynamik stellt ein unüberwindliches Hindernis dar.

In Teil II werden wir Ihnen Schritt für Schritt zeigen, wie Sie auf Ihre gegenseitige Furcht und Scham auf eine Weise reagieren können, die Sie beide sich wünschen, nämlich, indem Sie einander Mitgefühl entgegenbringen und einander zu beschützen versuchen. Sie werden überrascht sein, wie leicht es mit den richtigen Fähigkeiten ist, die Wechselwirkung von Furcht und Scham in eine tiefere Verbindung zu verwandeln, die übers Reden hinausgeht.

3

Der schweigsame Mann: Was er denkt und fühlt

Jeder Paartherapeut kennt diese Situation: Die in Tränen aufgelöste Ehefrau sagt leise: »Ich glaube, er liebt mich wirklich nicht mehr!«, und dem Ehemann fällt vor Staunen die Kinnlade herunter. »Was meinst du damit, dass ich dich nicht liebe, ich rackere mich doch jeden Tag ab!«, protestiert er. »Das würdest du doch auch tun, wenn du mich nicht hättest«, antwortet sie verächtlich.

Er seufzt frustriert und sieht aus, als ob er am liebsten das Handtuch werfen würde. Das war ihre Trumpfkarte: Er würde *tatsächlich* immer noch täglich zur Arbeit gehen, wenn sie ihn verließe. Normalerweise verfällt er an diesem Punkt der Sitzung in Schweigen und würde, wenn man ihn ließe, schmollen, mauern und schließlich anfangen, ihr die Schuld für alles zu geben. Wir lassen das jedoch nicht zu, denn nachdem wir jahrelang mit Tausenden von Männern gearbeitet haben, haben wir verstanden, was sie *am liebsten* antworten würden, wenn sie nur in der Lage wären, es zu formulieren: »Stimmt, ich würde auch arbeiten, wenn du mich verließest, aber es hätte nicht mehr die gleiche *Bedeutung*.«

Männern fällt es schwer zu begründen, warum sie ihre Frauen schätzen, weil ihre Frauen oft der Grund dafür sind, dass sie alles andere schätzen können. Frauen ermöglichen es ihren Männern, ihre Freizeit zu genießen: ob sie nun Sportsendungen im Fernsehen anschauen, kochen, am Auto herumschrauben oder sich mit Freunden treffen – ihre reine Präsenz erfüllt sie mit Sinn. Einem Großteil der Frauen, die dieses Buch lesen, können wir voller Überzeugung versichern, dass er ohne Sie nur »vor sich hin leben« würde. Darüber sollten Sie sich im Klaren sein: Aller Wahrscheinlichkeit nach *sind Sie es, die seinem Leben einen Sinn verleiht.*

Der Tribut, den ein Mann für die Trennung zahlt

Die verheerende Wirkung, die eine Trennung auf einen Mann haben kann, liefert ein starkes Argument für die Tatsache, dass die Partnerin seinem Leben Sinn verleiht. Sowohl in Bezug auf die körperliche und geistige Gesundheit als auch in Bezug auf die Leistungen am Arbeitsplatz und die Konzentration wirkt sich eine Trennung auf Männer deutlich katastrophaler aus als auf Frauen. Im Folgenden listen wir ein paar Auswirkungen auf, die eine Trennung auf die Gesundheit, das Wohlbefinden, die Sicherheit und die Leistungsfähigkeit eines Mannes haben kann:

- Häufige Fehler
- Schwierigkeiten bei der Lösung von Problemen
- Eingeschränkte Perspektive (kann sich nicht in andere hineinversetzen)
- Mangelnde Kreativität
- Erhöhte Ablenkbarkeit
- Bleifuß auf dem Gaspedal beim Autofahren
- Erhöhte Reizbarkeit
- Angst, Sorgen, Depressionen
- Groll, Ärger, Aggression
- Alkoholsucht
- Schlechte Essgewohnheiten
- Isolation
- Geringere Lebenserwartung
- Selbstmord

Natürlich darf man sich keiner Täuschung darüber hingeben, dass auch Frauen nach einer Trennung leiden, aber im Allgemeinen profitieren Männer stärker von einer Partnerschaft und nehmen bei einer Trennung in der Regel mehr psychischen Schaden. Das liegt vornehmlich daran, dass Frauen das soziale Unterstützungssystem der Familie aufrechterhalten und pflegen. Sie denken an die Geburtstage anderer, sie wissen, welche Freunde am liebsten in welche Filme gehen und wer mit einer Einladung zum Abendessen gerade dran ist. Wenn Frauen ihre Beziehung aufgeben, nehmen sie dieses unterstützende Netzwerk mit sich, während ihre verlassenen Männer sich fragen, warum keiner sie mehr anruft. (Liebe Leser, Sie müssen *die anderen* anrufen, wenn Sie wollen, dass *sie* Sie anrufen!) Frauen sehen sich nach einer Trennung nur selten mit der gleichen Form emotionaler Isolation konfrontiert wie Männer. Sie entwickeln deutlich seltener psychische Gesundheitsprobleme, neigen seltener zu Alkoholismus und äußern auch seltener Selbstmordabsichten. Außerdem neigen Frauen in der Regel auch nicht zu risikoreichen Verhaltensweisen wie zu Raserei hinterm Steuer oder Waffenbesitz. Eine feste Partnerschaft ist also auf fast allen Ebenen für Männer von viel größerer Bedeutung als für Frauen.

Doch warum zeigt er es dann nicht?

Weil er sich *schämt*. Viele Männer investieren nur aus einem einzigen Grund wenig positive Gefühle in ihre Beziehung – um den Schmerz des Versagens zu reduzieren, der ihnen unausweichlich erscheint. Viele Männer, die wir in der Therapie erlebt haben, erwarteten tief im Inneren, dass ihre nörgelnden Partnerinnen ihre Unzulänglichkeit irgendwann satt haben und sie verlassen würden. Den Frauen in ihrem Leben kommt es vielleicht gar nicht so vor, dass sie sich unzulänglich fühlen, denn immerhin schieben sie ihnen in der Regel die Schuld dafür in die Schuhe: »Du verlangst zu viel.« Oder: »Dir ist halt nichts gut genug.« Oder: »Dich könnte *niemand* wirklich glücklich machen.« Das klingt vielleicht sogar überzeugend, aber trotzdem verbirgt sich hinter derlei Äußerungen das tiefsitzende Gefühl, ein Versager zu sein. Männer fühlen sich in Beziehungen machtlos. Ob es sich um Universitätsprofessoren oder LKW-Fahrer handelt, um Zahnärzte oder Postboten, um Psychologen oder Landwirte: Angesichts der Frage, was man tun kann, damit die Beziehung funktioniert, sitzen sie alle im gleichen, traurigen Boot; und das würden sie auch schnell zugeben, wenn ihre Frauen ihnen nicht ständig zuvorkämen.

Es handelt sich keineswegs um eine Besonderheit des männlichen Gehirns, dass sie nicht selbstverständlich über die in einer Beziehung notwendigen Fähigkeiten verfügen. Sie *können* sie entwickeln, müssen sich jedoch stärker dafür anstrengen. So hat die Fähigkeit, Gefühle zu deuten und nonverbale Botschaften zu verstehen, ihren Sitz in der limbischen Zone der rechten Gehirnhälfte, wo das weibliche Gehirn deutlich im Vorteil ist. Sogar noch im Erwachsenenalter fällt es Männern schwer, unterschwellige Gefühle zu interpretieren, wodurch sie innerhalb heterosexueller Paarbeziehungen deutlich im Nachteil sind. Andererseits ist der rechte vordere Gehirnlappen, wo die mechanische und räumliche Vorstellungskraft sitzt, bei Männern deutlich stärker ausgeprägt, was ihnen bei technischen und mechanischen Aufgaben einen erheblichen Vorteil verschafft.

Bedeuten diese Unterschiede im Aufbau des Gehirns, dass Männer Maschinen näherstehen und Frauen dazu bestimmt sind, keinen Plan von Technik zu haben? Absolut nicht! Immer häufiger bringen heute Frauen hervorragende Leistungen in früher männlich dominierten Berufsfeldern, während eine wachsende Anzahl von Männern sich auf pflegende Berufe einlässt, zum Beispiel im Gesundheitswesen. Immer mehr Männer entscheiden sich dafür, zu Hause zu bleiben und sich um den Nachwuchs zu kümmern. (Eine Studie zu den ersten zehn weiblichen Fortune-500-CEOs ergab, dass sechs von zehn mit einem Hausmann verheiratet waren.) Viele Männer kümmern sich intensiver um ihre Kinder, und die Anzahl alleinerziehender Väter wächst.

Männer und Frauen, die sich von Klischees lösen, müssen jedoch vieles von dem, was sie in der Kindheit gelernt haben, über Bord werfen. Wie alle sozialen Säugetiere lernen Kinder durch den Prozess der Nachahmung. Sie *beobachten* die Verhaltensweisen des gleichgeschlechtlichen Elternteiles genau und ahmen es nach. (Vielleicht ist Ihnen schon aufgefallen, dass Kinder nicht besonders genau auf das hören, was Sie sagen; sie lernen, indem sie Sie beobachten.) Kleine Mädchen beobachten, wie ihre Mütter ihre Beziehungen zu Freunden, zur Familie und zu Fremden gestalten. Jungen wiederum beobachten ihre Väter, die immer noch einen Großteil der Zeit damit verbringen, außer Haus zu arbeiten oder mit unbelebten Objekten herumzuhantieren. Doch die Kluft im Hinblick auf Beziehungsfähigkeiten tut sich sogar noch auf, bevor das Kind beginnt, die Eltern und seine Umgebung nachzuahmen. Sie tritt schon beim Bonding, bei der innigen Beziehung zwischen Eltern und Kind, in Erscheinung. Meistens ist es leichter, eine innige Beziehung zu Mädchen herzustellen als zu kleinen Jungen. (Denken Sie an unsere Ausführungen in Kapitel 1 zum Thema Augenkontakt.) Im Kleinkindalter setzen Eltern ihre Mädchen auf den Schoß, schauen ihnen tief in die Augen und reden mit ihnen über ihre Gefühle. (»Du bist ein süßer, hübscher Schatz. Du machst mich so glücklich.«) Bei ihren kleinen Jungen neigen Eltern dazu, sich auf den Boden zu setzen und mit ihnen mit Autos und LKWs zu spielen.

Im Kindergarten, wenn der Druck der Sozialisation größer wird, bevorzugen Jungen handlungsorientierte und organisiertere Spiele, während Mädchen ihre Beziehungsfähigkeit trainieren – sie tun so, als seien sie Mütter, Ehefrauen und beste Freundinnen. In der Schule schließlich sprechen Jungen mit anderen Jungen nur darüber, Dinge zu *tun*, wobei sie Aktivitäten wählen, die das weibliche Geschlecht ausschließen. Mädchen hingegen sprechen nur mit Mädchen, und zwar vornehmlich darüber, in welcher Beziehung sie zu bestimmten anderen Mädchen, Erwachsenen, Haustieren, Pflanzen oder Jungen stehen oder nicht stehen sollten. Jugendliche Jungen glauben, dass eine Beziehung nicht komplizierter ist als Sex, während halbwüchsige Mädchen sich in allen Einzelheiten vorstellen, wie es sein könnte, einen Freund zu haben, sich zu verloben, zu heiraten, Mutter zu werden, einen Beruf zu ergreifen, aber natürlich auch mit einem Mann zu schlafen.

Im Allgemeinen ist es also viel einfacher, eine innige Beziehung zu einem Mädchen einzugehen. Natürlich können Sie auch eine enge Beziehung zu einem Jungen erreichen, und glücklicherweise sind die meisten Eltern auch dazu in der Lage. Aber es ist deutlich aufwändiger. Sie müssen ihn *beobachten*, ihn wirklich kennen lernen, um es zu tun. Mädchen also, die ihre Mütter beobachten, lernen, dass sie sich besonders anstrengen müssen, um zu männlichen Wesen eine innige Beziehung aufzubauen, während Jungen lernen, dass sie *gar nichts* tun müssen, weil die Frauen sämtliche Beziehungsarbeit übernehmen. Es wundert einen also nicht, dass so viele Männer schockiert und verwirrt reagieren, wenn ihre Frauen in der Beziehung emotionale Forderungen an sie stellen.

Wenig Hilfe für schockierte und verwirrte Männer

Die Hauptzielgruppe aller Beziehungsratgeber oder Paarberatungsseminare sind Frauen. Aus männlicher Sicht scheinen derlei Bücher oder Programme davon auszugehen, dass Männer, die eine gute und starke Beziehung führen wollen, lernen müssen, so auf ihre Partnerin einzugehen, wie Frauen es untereinander tun. Viele unserer Klienten gaben deshalb an, nur die Wahl zu haben, entweder »so zu werden wie eine Frau« oder eine noch stärkere emotionale Isolation innerhalb ihrer Ehe in Kauf zu nehmen. Fast alle entschieden sich für die letztere Variante, bis ihre Partnerinnen die Nase voll hatten und damit drohten, sie zu verlassen. Solche Drohungen, ob sie nun implizit oder explizit erfolgen, führen vielleicht für eine Weile dazu, dass die betroffenen Männer versuchen, sich dem weiblichen Verhalten stärker anzupassen, wie Mark es im Hinblick auf Marlenes Forderungen in Kapitel 1 tat, aber ihre Anstrengungen führen in fast allen Fällen zu Enttäuschung bei beiden Partnern.

Was wünschen sich Männer?

Männer betrachten eine Beziehung eher als *Ort der Entspannung* denn als dynamische Interaktion. Sie wünschen sich einen sicheren Hafen, wo sie sich regenerieren können, bevor die Welt sie wieder attackiert. Idealerweise warten dort keine Herausforderungen auf ihn, er kann abschalten, sich entspannen und er selbst sein, ohne eine Rolle zu spielen oder andere zu täuschen oder Dinge zu tun, die er nicht tun will. Entspannend wird die Beziehung durch das tröstliche Gefühl, die Partnerin im gleichen Zimmer oder wenigstens im Zimmer nebenan zu wissen. Für Männer ist eine Partnerschaft *eine sichere Basis*, solange die Partnerin in der Nähe ist.

Auch Frauen wollen sich in der Beziehung so sicher fühlen, dass sie sich entspannen können, aber ihre Entspannung findet durch die *Interaktion* mit ihren Partnern statt. Sie wollen die emotionale Verbindung spüren, damit sie sich entspannen können. Eine Frau, die sich ihrem Partner nicht verbunden fühlt, leidet unter Angst und Einsamkeit. Sowohl Frauen als auch Männer wünschen sich, dass ihre Partnerschaft ein sicherer Hafen ist, aber jeder hat eine andere Vorstellung von »Sicherheit«.

Er glaubt, dass er der Beziehung genüge tut, weil er entspannen kann, solange sie in seiner Nähe ist, und *sie* findet, dass er der Beziehung nicht gerecht wird, weil er nicht mit ihr interagiert.

Keine Sorge, in Teil II zeigen wir Ihnen, wie wir diese Unterschiede miteinander versöhnen können, ohne dass sich einer von Ihnen in den Grundfesten seiner Persönlichkeit verändern muss. Wir wollen an dieser Stelle einfach nur darauf hinweisen, dass die Sicherheit, die sich beide Beteiligten von der Beziehung wünschen, für beide eine unterschiedliche Bedeutung hat.

Männliche Gefühle

Obwohl Männer einem häufig kalt und gleichgültig vorkommen können, fühlen sie sich häufig von ihren Gefühlen geradezu überwältigt. Ein Großteil ihres Zorns, ihres emotionalen Rückzugs und der scheinbar kalten, intellektuellen Analyse ist eine Verteidigungsmaßnahme gegen das Gefühl von Überwältigung und Kontrollverlust. Denken Sie daran, ein Mann empfindet ein ungeheures Maß an physischem und psychischem Unbehagen, wenn er den Schock der Übererregung erlebt – und er ist immer davor auf der Hut. Wenn eine Frau ihn bittet, »sich seinen Gefühlen zu stellen«, dann ist das für ihn so, als ob er ein rot glühendes Hufeisen in die Hand nehmen sollte. Er ist schon in einem frühen Stadium seines Lebens konditioniert worden, seine Gefühle eher zu verbergen, als mit ihnen umzugehen.

Und dies ist der Schlüssel, den man benötigt, um die männliche Gefühlswelt zu durchschauen: Er muss sich schrittweise – nicht abrupt – an sie gewöhnen. Auf der Basis seiner Untersuchungen ist der Psychologe John Gottman in der Lage, Scheidungen mit einer Genauigkeit von über 90 Prozent vorauszusagen. Er fand heraus, dass das Schlimmste, was Frauen Männern antun können und was letztlich unweigerlich zur Trennung führt, das ist, was er als »groben Auftakt« bezeichnet.* Die Einleitung »Ich bin es leid, dir das dauernd sagen zu müssen« führt ebenso zu einem hohen Maß an Erregung zu Beginn des Gesprächs wie die Frage »Warum hörst du mir eigentlich nie zu?« Ein grober Auftakt muss nicht laut sein; er kann sogar außerordentlich leise sein: »Liebling, wir müssen uns mal unterhalten.« Er muss noch nicht einmal auf verbaler Ebene erfolgen; es kann sich um eine Tür handeln, die zugeschlagen wird, einen Stuhl, der über den Boden schabt, einen Teller, der auf den Tisch geknallt wird. Der Mann fühlt sich von der schroffen und plötzlichen Geste überwältigt, und schon hat sie ihn verloren.

---

* Gottman, John M., *Die 7 Geheimnisse der glücklichen Ehe*. Ullstein, 2007, 7. Auflage, S. 40.

Wenn Sie sich nun fragen, was das Schlimmste ist, was Männer Frauen antun können und was unweigerlich zur Trennung führt, so lautet die Antwort »Mauern«, was allerdings häufig eine Reaktion auf einen groben Auftakt ist – oder eine Präventivmaßnahme dagegen. Umgekehrt ist ein grober Auftakt häufig der Versuch, das Mauern des Partners zu durchbrechen. Die männliche Empfindlichkeit in Bezug auf alles Plötzliche beginnt, wie wir in Kapitel 1 gesehen haben, bei der Geburt. Wenn er dann erwachsen ist, verbirgt er seine Gefühle noch immer, obwohl sie leicht aktiviert werden können.

Bei intimen Gesprächen beispielsweise zeigen Männer eine deutlich höhere, physiologische Erregung als Frauen – das zentrale Nervensystem ist aktiver, und die Muskulatur wird mit mehr Blut versorgt, außerdem reagiert der Mann deutlich impulsiver. (Wenn ein Mann etwas *fühlt*, dann *muss* er auch etwas *tun*.) Still dazusitzen, einander tief in die Augen zu blicken und dabei über Gefühle zu reden mag für Frauen durchaus tröstlich sein (zumindest solange er aufrichtig ist), aber Männern verursacht es *physisches Unbehagen*.

Deshalb scheinen Männer sich häufig zu winden, wenn ihre Partnerinnen sie bitten, sich hinzusetzen, ihnen tief in die Augen zu blicken und über Gefühle zu sprechen. (Denken Sie daran, wie Ihre kleinen Jungen herumzuzappeln begannen, als Sie ihnen in die Augen blickten, besonders, wenn Sie ihnen gleichzeitig erzählten, was sie alles falsch gemacht hatten.) Es ist kein Zufall, dass viele Frauen bei entsprechenden Erhebungen berichten, die besten Gespräche mit ihrem Partner unter drei Bedingungen geführt zu haben: am Telefon (die Frauen sehen nicht, wie er an irgendetwas herumnestelt, um seiner übermäßigen Erregung Herr zu werden), während einer Autofahrt oder während eines Spaziergangs, denn dann *tut* er etwas und sieht sie nicht direkt an. Wenn sie mit ihm über ihre emotionalen Belange redet, so führt obendrein seine Unfähigkeit, ihr auf einigermaßen verlässlicher Ebene das zu geben, was sie sich wünscht, dazu, dass er sich noch unzulänglicher fühlt, wodurch er häufig noch heftiger schmollt, schreit oder mauert.

Erinnern Sie sich an Marlene und Mark aus dem 1. Kapitel? Tapfer versuchte sie auf verschiedenste Arten, ihre Beziehung zu verbessern, doch er gönnte ihr lediglich ein paar flüchtige Veränderungen, jede Menge Widerstand und wies sie schließlich unumwunden zurück. Es funktionierte einfach gar nichts – und das keineswegs, weil sie es an Anstrengung hätte mangeln lassen oder weil ihr der aufrichtige Wunsch nach einer besseren Beziehung gefehlt hätte, und genauso wenig, weil ihr Mann sich ihr nicht näher hätte fühlen *wollen*.

Das stimmt tatsächlich! Mark wünschte sich die gleiche Intimität wie sie, auch wenn er Widerstand leistete, ihre Anstrengungen untergrub und ihre edlen, wenn auch fehlgeleiteten Versuche, einander wieder näherzukommen, regelrecht sabotierte. Wenn wir dieses Beispiel in unseren Seminaren vorstellen, sind die weiblichen Teilnehmer schnell damit bei der Hand, Mark zu verurteilen (und damit indirekt auch ihre eigenen Partner). »Er sollte sich schämen!«, fordern sie leidenschaftlich. Aber denken Sie daran: Scham ist das *Problem*, nicht die Lösung. Er schämte sich ja bereits, deshalb leistete er Widerstand, unterlief und sabotierte Marlenes Versuche.

Marlene machte zwei Fehler. Der erste bestand darin, dass sie die Lösung in Vorschlägen suchte, die sie in Frauenzeitschriften, Selbsthilfebüchern, bei Beratern und auf Wochenendseminaren gefunden hatte, die sich vornehmlich an ein weibliches Zielpublikum richteten. Ihr zweiter Fehler bestand darin, dass sie nicht verstand, wie Menschen emotionale Veränderungen erleben und wie schwer es ist, diese im Alltag aufrechzuerhalten.

Marlene suchte nach einer dauerhaften Veränderung, die in einer großen Gefühlswelle über ihren Mann hereinbrechen sollte. Aber Sie werden aus eigener Erfahrung wissen, dass Männer meist zögern, sich größeren Gefühlswellen auszusetzen. Doch selbst wenn sie es tun, hält die Wirkung nicht an. Beziehungsveränderungen, die auf eine große Gefühlswelle folgen, sind zum Scheitern verurteilt, sobald die Wogen sich geglättet haben. Heiße Verführungsszenen, romantische Wochenenden und kathartische Therapiestunden mögen vielleicht eine vorübergehende Wirkung zeigen, sie werden aber niemals dazu beitragen, eine innige Beziehung zu einem Mann langfristig aufrechtzuerhalten. Eine dauerhafte Veränderung muss Teil des Alltags werden. Männer lieben Alltagsroutine, denn sie trägt zu ihrer allgemeinen Entspannung bei. Also, liebe Leserinnen, wenn Sie sich wünschen, dass der Mann Ihres Lebens Ihnen mehr Liebe schenkt, dann achten Sie darauf, dass Sie ihm seine alltäglichen Gewohnheiten lassen.

Warum Männer Routine brauchen

In Sachen Routine sollten Frauen den Männern einen gewissen Vertrauensvorschuss gewähren. Die Mehrheit von tausend zufällig befragten Frauen würde sich niemals mehr Routine in ihren Beziehungen wünschen. Männer hingegen schon. Männer lieben Routine aus einem wichtigen Grund: Sie vermindert das Risiko abrupter Erregung und darauf folgender Scham. Routine reduziert Scham auf *indirektem* Wege, was eher auf neurologische Unterschiede in der Art und Weise, wie Männer und Frauen Informationen verarbeiten, zurückzuführen ist als auf individuelle Persönlichkeiten oder auf die Beziehungsdynamik.

Die Forschung hat gezeigt, dass Frauen viele Aufgaben auf einmal erledigen können und dabei erheblich besser sind als Männer. Dieses sogenannte Multitasking-Talent ist die Fähigkeit, eine Aufgabe kompetent auszuführen, während man über etwas anderes nachdenkt und gleichzeitig plant, was man als Nächstes in Angriff nimmt. Frauen können im Allgemeinen deutlich mehr Aufgaben gleichzeitig bewältigen, während sich Männer besser konzentrieren können. Eine Frau kann morgens nach dem Aufstehen darüber nachdenken, was sie zum Frühstück essen will, kann die Kinder für die Schule fertigmachen und überlegen, welchen Rat sie ihrer Freundin geben will, die Beziehungsprobleme hat, wobei sie die ganze Zeit über darauf horcht, ob die Waschmaschine fertig ist. Wenn ein Mann morgens aufsteht, dann will er jeden Tag das gleiche Frühstück zu sich nehmen und keine Energie darauf verschwenden, darüber nachzudenken, was er essen soll. Also setzt er sich hin, liest die Zeitung und kommuniziert mit niemandem, denn er kann nicht beides tun. Er verlässt jeden Tag das Haus zur gleichen Uhrzeit, damit er sich keine Gedanken darüber machen muss, ob er zu spät kommt. Auf diese Weise kann er seine Energie sparen, um sich voll auf eine Sache zu konzentrieren.

Das alles steht in Zusammenhang mit Routine und der Reduktion von Scham. Wenn Aufgaben wiederholt erledigt werden, kann man sozusagen auf *Autopilot* schalten, ohne der Aufgabe selbst viel Aufmerksamkeit zu schenken. So braucht man zunächst einmal sehr viel Zeit, um Auto fahren zu lernen. Wenn man es aber einmal kann, muss man gar nicht mehr darüber nachdenken. Je mehr ein Mann automatisch erledigen kann, umso weniger muss er sich auf diese Routineaufgaben konzentrieren, sodass er seine Konzentrationsfähigkeit optimal ausnutzen kann. Sobald ein Mann seine Routine durchbricht, verliert er diesen Fokus, was ihm das Gefühl gibt, seine Aufgaben nicht genauso kompetent erfüllen zu können wie sonst. Mit anderen Worten, er fängt an, sich wie ein Versager vorzukommen und erleidet den Cortisol-Fluch. Ein Beispiel:

Maya verlegt häufig ihre Schlüssel, wenn sie ihre Handtaschen wechselt. Dann leiht sie sich die Schlüssel ihres Mannes James aus, die so gut wie immer in einer Schale auf der Arbeitsplatte in der Küche liegen. Das macht James schier verrückt. Maya denkt: »Was machst du denn darum so einen Wind? Warum läufst du wegen so eines blöden Schlüsselbundes Amok?« Maya ist nicht klar, dass James' Verärgerung, wenn er auf dem Weg nach draußen ins Leere greift, einen chemischen Schock in seinem Körper auslöst. Mit dem Cortisol-Überschuss und der daraus resultierenden Übererregung muss er sich, wie mit einem Kater, während der folgenden Stunden herumschlagen.

Wenn Sie die Gewohnheiten Ihres Mannes respektieren und auf sein Bedürfnis nach Ruhe und Zeit für sich selbst mit Verständnis und Unterstützung reagieren, so ist das ein sehr wirkungsvoller Weg, um ihm Ihre Liebe zu zeigen. Für ihn ist das ebenso wichtig wie für Sie eine tiefe, innige Unterhaltung. Auch Jeannine hatte ein entsprechendes Aha-Erlebnis. Lange Zeit konnte sie nicht verstehen, warum ihr Mann mürrisch, manchmal sogar ärgerlich wurde, wenn sie das Haus verlassen wollte. »Warum hast du etwas dagegen, wenn ich noch einmal ein bisschen rausgehe?«, fragte sie manchmal anklagend. »Du machst doch gar nichts mit mir zusammen?« Sie verstand nicht, dass ihre Anwesenheit allein ihm ein Gefühl der Verbundenheit gab, während er in seinem eigenen Rhythmus vor sich hin lebte. Die meisten Frauen kapieren diesen wichtigen Punkt einfach nicht: Männer fühlen sich einfach glücklicher und geborgener zu Hause, wenn ihre Frauen bei ihnen sind. Und zwar deshalb, weil ihre Frauen ihrem Leben einen Sinn geben. Die Routine eines Mannes funktioniert nur, wenn seine Partnerin dabei ist.

Das Bedürfnis der Männer nach Stabilität, die ihnen die Anwesenheit ihrer Frau gibt, wird unglücklicherweise häufig mit Kontrollsucht verwechselt. Tatsächlich kann die Grenze zu kontrollierendem Verhalten leicht überschritten werden, wenn Sie und Ihr Partner nicht vorsichtig sind. Nachdem wir mit vielen Paaren zahlreiche Variationen dieses Problems durchgespielt haben, bieten wir Ihnen hier folgendes Beispiel an, ein Gemisch aus verschiedensten Fällen.

Maria möchte, nun, da die Kinder in der Schule sind, ein Zweitstudium aufnehmen, um sich ein neues berufliches Standbein zu schaffen. Sie und Toby hatten sich auf diesen Plan schon vor der Geburt der Zwillinge geeinigt, und er hatte ihre Zukunftspläne immer unterstützt. Aber als der Tag der Immatrikulation näher rückte, begann er, sich zurückzuziehen und zu schmollen. Vor lauter Aufregung über ihr neues Leben bemerkte Maria das zunächst überhaupt nicht. Als es ihr schließlich doch auffiel, stritt Toby ab, dass irgendetwas nicht stimmte, also ließ sie es dabei bewenden. Doch am Tag der Einschreibung bekam Toby einen Wutanfall wegen der Stromrechnung, die diesmal ein bisschen höher ausgefallen war als sonst. Maria glaubte, dass ihn die zusätzlichen Ausgaben für das Studium unglücklich machten. Deshalb erinnerte sie ihn daran, dass sie das Geld zu seiner Finanzierung schon gespart hatten, ein Einwand, der dazu führte, dass er sich in seiner Rolle als Ernährer beschämt fühlte. Normalerweise geht es tatsächlich nur ums Geld, wenn ein Mann sich über Rechnungen aufregt. Doch hier war dies nicht der Fall! Toby warf ihr vor, ihre Kinder im Stich zu lassen und sich vor der familiären Verantwortung zu drücken, wenn sie abends noch Seminare besuchte.

Handelt es sich hier um den klassischen Fall eines patriarchalisch gesonnenen Mannes, der das berufliche Fortkommen seiner Frau zu behindern suchte, um sie zu unterdrücken? Mitnichten. Wir glaubten Toby, als er behauptete, stolz auf Maria zu sein und nur das zu wollen, was das Beste für sie war. Aber als die Zeit der Veränderung gekommen war, hatte er das Gefühl, die *Stabilität* zu verlieren, die sie ihm bot, wenn sie gemeinsam zu Hause waren. Sie wollte jeden Abend ihre Seminare besuchen, während er die Kinder hütete. Am Wochenende, wenn sie sich auf ihre Kurse vorbereitete, hatte er gegen ein solches Arrangement nichts einzuwenden. Aber ihm missfiel, dass er von nun an am Feierabend keine Zeit mehr mit Maria verbringen würde. In diesem Fall bestand die einfachste Lösung für Maria darin, ihre Seminare tagsüber zu besuchen. Es gab sogar eine kostengünstige Kinderbetreuung an der Uni, die sie für ihre Kinder nach der Schule nutzen konnte. So war sie an den meisten Abenden zu Hause, bereitete im Arbeitszimmer ihre Seminare nach, während Toby in einem anderen Raum mit den Kindern seinen alltäglichen Aufgaben nachging. Auf diese Weise fühlten sie sich verbundener, während sie einander dabei unterstützten, »ihr eigenes Ding« durchzuziehen.

Deshalb folgender Ratschlag für Frauen: Respektieren Sie das männliche Bedürfnis nach Routine und verstehen Sie, dass er sich von Ihnen geliebt und sich Ihnen verbunden fühlt, wenn Sie ihn darin unterstützen. So könnten Sie die Autoschlüssel hängen lassen, wo sie hingehören, oder – wenn Sie die Einkäufe erledigen – dafür sorgen, dass sein Lieblingskaffee und seine Lieblingscornflakes immer zu Hause vorrätig sind.

Und Männern erteilen wir den folgenden Rat: Integrieren Sie Gesten der Verbundenheit in Ihre tägliche Routine. Umarmen Sie sie, bevor Sie jeden Morgen Ihre Milch auf die ewig gleichen Cornflakes gießen; geben Sie ihr einen Abschiedskuss, bevor Sie jeden Morgen zur gleichen Zeit das Haus verlassen. Führen Sie sich vor Augen, wie viel sie Ihnen jetzt bedeutet – bevor sie Sie verlässt.

Warum verliebt sich der Mann gerade dann wieder in seine Frau, wenn sie ihn verlässt?

Nein, es ist nicht ihr Hintern, der unwiderstehlich aussieht, wenn er von Koffern umrahmt ist. In der Regel denkt man über etwas sicher Geglaubtes eben nur dann nach, wenn es *unsicher* wird. Solange Sie gut miteinander klarkommen, sich einander nahe und verbunden fühlen, werden Sie nicht allzu häufig aneinander denken, wenn Sie gerade arbeiten oder mit anderen Aufgaben beschäftigt sind. Oh, vielleicht schenken Sie Ihrem Partner einen flüchtigen, liebevollen Gedanken, aber dann konzentrieren Sie sich wieder voll und ganz auf Ihre Arbeit oder auf das, was Sie gerade tun. Wenn es zwischen Ihnen beiden aber schlecht läuft, können Sie an nichts anderes mehr denken! Sie denken nicht nur an all die Dummheiten, die er oder sie gestern angestellt hat, um Ihnen das Leben schwer zu machen, sondern Sie haben ein ganzes Strafregister von Vergehen aus den letzten zwölf Jahren parat, mit denen sich Ihre Gedanken stundenlang beschäftigen können. Diese obsessive Eigenschaft des Grolls ist der Grund, warum wir weniger effizient arbeiten und häufiger Fehler machen, wenn unsere Beziehung nicht stark ist und wir uns unserem Partner nicht verbunden fühlen. Nicht umsonst hat die Forschung ergeben, dass Menschen am effizientesten und konzentriertesten arbeiten, wenn ihre Beziehungen ein Maximum an Stabilität aufweisen – aber wie leicht halten wir das für selbstverständlich!

Manchmal hat es den Anschein, als ob unsere Partner unsere Ressentiments absichtlich heraufbeschwören, nur damit wir häufiger an sie denken, aber das ist definitiv nicht der Fall und auch gar nicht notwendig. Denn wir unterlaufen uns selbst, *indem wir an unsere Sicherheit nur in Zeiten großer Unsicherheit denken.* Wenn wir die Schuld für die ersten Anzeichen von Unsicherheit unserem Partner geben, entwickeln wir Groll und Abneigung, und natürlich tut er es uns gleich. Frauen hören auf, um Aufmerksamkeit zu bitten, und beginnen, sie einzufordern (nörgeln), dann hören sie auf zu fordern und beginnen, ihren Mann anzugreifen, dann stellen sie die Angriffe ein und denken darüber nach, ihn zu verlassen. (Eine schweigsame Frau ist ein schlechtes Zeichen!) Nachdem es dem Mann nicht gelungen ist, ihre Wünsche zu erfüllen, während die Beziehung sicher war, reagiert er auf ihre Forderungen, als ob es sich um Angriffe auf seine Sicherheit handelte, und zwar entweder, indem er mauert oder, indem er sie ebenfalls attackiert.

Wenn Männer akzeptieren, dass ihre Sicherheit verloren geht und dass sie etwas unternehmen müssen, um sie wiederherzustellen, ist es oft zu spät. Wir haben Hunderte von Männern erlebt, die sich in ihre Frau verliebten, als diese sie verließ.

Wenn Männer eine Beziehung aufgeben, haben sie fast immer eine andere Frau in petto oder haben zumindest ein Auge auf eine andere Frau geworfen, weshalb der furchtbare Verlust an Bedeutung und Isolation sie nicht betrifft – sie haben jemand anderen, mit dem sie die Leere füllen. Bei Frauen ist das fast nie der Fall. Wenn sie bereit sind, ihren Mann zu verlassen, ist ein anderer Mann das Letzte, was sie sich in der nächsten Zeit wünschen. Wenn Männer ihre Frauen verlassen, tun sie es oft aus einem Impuls heraus, sodass sie sich ein Zimmer mieten oder bei einem Freund übernachten müssen. Sie betrachten die Trennung normalerweise als vorübergehend. »Na ja, wenn es nicht funktioniert, kann ich ja immer noch nach Hause gehen.« Im Gegensatz dazu geht die Frau nach einem langen, bewussten Prozess, in dessen Verlauf sie über alle negativen Konsequenzen nachgedacht hat, die eine Trennung mit sich bringt. Wenn sie also das Haus verlässt, ist es unwahrscheinlich, dass sie zurückkehren wird.

Warum kapiert er es nicht, bevor es zu spät ist?

Frauen fragen sich oft: Warum denkt er nicht darüber nach, wie sein Leben ohne mich wäre? Er hat doch erlebt, wie es Männern aus seinem Bekanntenkreis ergeht, wenn ihre Beziehungen zerbrechen. Warum denkt er nicht darüber nach, wie es ist, allein zu schlafen, allein zu essen oder zu Hause allein herumzusitzen. Sie kann nicht nachvollziehen, warum er es nicht kapiert, bevor es zu spät ist. Und ihre tragische Schlussfolgerung lautet, dass es ihm einfach egal ist. Umso verwirrender an dieser Stelle ist, *dass sie nicht versteht, dass er nicht versteht*. Wieder einmal ist der wahre Schuldige unser unterschiedlicher Umgang mit Furcht und Scham.

Frauen versuchen, ihre Angst in den Griff zu bekommen, indem sie über die Zukunft nachdenken und sich genau vorstellen, was sie tun wollen, wenn schlimme Dinge passieren. Sie denken nicht nur genau darüber nach, wie ihr Leben nach einer Trennung im Detail aussehen wird, sondern sie sorgen sich Tag und Nacht darum, weshalb es auch so lange dauert, bis sie den Entschluss gefasst haben, ihre Männer zu verlassen. Personen, die aber eher für Scham als für Furcht anfällig sind, versuchen viel eher, den Gedanken an alles zu *meiden*, das mit einem Gefühl des Scheiterns oder der Unzulänglichkeit einhergehen könnte. Es ist keineswegs so, dass Männer die Konsequenzen einer Trennung ignorieren. Vielmehr erlauben ihnen ihre Abwehrmechanismen nicht, solche mit dem Gefühl persönlichen Scheiterns verbundene Gedanken ins Bewusstsein dringen zu lassen.

Furcht drängt bestimmte Gedanken ins Bewusstsein; Scham blockt die Gedanken ab.

Was für Frauen wie eine gefühllose, unerschütterliche Maschine von Mann aussieht, ist einfach nur ein Kerl, der alles daran setzt, die überwältigende Hoffnungslosigkeit der Scham zu vermeiden. Uns ist klar, dass wir die Frauen um einen weiteren Vertrauensvorschuss bitten. Wir bitten Sie darum, die Verhaltensweisen, die Sie für kaltschnäuzig, unbeteiligt oder verschlossen halten, in einem neuen Licht zu betrachten: Sie kommen von einem Mann, der Sie für den Mittelpunkt seines Universums hält und der sich ein Leben ohne Sie beim besten Willen nicht vorstellen kann. Der Gedanke an ein Leben ohne Sie ist so schrecklich, dass er ihn nicht erträgt. Weil er ihn nicht erträgt, kann er auch nicht darüber reden. Das ist der Hauptgrund, warum Sie mit ihm über emotional aufgeladene Themen nicht genauso sprechen können wie mit Ihren Freundinnen. Aber es gibt noch weitere Gründe.

Warum es aus seinem Mund nicht echt klingt

Einen funktionierenden emotionalen Wortschatz zu besitzen, bedeutet mehr, als nur die Bedeutung der einzelnen Wörter zu kennen. Dazu gehört die Fähigkeit, die eigenen verschiedenen und subtilen Gefühle zu beschreiben und zum Ausdruck zu bringen und den emotionalen Ausdruck anderer Menschen zu interpretieren. Die weibliche Gehirnstruktur scheint für emotionale Begrifflichkeiten geeigneter zu sein. Sie besitzt mehr Zellen in jenen Hirnarealen, die die Sprache verwalten und die emotionalen Zonen mit den für Sprache verantwortlichen Zonen verknüpfen. Dieser geringfügige biologische Unterschied offenbart sich im Sprachverhalten 18 Monate alter Kleinkinder.* Er wird durch das elterliche Verhalten extrem verstärkt, ebenso wie durch Gleichaltrige, die Schule und unsere Kultur, denn mit kleinen Mädchen sprechen wir viel häufiger über Gefühle und nutzen mehr emotionale Begriffe als bei kleinen Jungen.

Am Ende der sprachlichen Prägungsphase – mit dem siebten Lebensjahr also – sind die meisten Mädchen in der Lage, Wörter zu benutzen, mit denen sie emotionale Verbindungen schmieden. Ein

* Interessanterweise verschwindet der eindeutige weibliche Vorteil auf sprachlichem Gebiet im Alter von 18 Monaten, wenn man der Mutter im letzten Schwangerschaftsdrittel Testosteron verabreicht.

siebenjähriges Mädchen hat wahrscheinlich einen größeren aktiven emotionalen Wortschatz als ihr Vater. Das hat nichts mit Intelligenz oder Reife zu tun. Männer kennen die Bedeutung der Wörter; sie benutzen sie nur nicht, um eine emotionale Verbindung auf jene Weise herzustellen, wie Frauen es tun. Emotionale Worte sind die Muttersprache der Frauen, was einen Anthropologen zu der Schlussfolgerung gelangen ließ, dass Reden für Frauen die gleiche Bedeutung hat wie die Fellpflege für andere Primaten.

Auch wenn wir erwachsenen Männern mehr emotionales Vokabular vermitteln, erlangen sie nie die gleiche Sprachgewandtheit wie Frauen, genau wie das Erlernen einer neuen Sprache im Erwachsenenalter niemals genauso erfolgreich sein kann wie der Zweitspracherwerb in der Kindheit. Emotionale Begriffe sind für den Mann wie eine Fremdsprache. Egal, wie sehr er es versucht, niemals wird er so natürlich und authentisch klingen wie Ihre Freundinnen, wenn sie die gleichen Wörter benutzen.*

Wer die Intimität mit einem Mann ausschließlich auf verbaler Ebene sucht, macht bald die Erfahrung, dass diese Art der Verbundenheit weder authentisch noch befriedigend ist.

Viele weibliche Leser denken jetzt wahrscheinlich, dass es doch gar nicht um die richtigen Worte geht, sondern darum, dass sie aus dem Herzen kommen. Natürlich haben sie damit Recht: Wenn ein Mann frei von der Leber weg spricht, enthüllt er seine Verletzlichkeit auf die gleiche Weise wie Frauen es tun, was zu einem höheren Maß an Intimität beiträgt. Auf dem Papier klingt das so gut, dass Steven, der Tausende von Männern beraten hat, seine Klienten genau dazu aufforderte: »Sagen Sie ihr, dass Sie manchmal das Gefühl haben, Ihr

* Selbst Männer, die über hervorragende schriftstellerische Fähigkeiten verfügen wie Dichter oder Romanciers sind nicht in der Lage, ihre sprachlichen Fähigkeiten in ihren Beziehungen anzuwenden. Sie neigen dazu, in der Anwendung ihres emotionalen Vokabulars narzisstisch zu sein, und sind nicht fähig, es auf ihnen nahestehende Menschen anzuwenden. Mit anderen Worten: Mit Sprache stellen Sie eine Verbindung zu sich selbst und zu einer abstrakten Menschheit im Allgemeinen her, nicht aber zu den Personen, mit denen sie zusammenleben.

Job und andere Aufgaben wüchsen Ihnen über den Kopf. Geben Sie zu, dass Sie sich manchmal wie ein Versager vorkommen – geben Sie ihr die Gelegenheit, Sie zu unterstützen.« Nun ja, eigentlich hätte Steven es besser wissen müssen: Wenn ein Mann seine Furcht vor dem Versagen äußert, wird seine Partnerin ihn wahrscheinlich schnell mit ihrer eigenen Verletzlichkeit konfrontieren. Das wurde ihm klar, als er zum zehnten Mal die Antwort eines Mannes zu hören bekam, der seinem Rat gefolgt war:

»Ich habe ihr gesagt, wie ich mich in meinem Job fühle, und ihre erste Reaktion war: ›Oh nein, wir werden unser Haus verlieren!‹« Die meisten Männer geben beim ersten Anzeichen wachsender Angst bei ihren Frauen schon auf. Die wenigen Beharrlichen bekommen Dinge zu hören wie: »Warum kannst du nicht wie Joe sein? Er hat einen tollen Job und macht seiner Frau keine Angst.« Diese Art von Bemerkung ist eine Angstreaktion vonseiten der Frauen, kein absichtlicher Angriff. Trotzdem hat sie eine katastrophale Wirkung auf den Mann.

Die Kluft zwischen dem, was Frauen *glauben*, von ihren Partnern hören zu wollen, und was sie tatsächlich ertragen können, bezieht sich nicht nur auf grundlegende Verletzlichkeiten, wie wir im nächsten Abschnitt sehen werden.

Nicht diese Gefühle!

Sie wollen, dass Ihr Mann seine Gefühle klar äußert? Seien Sie vorsichtig mit Ihren Wünschen!

»Ich will einfach nur wissen, was er fühlt«, so lautet eine häufige weibliche Forderung zu Beginn einer Paartherapie. »Er ist so verschlossen.«

»Ich fühle gar nichts, ich bin nur müde!«, lautet die übliche Antwort.

Wie die meisten psychologischen Berater haben wir uns früher sehr darum bemüht, den Mann »wieder mit seinen Gefühlen in Verbindung« zu bringen, oft sogar durch viele Einzelsitzungen, die wir allein mit ihm verbrachten. Wenn wir dann endlich Erfolg hatten, stellte sich oft heraus, dass seine Partnerin nun, da er seine Gefühle endlich zum Ausdruck brachte, sogar noch unzufriedener war. Sie verstand nicht, dass Emotionen umso komplexer werden, je intensiver man sie erforscht, und dass Komplexität oft zu gesteigerten Ansprüchen führt.

»Eigentlich glaubte ich, nur müde zu sein«, sagt der Mann, der neuerdings seine Gefühle kennt, »aber in Wirklichkeit bin ich traurig, einsam, unsicher, weit weg. Ich fühle mich vernachlässigt, überlastet, nicht genügend geschätzt, falsch behandelt, übervorteilt etc. Ich habe jede Menge *Bedürfnisse*, die in dieser Beziehung nicht *erfüllt* werden!«

Natürlich reagiert die Partnerin erbittert.

»Aber Sie wollten doch, dass er Ihnen seine Gefühle mitteilt«, bemerken wir an dieser Stelle.

»Aber doch nicht *diese* Gefühle!«, ruft sie daraufhin angewidert. »Ich will hören, wie sehr er mich liebt und wie wichtig ich ihm bin und wie leer und traurig sein Leben ohne mich wäre.«

An dieser Stelle sollten sich Frauen schonungslos folgende Frage stellen: Wollen Sie seine Gefühle wirklich kennen, oder wollen Sie sich lediglich Ihre eigenen bestätigen lassen, um Ihrer Vorstellung von Verbundenheit genüge zu tun?

Pat erinnert sich an eine Patientin, Heather, die genau das bekam, was sie sich wünschte. Und es passierte Folgendes:

»Ich weiß einfach nicht, was in ihm vorgeht!«, beklagte sich Heather. »Er zeigt seine Gefühle nicht. Ich weiß nicht, was er denkt. Ich verstehe einfach nicht, wie er mich lieben und gleichzeitig so teilnahmslos und gedankenlos sein kann.« Schweigend saß Jeff daneben, während Heather sprach.

Pat unterbrach Heathers Redefluss und wandte sich an Jeff mit der Frage: »Und wie kann ich *Ihnen* helfen?«

Jeff antwortete: »Ich wünsche mir, dass unsere Beziehung wieder so wird wie zu Anfang. Das war die glücklichste Zeit meines Lebens. Es machte Spaß, ich hatte das Gefühl, dass sie mich wirklich liebte.«

Er hielt inne, und dann fügte er leicht errötend hinzu: »Und der Sex war einfach super.«

Heather unterbrach ihn: »Aber du warst am Anfang auch anders. Du hast mit mir geredet ...«

Pat fiel ihr ins Wort und fragte: »Vermissen Sie diese guten Zeiten, Jeff?«

»Ja!«, antwortete er traurig.

»Was vermissen Sie am meisten?«, beharrte Pat.

»Unsere Verliebtheit. Unsere Ungezwungenheit.« Dann hielt er inne und blickte zu Boden. »Ich vermisse einfach alles aus jener Zeit.« Jeffs Augen begannen zu glitzern, und rote Flecken erschienen auf seinen Wangen und an seinem Hals. Sein Kinn zitterte. Er ging ein Risiko ein, indem er seine Gefühle äußerte. Pat war voller Hoffnung, denn sie wusste ja, dass das genau das war, worum Heather ihn gebeten hatte. Dann aber bemerkte sie, dass Heather diesen Moment gar nicht wahrnahm, sondern gerade die Buchtitel im Bücherregal las! Sie hatte sich geistig abgemeldet, hatte ihre Interessen abrupt verlagert und genau das verpasst, worum sie gebeten hatte. Warum? Weil ihre Vorstellung von Verbindung weiblich war – sie wollte, dass er auf sie hörte und ihre Gefühle bestätigte und die Verbindung auf die gleiche Weise sah und bewertete wie sie selbst. Es sollte genauso funktionieren wie mit ihren Freundinnen. Jeff jedoch sprach über die männliche Form der Verbindung – zusammen Dinge unternehmen und miteinander schlafen.

Noch einmal wollen wir an die Frauen appellieren: Seien Sie vorsichtig mit dem, worum Sie bitten. Wenn er Ihnen die Hand entgegenstreckt und Sie sie verweigern, dann machen Sie es ihm sehr schwer – wenn nicht gar unmöglich –, Ihnen Ihre Wünsche zu erfüllen. Frauen bitten ihre Partner häufig, mit ihnen ihre Gedanken und Gefühle zu teilen. Das dahinterstehende Bedürfnis ist das nach Innigkeit und Verbundenheit. Frauen fühlen sich ihren Freundinnen verbunden, wenn sie sie an ihren Empfindungen teilhaben lassen. Wenn aber Männer Gefühle offenbaren, dann legen sie ihre Verletzlichkeit bloß. Also müssen Sie auf Zerstreutheit, auf Ungeduld, Kritik und auf alles andere verzichten, wodurch sie ihn verletzen könnten. Denn genau diese Verhaltensweisen waren es schließlich, die ihn zu der Schlussfolgerung gelangen ließen, dass er sich emotionale Offenheit nicht leisten kann.

Er wird nie Ihre Freundin sein!

Frauen stellen die Verbindung zueinander her, indem sie sich gegenseitig ihre Verletzlichkeit *offenbaren*. Durch Worte oder Körpersprache teilen sie einander mit, dass sie Angst haben, besorgt sind, aufgeregt, traurig, dass sie sich missachtet fühlen oder für selbstverständlich gehalten werden. Die Freundin zeigt ihr Verständnis, indem sie ihre eigene Verletzlichkeit enthüllt – und schon ist Nähe möglich. Männer hingegen werden von früher Kindheit an dazu konditioniert, ihre Verletzlichkeit zu verbergen. Wenn eine Frau ihrem Partner also mitteilt, dass sie sich schlecht fühlt, reagiert er bestenfalls mit Ungeduld oder, schlimmer noch, fühlt sich angeklagt und unzulänglich. Er möchte sie am liebsten ignorieren, ihr sagen, was sie zu tun hat oder einfach nur das Zimmer verlassen, bevor er noch mehr in die Bredouille gerät. Es kann die Situation noch verschlimmern, wenn sie anfängt, seine Antwort zu analysieren. Im Gegensatz zu ihren Freundinnen *hassen* Männer es, analysiert zu werden. Und was sie am meisten von allem hassen ist, psychoanalysiert zu werden, wie zum Beispiel folgendermaßen: »Meine Gefühle sind dir unangenehm, weil dein Vater deine Mutter nicht glücklich gemacht hat.« Und wenn er mit ihrer Analyse nicht einverstanden ist, hält sie das für »Verleugnung«.

Redet er wirklich so anders als damals?

Viele Frauen glauben irrtümlich, dass ihre Männer am Anfang Ihrer Beziehung ständig über ihre Gefühle sprachen und erst später plötzlich eine Störung des emotionalen Vokabulars erlitten. Die Forschung hat ergeben, dass es in der Wortwahl oder Satzstruktur von Männern zu Beginn und später in der Beziehung keinerlei Unterschiede gibt. Veränderungen treten erst ein, wenn sich Verbitterung und Groll in der Partnerschaft breitmachen, dann aber neigen beide Parteien zu chronischem Kritikverhalten, zu defensiven Äußerungen und zum Mauern. Nicht der Gesprächsgegenstand war zu Beginn ihrer Liebe ein anderer, sondern das hohe Maß an gegenseitigem Interesse. Damals waren Sie einander emotional verbunden, heute sind Sie das nicht mehr. Der Verlust der Bindung ist der wahre Quell der Verbitterung. Und die emotionale Trennung wurde durch das beidseitige Missverstehen von Angst und Scham verursacht. Das ist ein großes Unglück, denn nichts besänftigt Angst und Scham besser als das Gefühl der Verbundenheit.

Das Gefühl der Verbundenheit reduziert Furcht und Scham

Ein Wort an die Frauen: Als Sie sich in Ihre Männer verliebten, unterschied sich deren Wortwahl keineswegs so sehr von der heutigen, aber damals fanden sie es leichter, sich emotional zu öffnen, weil sie sich aufgrund Ihrer inneren Verbundenheit nicht so anfällig für Scham fühlten. Hinzu kommt, dass die momentane emotionale Trennung voneinander Ihre Angst steigert, weshalb Sie häufiger über Gefühle reden wollen als damals. In der Werbungsphase brauchen Frauen das Gespräch über Gefühle nicht so sehr, weil sie ja haben, was sie wollen. Denken Sie daran: Das Ziel des Gesprächs über die eigenen Empfindungen besteht darin, sich anderen verbunden zu fühlen. Wenn Sie Verbundenheit spüren, ist es unnötig, über Gefühle zu reden. Wenn es nicht nötig ist, dann macht es Männern sogar manchmal Spaß, über Probleme zu reden. Zweifellos fanden viele Ihrer eher emotionalen Unterhaltungen nach dem Sex statt, wenn er sich Ihnen verbunden fühlte.

Wir kommunizieren gut mit unseren intimen Partnern, wenn wir uns ihnen verbunden fühlen, und schlecht, wenn wir es nicht tun. Wenn Sie die innere Verbundenheit also wiederherstellen, wird Ihr Wunsch, die Gefühle Ihres Partners zu erforschen, praktisch verschwinden. Eine tolle Kombination also: Er kann dann wieder eher über seine Gefühle sprechen, und Sie werden weniger Gespräche brauchen – und schon treffen Sie sich in der Mitte.

Summa summarum bedeutet das: Bemühen Sie sich um Verbundenheit und nicht um Kommunikation. Dann beschämen Sie ihn nicht, und er löst keine Angst bei Ihnen aus. Stattdessen wird er sich wieder in Sie verlieben, und das, noch bevor Sie ihn verlassen wollen.

Der schweigsame Mann muss sich seiner Lebenspartnerin verbunden fühlen, und zwar genauso sehr, wie sie sich ihm verbunden fühlen will. Aber beide bringen dieses Bedürfnis anders zum Ausdruck. Er schämt sich, ihr zu sagen, dass ihre bloße Anwesenheit, sogar im Zimmer nebenan, beruhigend und stabilisierend auf ihn wirkt und ihm wichtig ist. Er schämt sich, ihr zu sagen, dass seine Gefühle ihn zu überwältigen drohen, wenn sie zu schnell zu direkt wird. Außerdem fehlen ihm die Worte, ihr zu sagen, dass sie seiner Arbeit und allem anderen in seinem Leben erst Bedeutung verleiht. Er muss verstehen, dass sie ihn mit ihrem Verhalten nicht ärgern oder nur an ihm herumnörgeln will, dass sie nicht nur darauf aus ist, ihm sein »Versagen« vorzuhalten oder seine Privatsphäre zu verletzen. Stattdessen versucht sie, die Verbindung zu ihm wiederherzustellen, weil er ihr wichtig ist. Sie sind einander wichtig, doch durch Furcht und Scham verlieren sie manchmal aus den Augen, wie sehr.

In den folgenden drei Kapiteln werden wir schildern, was passiert, wenn keiner von Ihnen beiden erkennt, wie sehr Sie sich gegenseitig beschützen können.

4

Das Schlimmste, was eine Frau einem Mann antun kann: Ihn beschämen

In der Regel sind Männer auf physischer Ebene deutlich stärker als Frauen. Der männliche Daumen beispielsweise kann bis zu 30-mal stärker als der weibliche Daumen sein (ein Vorteil beim Zappen!). Dieser körperliche Unterschied ist der Grund für eine ganze Reihe gesellschaftlicher Normen. Männer übernehmen häufiger gefährliche Aufgaben (und werden deshalb häufiger verletzt oder getötet). Man erwartet von ihnen, schwere Pakete zu tragen, Türen zu öffnen oder näher am Bordstein zu gehen, um Schlammspritzer oder vom Weg abkommende Fahrzeuge als Erster abzufangen. Wenn zwei Kumpels einander grüßen, stellen sie diese körperliche Stärke mit einem Schlag auf den Arm oder auf den Rücken zur Schau. Andererseits *hält* ein Mann seine Stärke *zurück*, wenn er eine Frau begrüßt. Dann begnügt er sich mit einem sanften Händedruck oder einer liebevollen Umarmung.

Die männliche Physiologie verstärkt die negative Wirkung aufgebrachten oder wütenden Verhaltens beträchtlich. Die Männchen sämtlicher Spezies sozial lebender Tiere verfügen über mehr Muskelmasse, schnellere Reflexe und tiefere, volltönendere Stimmen, die hervorragend zum *Brüllen* geeignet sind. Die männliche Stimme ist tiefer, lauter und bedrohlicher, denn sie soll Furcht vor körperlicher Verletzung hervorrufen, ob ihr Besitzer es will oder nicht. Wütende Frauen hingegen klingen schrill und unangenehm, aber ihre Stimmen rufen bei erwachsenen Männern nur selten ein Gefühl körperlicher Bedrohung hervor. Bei wütenden oder ärgerlichen Männchen aller Spezies sozialer Tiere werden die Muskeln mit mehr Blut versorgt, und das zentrale Nervensystem weist eine höhere Aktivität auf als bei wütenden Weibchen. Der männliche Körper stellt mithin eine erheblich stärkere körperliche Bedrohung dar. Aufgrund ihrer körperlichen Fähigkeiten entwickelten die Männchen aller sozial lebenden Tiere – auch der frühen Menschen – eine spezielle Verteidigungsstrategie: Sie bildeten einen Kreis um den bedrohten Stamm oder das bedrohte Rudel, stellten ihre Muskeln zur Schau und brüllten, um ihre Umwelt zu warnen, zu bedrohen, einzuschüchtern und um Furcht in potenziellen Gegnern auszulösen. Solange sich die Weibchen unter männlichem Schutz befinden, ist das für sie nur von Vorteil. Richtet sich die physische Überlegenheit des anderen Geschlechts aber gegen sie, so sind sie deutlich im Nachteil. Aus diesem Grund wurden in den letzten drei Jahrzehnten Gesetze und Regeln entwickelt, um Frauen vor den negativen Aspekten männlicher Körperkraft zu schützen. Wir sind uns sicher alle einig, dass es falsch ist, wenn Männer Frauen Angst einflößen. Aber es gibt keinerlei ähnliche Gesetze, die den weiblichen Vorteil auf verbaler Ebene reglementieren, besonders wenn sie die männliche Verletzlichkeit in Bezug auf Scham ausnutzen.

Worte verletzen. Worte zerstören. Worte können eine Beziehung töten.

Als Pat für ihr Buch *Heiße Liebe in festen Partnerschaften* (Droemer Knaur, München, 1995) recherchierte, das sie zusammen mit Jo Robinson verfasste, interviewte sie 1500 Paare. Die Gespräche brachten einige überraschende Informationen ans Licht, und drei davon sind auch für unser Buch außerordentlich wichtig.

- Die meisten Frauen wissen nicht, wie wichtig es einem Mann ist, einer Frau zu gefallen – insbesondere seiner Lebensgefährtin. Er will ihr nicht einfach nur gefallen – er *lebt*, um ihr zu gefallen.
- Frauen erkennen mühelos, wie beängstigend Männer auf sie wirken, weil die Gefahr körperlicher Misshandlung besteht. Aber ihre eigene Macht, Scham im Mann hervorzurufen, erkennen sie nicht.

- Ein Mann, der von einer Frau als zurückgezogen und gefühllos bezeichnet wird, verhält sich in der Regel aufgrund ihrer Kritik und Unzufriedenheit in dieser Weise.

Viele Frauen haben keine Vorstellung davon, wie sehr sie ihren Mann herabsetzen. Wenn sie auf ihr kritisches Verhalten angesprochen werden, reagieren sie geradezu ungläubig: »Ich versuche doch nur, ihn zu einem besseren Menschen zu machen«, sagen sie und meinen damit zu einem gedankenvolleren, rücksichtsvolleren, verantwortungsbewussteren und verlässlicheren Mann usw. Deshalb listete Pat 101 Möglichkeiten auf, um einen Mann zu beschämen, ohne es aktiv zu versuchen. Ohne lange nachzudenken kamen ihr gleich fünfzig Arten und Weisen, wie sie selbst es – ob unbeabsichtigt oder nicht – in ihren eigenen Beziehungen bereits getan hatte. Hier ist eine kleine Auswahl:

- Ihn von wichtigen Entscheidungen ausschließen: »Ich habe meiner Schwester gesagt, dass wir mit ihnen dieses Jahr in Urlaub fahren.«
- Ihm die Gelegenheit nehmen zu helfen: »Nicht nötig, ich mache das schon.«
- Korrigieren, was er sagt: »Das war letzten Mittwoch, nicht am Donnerstag.«
- Sein Urteil infrage stellen: »Ich kann einfach nicht glauben, dass du ihn gewählt hast!«
- Unaufgeforderte Ratschläge geben: »Bring den Anruf hinter dich, dann fühlst du dich gleich besser.«
- Seinen Rat ignorieren: »Das ist Frauenkram, davon hast du keine Ahnung.«
- Unfähigkeit andeuten: »Ich wünschte, du hättest dieses Seminar ebenfalls besucht.«
- Seine Zeit und Energie auf unrealistische Weise beanspruchen: »Wenn du die Reifen gewechselt und das Gartenhaus gestrichen hast, würde ich dir gern erzählen, wie mein Tag war.«
- Seine Bedürfnisse ignorieren: »So müde bist du doch gar nicht; komm schon, ein bisschen Gesellschaft wird dir guttun.«

- Sich auf das konzentrieren, was er nicht getan hat, und nicht auf das, was er getan hat: »Es wäre besser gewesen, wenn du gleich zu Anfang erst einmal gesagt hättest, dass es dir leid tut.«
- Ein barscher Ton: »Ich bin das alles so leid!«
- Den Bedürfnissen anderer Menschen mehr Bedeutung beimessen als seinen: Indem Sie zum Beispiel zu einer Freundin sagen: »Oh, er kann dich natürlich abholen und nach der Feier wieder nach Hause bringen.«
- Herablassend sein: »Da hast du jetzt endlich mal das richtige Hemd ausgewählt.«
- Beschimpfen: »Mein Gott, was bist du für ein negativer Mensch!«
- Seine Arbeitsleistung schmälern: »Ich frage mich, was in Gottes Namen du den ganzen Tag über tust!«
- Kein oder wenig Interesse an seinen Interessen zeigen: »Ich weiß beim besten Willen nicht, was du daran findest!«
- Seine Familie kritisieren: »Deine Schwester hat noch nicht einmal geholfen, die Küche aufzuräumen!«
- Ihn ignorieren: Indem Sie zum Beispiel die Gesellschaft Ihrer Freunde der seinen vorziehen.
- Seine Aussagen deuten: »Als du gesagt hast, dass du müde bist, meintest du doch in Wirklichkeit, dass du keine Lust hast, mir weiter zuzuhören.«
- Ihn nicht ernst nehmen und fortschicken: »Ich habe zu arbeiten.«
- Sich auf das eigene Unglücklichsein konzentrieren: »Ich kann so nicht mehr weiterleben.«
- Von ihm erwarten, dass er einen glücklich macht: »Wenn wir nur mehr zusammen unternehmen würden«
- Du-Botschaften aussenden: »Du machst mich so wütend, dass ich nicht richtig geradeaus denken kann!«
- Verallgemeinern: »Das können Männer einfach nicht verstehen!«
- Therapieren: »Jetzt versuchst du, die Fehler deines Vaters auszugleichen.«
- Die eigene Traurigkeit auf ihn projizieren: »Wenn *ich* nichts mehr

sage, fühle ich mich schlecht. Wenn du also dermaßen schweigsam bist, kannst du dich gar nicht gut fühlen.«

Andere beschämende Verhaltensweisen von Frauen sind …

- zu glauben, dass sie immer wissen, was das Beste für die Beziehung ist.
- entnervt die Augen verdrehen.
- ihm einen verächtlichen Blick zuwerfen.
- sarkastisch sein.
- ihn lächerlich machen.
- Vorschläge unterbreiten, wie er es »besser« machen kann.
- unrealistische Erwartungen hegen.
- ihn in Gegenwart anderer kritisieren.
- ihm das Gefühl geben, überflüssig zu sein.

Wenn Sie das lesen und zu dem Schluss kommen »Ich beschäme nie jemanden!«, umso besser. Vielleicht haben Sie ja sogar Recht mit dieser Einschätzung!

Um sich selbst die Augen zu öffnen, arbeiten Sie die folgende Liste durch und schreiben Sie neben jede der folgenden Aussagen »wahr« oder »falsch«. (Schreiben Sie auch dann »wahr«, wenn diese Aussage nur manchmal auf Sie zutrifft.)

Kritik-Fragebogen

	wahr	falsch
1. Ich schließe ihn bei wichtigen Entscheidungen aus.	○	○
2. Ich gebe ihm nicht immer Gelegenheit zu helfen.	○	○
3. Ich korrigiere ihn.	○	○
4. Ich zweifele seine Urteilsfähigkeit an.	○	○
5. Ich gebe ihm unaufgeforderte Ratschläge.	○	○
6. Ich gebe vor, wie er sich fühlen *sollte*.	○	○
7. Ich ignoriere seine Ratschläge.	○	○

	wahr	falsch
8. Ich deute an, dass er auf bestimmten Gebieten Unzulänglichkeiten besitzt.	○	○
9. Ich bin häufig schlecht gelaunt.	○	○
10. Ich finde, dass er bei bestimmten Dingen zumindest das gleiche Maß an Zeit und Energie investieren sollte wie ich.	○	○
11. Wenn er behauptet, dass ich überreagiere, denke ich, dass er es einfach nur nicht kapiert.	○	○
12. Ich ignoriere seine Bedürfnisse, wenn ich sie nicht für wichtig halte.	○	○
13. Ich konzentriere mich auf das, was er nicht tut, statt auf das, was er tut.	○	○
14. Ich rede in barschem Ton mit ihm.	○	○
15. Ich schenke den Bedürfnissen anderer Menschen mehr Aufmerksamkeit als den seinen.	○	○
16. Ich verhalte mich ihm gegenüber herablassend.	○	○
17. Ich respektiere seine Arbeit nicht.	○	○
18. Ich interessiere mich nicht für das, was ihn interessiert.	○	○
19. Ich kritisiere seine Familie.	○	○
20. Ich pflege hinter allem, was er sagt oder tut, eine »wahre Bedeutung« zu sehen.	○	○
21. Ich nehme seinen Standpunkt nicht ernst.	○	○
22. Ich glaube, dass er meine Unzufriedenheit einfach nicht wahrnimmt.	○	○
23. Ich finde, dass er mich nicht glücklich machen kann.	○	○
24. Wenn ich unglücklich bin, sage ich ihm, dass er auch unglücklich sein muss.	○	○
25. Ich verdrehe die Augen, wenn ich an manches denke, das er sagt oder tut.	○	○
26. Er behauptet, dass ich ihn verächtlich ansehe.	○	○
27. Wenn ich meinen Standpunkt darlege oder meine Unzufriedenheit mit seinem Verhalten äußere, werde ich oft sarkastisch.	○	○

	wahr	falsch
28. Ich mache mich über ihn lustig, um zu ihm vorzudringen.	○	○
29. Ich weiß normalerweise, wie man es »besser« machen könnte.	○	○
30. Manchmal halte ich ihn für einen Dummkopf.	○	○
31. Ich muss ihm sagen, was er falsch macht.	○	○
32. Ich sage ihm, dass er mir nie genug hilft.	○	○
33. Er kann mit meinen Gefühlen nicht umgehen.	○	○
34. Ich glaube, dass wir diese Probleme nicht hätten, wenn er eine andere Kindheit gehabt hätte oder wenn vorherige Beziehungen anders verlaufen wären.	○	○
35. Ich glaube, dass mein Beziehungsverhalten besser ist als seines.	○	○
36. Ich finde, dass ich mehr tue als er.	○	○
37. Meine Freunde behandeln mich besser als er.	○	○
38. Er enttäuscht mich.	○	○
Gesamtsumme der »zutreffenden« Antworten	______	

Und jetzt bitten Sie Ihren Mann, den gleichen Fragebogen auszufüllen, um festzustellen, ob er auch so denkt wie Sie. Auf diese Weise können Sie besser miteinander ins Gespräch kommen, als wenn Sie ihn direkt fragen würden, ob Sie ihn zu oft kritisieren oder beschämen.

Wenn eine Frau einen Mann kritisiert – ob vorsätzlich oder nicht –, dann macht sie es ihm unmöglich, sich ihr verbunden zu fühlen. Mit anderen Worten: Wo ein zurückgezogener oder schweigsamer Mann ist, findet man meist auch eine kritische Frau.

Sie haben hoffentlich mittlerweile eine Vorstellung davon entwickelt, dass Frauen ihren Beziehungen großen Schaden zufügen können, ohne es überhaupt zu bemerken. Im nächsten Kapitel schildern wir Ihnen, dass Männer ebenfalls dazu in der Lage sind. Der Sinn und Zweck dieser beiden Kapitel besteht jedoch nicht darin, die

Schuld aufzuteilen, sondern Ihnen zu vermitteln, dass wir alle verletzlich sind und dass es darum geht, der unbewussten Eigendynamik im Erzeugen von Furcht und Scham Einhalt zu gebieten! Das Ausmaß, in dem wir in der Lage sind, die verborgene Verletzlichkeit des jeweils anderen für Furcht und Scham zu verstehen und nachzuempfinden, bestimmt unseren Erfolg auf der Suche nach der Liebe jenseits aller Worte.

5

Das Schlimmste, was ein Mann einer Frau antun kann: Sie in der Beziehung alleinlassen

Die Statistiken besagen zwar, dass die Mehrheit aller Scheidungen von Frauen eingereicht wird, aber die meisten Frauen glauben, dass *er* die Beziehung lange vor *ihr* verließ. Was die Beziehung für eine Frau besonders unglücklich macht, ist die Isolation, die sie empfindet, wenn ihr Mann die Partnerschaft emotional verlassen zu haben scheint. Eine Frau formulierte es zutreffenderweise folgendermaßen: »Ich habe das Schlechteste aus beiden Welten. Ich leide unter der Einsamkeit eines Singles und muss mich trotzdem mit den Beschränkungen der Ehe abfinden. Ich kann nicht einfach losziehen und mich mit anderen Männern verabreden, aber ich habe auch nicht die Unterstützung und die Aufmerksamkeit durch einen Partner.« Trennungswillige Frauen erleben in der Regel immer eine Variante dieses *Allein-zu-zweit-Syndroms*. Im Folgenden schildern wir Ihnen ein paar Beispiele, wie Männer ihre Frauen aus dem Haus treiben, auch wenn sie gar nicht die Absicht dazu haben.

Allein zu Hause

Zwar tragen Männer mittlerweile durchaus ihr Scherflein zu den ungeliebten Aufgaben im Haushalt bei, trotzdem fällt den Frauen immer noch der Löwenanteil zu. Obwohl sie in den meisten Fällen in gleichem Umfang berufstätig ist wie er, trägt sie die Hauptverantwortung für die Hausarbeit: Sie ist für die Mahlzeiten zuständig, für die Freizeitgestaltung, für die Aufrechterhaltung des Familienlebens; sie dekoriert die Wohnung, geht einkaufen, organisiert Geburtstage und kulturelle und soziale Veranstaltungen. Wenn dann noch Kinder oder Haustiere dazukommen, bringt das neue Verantwortungsbereiche mit sich. Aber es ist nicht die Arbeitsüberlastung, die auf die Frauen deprimierend wirkt. Vielmehr ist es das Gefühl, dass *sie die einzige ist, die für alles, was zu tun ist, verantwortlich ist.* Viele Männer haben immer noch nicht verstanden, wie viel Zeit und Anstrengung ein reibungsloser Ablauf erfordert: Das fängt bei der neuen Toilettenpapierrolle an und hört bei den schmutzigen Klamotten, die man vom Boden aufsammelt, noch lange nicht auf. Wenn ein Mann Hausarbeit erledigt, betrachtet er dies als *Gefallen*, den er ihr erweist. Wenn eine Frau Hausarbeit erledigt, *denkt er nicht weiter darüber nach.*

Manchmal versäumen Männer aus purer Vergesslichkeit, Ihnen für Ihre Gewissenhaftigkeit im Haushalt Wertschätzung entgegenzubringen, geschweige denn, ebenfalls Pflichten zu übernehmen. Wenn man sie darauf anspricht, reagieren sie oft gereizt, glauben, ein Recht auf ihr Verhalten zu haben, oder werden wütend. Dafür ist meist die Scham verantwortlich. Sie fühlen sich entweder schuldig – tief im Herzen wissen sie nämlich, dass sie mehr tun *sollten* – oder haben das Gefühl, dass ihr eigener Beitrag nicht genügend gewürdigt wird. Und auch hier gilt: Männer versuchen in der Regel, alles zu *meiden*, was Scham verursacht, während die vornehmste Methode, durch die Frauen ihrer Angst Herr zu werden versuchen, im *Reden* besteht.

Allein mit ihren Träumen

Wenn zwei Menschen sich ineinander verlieben, beginnen sie von einem gemeinsamen Leben zu träumen. Manchmal träumen sie bewusst, manchmal nur unbewusst.

Als Amelia Marcus kennen lernte, träumte sie von finanzieller

Sicherheit. Ihre Familie hatte ständig ihre liebe Not gehabt, über die Runden zu kommen, was einen bleibenden Eindruck bei ihr hinterlassen hatte. Sie wollte mit Marcus eine sichere wirtschaftliche Basis schaffen und war mehr als bereit dazu, ihren Beitrag zu leisten, um diesen Traum zu verwirklichen. Sie entschied sich für eine preiswerte, einfache Hochzeitszeremonie, um von ihren Ersparnissen das gemeinsame Haus anzahlen zu können. Nach sechs sparsamen Jahren hatten sie genug Geld zusammen, um ihrem Schwager dessen Anteil an dem kleinen Familienbetrieb, einer chemischen Reinigung, abzukaufen. Drei Jahre lang leiteten Amelia und Marcus ihren Betrieb gemeinsam, aber als sie schwanger wurde, nahm sich Amelia eine Auszeit, und als dann noch das zweite Baby kam, waren es schnell fünf Jahre, in denen Marcus das Geschäft allein leitete.

Eines Tages kam Marcus sichtlich erregt nach Hause. Wieder einmal hatte sich die Lieferung der Reinigungschemikalien, die für seine Arbeit unabdingbar waren, verzögert. »Jetzt reicht es mir. NuChem ist jetzt schon zum dritten Mal nicht gekommen. Ich habe Jim Callahan angerufen und ihm gesagt, dass ich mich in den nächsten zwei Wochen in eine Vertriebsagentur mit ihm einkaufe.«

Jahre später berichtete Amelia, dass sie dies für den Anfang vom Ende hielt. »Ich wusste, dass mein Bedürfnis nach finanzieller Sicherheit ihm nichts bedeutete. Er setzte alles, was wir hatten, aufs Spiel, ohne mit mir auch nur ein Wort darüber zu reden.«

Marcus hielt seine Entscheidung für eine rein geschäftliche. In Wirklichkeit hatte sie aber zur Folge, dass er Amelia mit ihrem Traum von finanzieller Sicherheit alleinließ und sie ihrer Angst vor Entbehrung und Isolation aussetzte.

Diese wahre Geschichte illustriert eine wichtige Tatsache: Männer erkennen nicht, dass die Furcht einer Frau vor Isolation und Entbehrung dadurch ausgelöst werden kann, dass er sie von bestimmten wichtigen Aspekten seines Lebens ausschließt. Im Folgenden listen wir ein paar aus dem Leben gegriffene Beispiele auf, durch die sich Frauen aus dem Leben der Männer vertrieben fühlten.

Er lässt sie …

- allein mit ihrem Traum vom eigenen Haus.
- allein mit ihrem Traum von einem treuen Ehemann.
- allein mit ihrem Traum von einer großen, liebevollen Familie.
- allein mit ihrem Traum, ein aktives gemeinsames Leben zu führen.
- allein mit ihrem Traum, als gleichberechtigte Partnerin betrachtet zu werden.
- allein mit ihrem Traum, einen eigenen Platz in seinem Leben zu finden, ohne dass seine Mutter sich einmischt.
- allein mit ihrem Traum von einem Familienleben ohne Wutausbrüche.
- allein mit ihrem Traum, einen romantischen Partner zu haben.
- allein mit ihrem Traum, dass man ihre Arbeit respektiert.

Genau wie Marcus, der Amelia von der geschäftlichen Entscheidung ausschloss, lassen Männer, die die oben genannten Verhaltensweisen an den Tag legen, ihre Frauen im Stich, um ihrer eigenen Furcht vor dem Versagen als Versorger, Beschützer, Liebhaber oder Elternteil zu entgehen. Ein Mann muss den Sehnsüchten seiner Frau Wert beimessen, sonst lässt er sie in ihren Träumen allein und verwandelt sich in genau jenen Versager, den er zu werden fürchtet.

Allein außen vor

In den Vereinigten Staaten arbeiten Männer und Frauen schon jetzt länger als in jeder anderen Industrienation, einschließlich Japan, von wo der Begriff *karoshi* stammt, was so viel heißt wie »vor Überarbeitung tot umfallen«. Tatsächlich arbeiten viele Menschen heute mehr Stunden als die Leibeigenen im finstersten Mittelalter. Und angesichts der modernen Mittel der Telekommunikation hört die Arbeit auch dann nicht auf, wenn man den Arbeitsplatz verlässt. Die Abend- und Wochenendstunden, die früher dem Einzelnen und der

Familie gehörten, werden heute als gute Gelegenheit betrachtet, um das Arbeitspensum aufzuholen. Aber in den meisten Jobs bekommt man einfach nie alles erledigt. Fertig sind wir am Ende des Tages nur selten. Infolgedessen haben wir immer weniger Zeit zur Erholung und Entspannung. Unser Job kostet uns nicht nur Zeit, sondern auch einen Großteil unserer Lebensenergie.

Beispiellose Erwartungen am Arbeitsplatz betreffen Frauen ebenso sehr wie Männer; *wir alle* sind am Ende eines Arbeitstages erschöpft. Die Frage ist nur: Wie regeneriert ein Mann vom Stress am Arbeitsplatz? Geht er direkt nach der Arbeit mit Kollegen oder Kumpels noch einen trinken? Kommt er zwar nach Hause, zieht sich dort aber völlig in seine Welt zurück? Verfällt er in Schweigen, setzt er sich vor den Fernseher, den Computer oder verfolgt Hobbys, an denen seine Partnerin keinen Anteil hat? Hat er die Grundeinstellung *Ich habe den ganzen Tag gearbeitet, und jetzt habe ich es verdient, mich auszuruhen und Zeit für mich zu haben*? Geht er auch am Wochenende Aktivitäten nach, für die sie sich nicht interessiert? Wenn ja, dann lässt er sie vollkommen außen vor.

Viele Männer *glauben*, viel mehr zu arbeiten als Frauen. Trotz der Tatsache, dass ihre Frauen erheblich mehr leisten, hat es den Anschein, dass Männer schwerer an ihrer Bürde zu tragen haben. Das liegt an ihrer Angst, in ihrer Rolle als Ernährer zu versagen. Doch sie schämen sich, das vor ihren Frauen zuzugeben und überdecken ihre Scham, indem sie den Rückzug als ihr gutes Recht darstellen: »Ich habe ein Recht darauf, mich in meinem eigenen Haus zu entspannen.« Durch diese Einstellung halten sie die Frauen von ihrer Welt fern und gefährden das Wichtigste in ihrem Leben – ihre Beziehung.

Allein im Bett

Viele Männer unterschätzen ihren eigenen Beitrag daran, dass Sex beiden Partnern keinen Spaß mehr macht. Am Anfang einer Beziehung schlafen Frauen gern mit ihren Männern und sind voller sinnlicher Energie. Und was geschieht dann? Im Folgenden schildern wir Ihnen fünf Berichte von Frauen, die sich von ihren Männern im Bett alleingelassen fühlen:

- Sie verwechseln Sex mit Intimität. Mein Mann glaubt, durch Sex all meine anderen Bedürfnisse ebenfalls abzudecken: Er gibt mir Aufmerksamkeit, sammelt Pluspunkte, weil er die Intimität mit mir pflegt, befriedigte mein Bedürfnis nach Berührung, ist romantisch, verbringt intensive Zeit mit mir und macht mich glücklich – alles nur durch Sex. Doch danach bin ich wieder allein.
- Es geht nur um ihn. Beim Sex geht es ausschließlich um seinen Orgasmus. Er fragt kein einziges Mal, ob auch ich befriedigt bin. Das Vorspiel ist so mickrig, dass ich das Gefühl habe, alles selbst erledigen zu müssen. Obwohl ich eigentlich gern mit ihm schlafe, bin ich mittlerweile so sauer über seine Haltung, dass es immer schwieriger wird, Sex mit ihm zu genießen.
- Er entwertet Sex durch Geschmacklosigkeit. Wenn Sex für uns beide etwas Besonderes sein soll, dann weiß ich beim besten Willen nicht, was Witze, die unter die Gürtellinie gehen oder ständige erotische Anzüglichkeiten darin zu suchen haben. Ich betrachte Sex als heiligen Akt zwischen Mann und Frau; es turnt mich total ab, wenn man schmutzige Witze darüber macht.
- Er erwartet von mir, dass ich wie er bin. Mein Mann versteht nicht, dass eine emotionale Verbindung, die auf Freundlichkeit und Respekt basiert, die Voraussetzung für guten Sex ist. Ohne diese Basis stellt sich einfach keine sexuelle Erregung bei mir ein. Selbst wenn ich mich ihm nahe fühle, brauche ich eine Weile, um Erregung zu spüren. Ich kann einfach nicht innerhalb von fünf Minuten auf Touren kommen, so wie er. Ich konnte ihm bis heute nicht klarmachen, dass ich mehr Zeit und Aufmerksamkeit brauche.
- Auf sexuellem Gebiet vernachlässigt er mich. Ich bin in der peinlichen Lage, im Kreise meiner Freundinnen die einzige Frau zu sein, die sich Sex mehr als ihr Mann wünscht. Meine Freundinnen

> beklagen sich ständig über den unstillbaren sexuellen Appetit ihrer Männer, während ich auf dem Trockenen sitze. Bei uns sind die Rollen vertauscht: Ich wünsche mir Sex, er aber nicht. Was soll ich seiner Ansicht nach wohl mit meinen sexuellen Bedürfnissen anfangen? Ich bin wirklich und wahrhaftig allein im Bett.

Das männliche Problem mit der Sexualität lässt sich fast ausschließlich auf seine Überempfindlichkeit für Scham zurückführen. In unserer Kultur ist Sexualität nun einmal sehr schambelastet. Punkt! Und das hat sowohl auf Männer als auch auf Frauen tiefgreifende Auswirkungen. Doch fehlende Intimität und emotionale Verbundenheit beim Sex scheint eher ein männliches Problem zu sein. Frauen betrachten sich selbst gern als anziehenden, sexuell begehrenswerten Teil der Beziehung, Männer hingegen empfinden sich als den sexuell aktiven Teil. Natürlich genießen es Frauen, Männern Vergnügen zu bereiten, aber wenn es mal nicht reibungslos läuft, fühlen sie sich deshalb nicht gleich in ihrer Weiblichkeit bedroht. Die »Weiblichkeit« steht bei der erotischen Zweisamkeit seltener auf dem Spiel als – zumindest nach Auffassung des Mannes – die »Männlichkeit«. Sämtliche der oben beschriebenen Varianten, wie Männer Frauen im Bett im Stich lassen, sind Versuche, ihre Furcht vor sexuellem Versagen zu reduzieren. Wenn Ihr Partner Ihnen Ihre sexuellen Bedürfnisse abspricht, dann empfindet er auch keinen Schmerz, wenn Sie hinterher nicht befriedigt sind. Solange der Mann es nicht schafft, sexuelle Demütigung oder Scham zu vermeiden, riskiert er auch weiterhin, seine Frau im Bett alleinzulassen.

Allein am Rande seiner Depression

In Deutschland sind etwa 4 Millionen Menschen an Depressionen erkrankt, aber trotz dieser hohen Rate wissen nur wenige Menschen, dass sich diese Krankheit recht gut behandeln lässt. Genauso ist nur wenigen bewusst, wie verheerend sich dieses Leiden auf eine Beziehung auswirken kann. Männer und Frauen erkranken gleichermaßen daran, aber Frauen suchen sich viel häufiger Hilfe. Das führt dazu, dass viele Frauen der Depression ihres Partners allein gegenüberstehen. Aus den Erklärungen, die die Öffentlichkeit für das Auftreten von Depressionen findet, lässt sich leicht ableiten, warum es Männern so schwerfällt, sich Hilfe zu suchen – die meisten Menschen betrachten Depressionen als peinlich.

- 71 Prozent halten Depressionen für die Folge emotionaler Schwäche.
- 65 Prozent glauben, Depressionen seien auf Probleme im Elternhaus zurückzuführen.
- 45 Prozent finden, dass Depressionen sich durch Willensstärke überwinden lassen.
- 43 Prozent halten Depressionen für unheilbar.
- 35 Prozent sind davon überzeugt, dass Depressionen die Folge eines schlechten Lebenswandels sind.

In Wirklichkeit jedoch haben Depressionen viele Ursachen, zu denen auch eine genetische Veranlagung, der Lebensstil, Stress und individuelle Bewältigungsstrategien gehören. Glücklicherweise lässt sich diese Erkrankung in den meisten Fällen behandeln, was besonders im Hinblick auf ihre zerstörerische Kraft in Beziehungen eine gute Nachricht ist. Ist einer in der Beziehung depressiv, so steigt die Trennungswahrscheinlichkeit um das Neunfache! Der Grund für diese erstaunliche Entwicklung liegt in den Symptomen der Depression. Stellen Sie sich vor, wie es wäre, mit jemandem zusammenzuleben, …

- der wenig Interesse an sich selbst oder anderen hat.
- der sich zurückzieht.
- der eine negative Grundeinstellung hat.
- der stets andere für seine Misere verantwortlich macht.
- der Aufgaben auf die lange Bank schiebt.
- der zu überzogenen Reaktionen neigt.
- der leicht und häufig in Tränen ausbricht.

- der unter unvorhersehbaren Stimmungsschwankungen leidet.
- dem es an sexuellem Interesse mangelt.
- der sich übertrieben stark auf Sex konzentriert.
- auf den die Liebe seines Partners keine positive Auswirkung hat, weil er sie nicht wahrnimmt.
- der häufig und leicht eifersüchtig reagiert.
- der sich passiv-aggressiv verhält.
- der unverhältnismäßig hohe Risiken eingeht.
- der anderen gegenüber unsensibel ist.
- dem alles egal zu sein scheint.
- der ständig unzufrieden ist.
- der chronisch unglücklich ist.

Viele Menschen glauben irrtümlich, dass Depressionen aus schlechten Beziehungen entstehen. Doch eigentlich ist es umgekehrt: *Schlechte Beziehungen sind die Folge unbehandelter Depressionen.* Deshalb kann man nicht oft genug betonen, dass Depressionen sich in den meisten Fällen erfolgreich behandeln lassen, nicht nur durch Medikamente, sondern auch durch eine Umstellung der Ernährung, durch Ergänzungspräparate, Hormone, Sport, Betätigung im Freien und eine Veränderung des Lebensstils. Viele Männer halten es für ein sicheres Zeichen ihrer Unzulänglichkeit, wenn sie jemanden um Hilfe bitten müssen. Wegen psychischer Gesundheitsprobleme einen Fachmann aufzusuchen, ist ihnen besonders peinlich, denn *es gehört zu ihrer Rolle als Mann, stark zu sein* – und zwar sowohl körperlich als auch *mental.* Deshalb reagieren viele Männer wütend, wenn ihre Partnerin andeutet, dass sie vielleicht unter Depressionen leiden könnten. Bei ihm kommt lediglich die Botschaft an: *Du bist ein Versager.* Wenn sie es wagt, wegen seiner Depressionen einen Psychologen aufzusuchen, betrachtet er dies oft sogar als Angriff auf seine Person und geht zum Gegenangriff über. Wir können dieses Problem nicht genug betonen: Die Forschungen haben eindeutig ergeben, dass Frauen, deren Männer unter Depressionen leiden, die weder klar angesprochen noch durch eine Behandlung gelindert werden, nicht nur allein am Rande seiner Depression stehen, sondern über kurz oder lang ganz aus seinem Leben verschwinden.

Allein mit ihren Ängsten

Die schlimmste Form der Isolation für eine Frau ist die, wenn der Mensch, bei dem sie normalerweise Trost und Geborgenheit sucht, eine Quelle der Bedrohung ist. Männer wirken beängstigend auf Frauen wegen ihrer animalischen Stärke und der Gewalt ihres Zorns. Die meisten Männer haben keine Vorstellung davon, wie bedrohlich und einschüchternd ihr Zorn auf Frauen wirkt, selbst wenn er sich nicht direkt gegen die Frau richtet. Eine wütende Stimme kann bei der Frau eine Angstreaktion auslösen und die Cortisol-Ausschüttung im weiblichen Körper steigern. Wenn er zu Überreaktionen neigt und regelmäßig wütend wird, lebt sie in einem andauernden Zustand von Furcht und gesteigerter Wachsamkeit. Außerdem kann sie sich in seiner Anwesenheit nicht vollkommen sicher oder entspannt fühlen – was eine Grundvoraussetzung für Liebe, Zuneigung und *Verbundenheit* ist.

Ein Mann wird die Angstreaktion einer Frau niemals richtig verstehen, genauso wenig wie sie seine Schamanfälligkeit wirklich jemals nachvollziehen kann. Er muss sie beim Wort nehmen und seinen Zorn zügeln, der meist in dem unbewussten und irrationalen Gefühl des Versagens wurzelt. Sonst lässt er sie mit ihrer Angst allein und zerstört früher oder später die Beziehung.

Allein mit ihrer Kompetenz

Es stimmt zwar, dass der Durchschnittsmann mehr Geld verdient als die Durchschnittsfrau, trotzdem gibt es immer mehr Haushalte, in denen der Hauptteil des Familieneinkommens von der Frau bestritten wird. Für den Mann kann auch dies Scham auslösen, nicht weil seine Frau ihn deshalb kritisiert, sondern aufgrund des Bildes, das er und seine männlichen Leidensgenossen im Kopf haben. Es handelt sich um die alte, traditionelle Vorstellung, dass der Mann der Hauptverdiener ist und ein höheres Einkommen haben sollte als seine Partnerin. Dadurch stecken beide in der Klemme: Je mehr Erfolg sie hat, umso schlimmer fühlt er sich. Sein Groll, der nicht nur durch ihren Erfolg, sondern auch durch seine eigene Scham genährt wird, treibt sie unweigerlich auseinander.

Einfach nur allein

Die Einsamkeit, deren unterschiedliche Varianten wir oben beschrieben haben, hinterlässt im Herzen der Frau eine Leere, die nur darauf wartet, wieder gefüllt zu werden. Manchmal können Freundinnen, Kinder, die Arbeit oder Hobbys den Schmerz der Leere lindern – aber all das ist nur ein Ersatz, der auf die Dauer unbefriedigend bleiben muss. Und natürlich steigert dies wiederum das Gefühl des Mannes, ein Versager zu sein. Aber es gibt eine Chance: Ein Mann kann die Situation auf sehr simple Art und Weise verändern, und zwar ohne das klassische Beziehungsgespräch. Im Folgenden stellen wir Ihnen ein paar Beispiele vor:

Allein zu Hause

- Denken Sie daran, dass Sie ebenso wie Ihre Partnerin dafür verantwortlich sind, dass Ihr Zusammenleben funktioniert.
- Lernen Sie, alles zu schätzen, was sie für die Familie und Ihr Zusammenleben tut.
- Beteiligen Sie sich an den im Haushalt anfallenden Aufgaben, an der Organisation und an der Vorbereitung der Mahlzeiten –

betrachten Sie es weniger als Arbeitsteilung, sondern als gemeinsam verbrachte Zeit.

- Achten Sie darauf, was getan werden muss, und tun Sie es, ohne dass man es Ihnen sagt, sie darum fragt oder daran erinnert.
- Finanzieren Sie bereitwillig eine Hilfe im Haushalt.
- Achten Sie darauf, wenn sie im Haus oder in Ihrer Wohnung etwas verbessert.
- Räumen Sie Ihre eigenen Sachen und die Sachen der anderen auf.

Allein mit ihren Träumen

- Denken Sie an ihre Träume und Sehnsüchte, wenn Sie Entscheidungen fällen.
- Wenn Sie ihre Träume nicht kennen, versuchen Sie sie herauszufinden.
- Denken Sie daran, dass ihre Träume sich verändern – Sie müssen Ihre Informationen also ständig auf dem neuesten Stand halten.
- Denken Sie daran, dass ihre Träume nicht mit den Ihren identisch sind.
- Denken Sie daran, dass es in Ihrer Hand liegt, sie sehr glücklich zu machen.
- Denken Sie daran, dass es in Ihrer Hand liegt, sie sehr unglücklich zu machen.
- Schwingen Sie sich zum Hüter ihrer Träume auf und machen Sie es zu Ihrem wichtigsten Anliegen, diese zu erfüllen und zu respektieren.
- Freuen Sie sich darüber, wenn es Ihnen gelungen ist, ihre Träume zu erfüllen und zu respektieren.

Allein außen vor

- Planen Sie gemeinsame Aktivitäten ein.
- Sorgen Sie dafür, dass Sie jede Woche etwas zusammen unternehmen.
- Schenken Sie ihr Ihre Aufmerksamkeit, wenn Sie in der Öffentlichkeit zusammen sind.

- Überlegen Sie sich gemeinsame Rituale, wenn Sie zu Hause sind, zum Beispiel morgens einen Kaffee zusammen zu trinken, abends gemeinsam zu kochen, die Vögel zu beobachten.
- Gerade wenn Sie beruflich sehr eingespannt sind, sollten Sie darauf achten, Phasen des innigen Zusammenseins miteinander zu verleben, in denen Sie einander nahe sind oder gemeinsam etwas unternehmen.

Allein im Bett

- Schenken Sie ihr auch dann Aufmerksamkeit, wenn Sie gerade nicht mit ihr schlafen wollen.
- Zeigen Sie ihr, dass sie schön, attraktiv, sexy und sinnlich ist – und zwar nicht nur beim Vorspiel. Wenn Sie ihr das nicht durch Ihr Lächeln vermitteln können, schicken Sie Ihr einen kleinen Brief, eine E-Mail oder eine SMS.
- Achten Sie auf ihre sexuellen Bedürfnisse und darauf, ob sie befriedigt ist oder nicht.
- Akzeptieren Sie, dass die sexuellen Bedürfnisse Ihrer Partnerin sich von den Ihren unterscheiden.
- Tun Sie alles Notwendige, um im Bett ein toller Partner zu sein.

Allein mit seiner Depression

- Führen Sie sich vor Augen, dass Depressionen sich häufig durch folgende Symptome äußern: Alkohol- oder Drogenabhängigkeit, Wutanfälle, Reizbarkeit, Angstzustände, Zwangsdenken, kontrollierendes Verhalten, Schuldgefühle, Unsicherheit, Teilnahmslosigkeit, Rückzug, Motivationsmangel, ständiges Aufschieben von Aufgaben, fehlende Lust und/oder Zwangsverhaltensweisen wie zum Beispiel Esssucht, Kaufsucht oder Spielsucht. Wenn Ihre Mutter oder Ihr Vater Depressionen hatte, besteht eine 50-prozentige Chance, dass auch Sie daran erkranken. Wenn beide Elternteile durch die oben genannten Verhaltensweisen auffallen, beträgt die Chance sogar 75 Prozent.

- Erkennen Sie jegliche Symptome für Depressionen, die auf Sie zutreffen könnten.
- Nehmen Sie so viel Hilfe wie möglich in Anspruch, um Ihre Depressionen zu bekämpfen, wie Bücher, Internetseiten, medizinischen Rat oder eine professionelle Therapie. Vielleicht sind Sie überrascht, wenn Sie feststellen, wie viele Männer es gibt, die ebenfalls daran leiden. Ein guter Freund kann ebenfalls eine hervorragende Hilfe sein.
- Machen Sie sich klar, dass Depressionen gut zu behandeln sind. Indem Sie Schritte unternehmen, um die Symptome zu lindern, tragen Sie in hohem Maße dazu bei, Ihre Beziehung zu verbessern, ohne zu reden!

Allein mit ihren Ängsten

- Lassen Sie sich nicht von Ihrer Wut hinreißen. Je zorniger Sie sind, umso beängstigender wirken Sie. Der beste Weg, um Ihre Partnerin nicht länger in Angst und Schrecken zu versetzen, besteht darin, Ihre Wut zu kontrollieren. Und glauben Sie mir: Sie werden nicht gleich depressiv, wenn Sie Ihren Zorn kontrollieren. Früher glaubten Therapeuten, dass Depressionen nichts anderes sind als nach innen gerichteter Zorn, aber heute wissen wir, dass es sich bei Zorn um nach außen gerichtete Depression handelt.

Allein mit ihrer Kompetenz

- Ein Mann muss lernen, seine Rolle als Beschützer und Ernährer nicht allein über die Frage zu definieren, wer das Familieneinkommen bestreitet. Er muss für das emotionale Wohlbefinden seiner Familie sorgen und sie beschützen. Denken Sie daran, dass Ihre Partnerin umso mehr Verantwortung auf ihren Schultern trägt, je kompetenter sie wird, und dass sie Ihre Unterstützung und Ihren Schutz deshalb besonders nötig hat. Jeder Mann weiß, dass mit Leistung eine höhere Erwartungshaltung und mehr Verantwortung einhergehen. Diese Bürde kann nur durch die Liebe und Verbundenheit mit einem Partner erleichtert werden.

Frauen wollen ihr Leben mit Männern teilen. Sie möchten nicht vertrieben werden. Sie wünschen sich eine Beziehung und wollen die Liebe ebenso sehr erfahren wie Männer. Wenn Sie also den in diesem Buch vorgestellten Richtlinien folgen, so wird das in hohem Maße zu einer Verbesserung Ihrer Beziehung beitragen, ohne dass Sie explizit darüber sprechen.

Wenn Sie eine Frau sind und sich jetzt nichts sehnlicher wünschen, als dass Ihr Mann dieses Kapitel liest – STOP! Bevor Sie von ihm irgendwelche Veränderungen erwarten können, müssen Sie selbst als Vorbild fungieren. Lassen Sie Ihr eigenes, neues, verbessertes Verhalten Bände sprechen. Erst, wenn er sich dadurch von der Wirksamkeit dieses Buches überzeugt hat, können Sie dieses Kapitel mit ihm zusammen lesen. Und selbst wenn er die Lektüre verweigert, sind Sie immer noch selbst und für sich in der Lage, Ihre Beziehung zu verbessern, ohne darüber zu reden.

Männliche Leser dieses Kapitels sollten verstehen, dass es bei der Lektüre darum geht, ihr Mitgefühl und nicht ihr Schuldgefühl anzuregen! Die meisten negativen Konsequenzen der in diesem Kapitel vorgestellten Verhaltensweisen ergeben sich unbeabsichtigt. Trotzdem verletzen Sie dadurch Ihre Partnerin – die immerhin der wichtigste Mensch in Ihrem Leben ist – und tragen maßgeblich zur emotionalen Trennung von ihr bei. In Teil II dieses Buches zeigen wir Ihnen, wie Sie diese Verhaltensweisen ändern können. Zunächst aber folgt eine letzte Warnung vor dem, was geschehen kann, wenn Sie es nicht tun.

6

Furcht und Scham als Ursachen für Untreue, Trennung und Scheidung

Nicoles Wecker klingelt ganze sieben Minuten lang, bevor sie die Snooze-Taste betätigt und sich mit einem Seufzer auf die andere Seite wälzt. Sie kann sich nicht mehr daran erinnern, wann sie das letzte Mal mehr als sechs Stunden Schlaf pro Nacht hatte. Schließlich öffnet sie mühsam ein Auge, um einen Blick auf die Zeit zu werfen. Eine Adrenalinwelle durchflutet ihren Körper wie ein elektrischer Schock – sie hat schon wieder verschlafen! Und wieder wartet ein Tag voller Stress und Hektik auf sie.

Trotz des späten Beginns gelingt es ihr, das morgendliche Chaos zu bewältigen und sich selbst sowie ihre drei Kinder für den Tag fertigzumachen. Sie gibt ihrem Mann Raphael einen Kuss, dann greift sie noch schnell nach einem Brötchen und hastet zur Tür hinaus. Die beiden haben seit Monaten keine halbe Stunde mehr für sich gehabt. Sie unterhalten sich vornehmlich über Themen wie ihre Finanzen, ihre Terminpläne oder darüber, wer die Kinder zum Fußballtraining, zur Klavierstunde, zu Verabredungen oder Schulveranstaltungen fährt.

Auf dem Weg ins Büro hört Nicole ihre Mailbox ab. Früher nutzte sie die Fahrtzeit, um ihre Freundinnen anzurufen oder sich ihre Lieblings-CDs anzuhören, aber mittlerweile zieht sie es vor, sich morgens schon mal auf ihren Arbeitstag vorzubereiten, um sich einen gewissen Vorsprung zu verschaffen. Doch selbst angesichts ihres hektischen Terminplans ist sie froh, dass sie beschlossen hat, wieder zu arbeiten. Das zusätzliche Einkommen trägt zur Finanzierung der neuesten Mode, der neuesten Technikspielzeuge und anderer »Must-Haves« bei, die die Kinder unbedingt haben wollen.

Von dem Augenblick an, da sie ins Büro kommt, besteht ihr Tag aus pausenlosen Telefonaten und Meetings. Trotz der rasanten Geschwindigkeit und der unaufhörlichen Anforderungen nehmen sich ihre Kollegen immer Zeit, draußen essen zu gehen. Die Mittagszeit ist wie stets eine witzige Abwechslung von der angespannten Alltagshektik am Arbeitsplatz. Heute streiten sich zwei der Kolleginnen scherzhaft darüber, wessen Ehemann die schlimmsten Gewohnheiten hat. Nicole lacht in sich hinein, als sie bemerkt, wie viel Privates sie über ihre Kollegen und Kolleginnen weiß. Tatsächlich verbringt sie deutlich mehr Zeit mit ihnen als mit ihrem Mann, ihrer Familie oder mit Freunden. Ihren Bruder und ihre Schwester hat sie seit über zwei Jahren nicht gesehen. Sie konnte nicht auf die Geburtstagsfeier ihrer besten Freundin gehen, weil sie eine Deadline hatte. Zu Hause füllen ihre unbeendeten Freizeitprojekte einen ganzen Schrank, angefangen von Fotoalben bis hin zur Ölmalerei. Sie ist der Inbegriff des idealen Fitness-Studio Mitgliedes: Sie bezahlt den monatlichen Beitrag, trainiert zwei Wochen lang äußerst gewissenhaft und geht dann nicht mehr hin. Im vergangenen Jahr fuhren sie mit der ganzen Familie in Urlaub, aber dieses Jahr musste sie ihren Urlaub nutzen, um ihre privaten Aufgaben erledigt zu bekommen. Schon seit Wochen haben sie und Raphael nicht mehr miteinander geschlafen. Es gab noch nicht einmal einen romantischen Kuss oder eine Umarmung, die mehr als zwei Sekunden dauerte. Jedes Mal, wenn sie versucht, sich Zeit für ein ernstes Gespräch mit ihm zu nehmen, hat sie das Gefühl, mit einer Mauer zu reden. Sie kann sich nicht mehr erinnern, wann sich jemand mehr als zehn Minuten lang ausschließlich für sie Zeit genommen hat. Ihr tägliches Vergnügen besteht aus dem Genuss eines Eisbechers, während sie sich ganz gedankenverloren die eine oder andere Doku-Soap ansieht, die sie sich auf Video aufgenommen hat.

Kommt Ihnen das bekannt vor? Hoffentlich nicht, denn Nicole fehlt jede Verbindung zu sich selbst und zu den Menschen, die sie liebt. Ihr Leben ist so stressig, dass sie ihre Beziehungen kaum mehr pflegen kann. Weil sich dieser superhektische Lebensstil ganz allmählich eingestellt hat, hält sie ihn sogar für normal; sie konzentriert sich einzig und allein aufs Überleben. Wenn man ein Leben wie dieses führt – eines, das nur funktioniert, wenn sämtliche Ampeln auf Grün stehen –, dann ist intime Verbundenheit, das Herzblut einer jeden Beziehung, schwierig, wenn nicht gar unmöglich.

Wer kann sagen, was zuerst kam: ihre Geschäftigkeit oder der Rückzug ihres Mannes? Beides entwickelt sich normalerweise gleichzeitig. Weil eine Beziehung weder schreit, noch fordert oder E-Mails schickt, fällt es leicht, sie erst einmal auf Eis zu legen. Nicole kann auf diese emotional verarmte Weise nicht unendlich lange weiterleben – ihre Seele braucht Nahrung. Ohne es zu wissen, lauert sie deshalb auf die erstbeste schnelle Lösung, die sich ihr bietet. In ihrem Fall hatte diese schnelle Lösung einen Namen – Donald, der Projektmanager ihres Teams.

Es begann ganz unschuldig mit einer Routinebesprechung im Büro. Dann arbeiteten sie zusammen an einem besonderen Projekt, weshalb sie sich immer häufiger zu Arbeitsessen trafen, die auch nach Abschluss des Projekts weiter stattfanden. Bald aßen Donald und Nicole jeden Tag in der Kantine zusammen zu Mittag. Erst sprachen sie vornehmlich über ihren Job, doch dann rückten mehr und mehr persönliche Themen in den Vordergrund. Während sie intime Details ihres Lebens miteinander teilten, wuchs ihre Zuneigung füreinander. Für beide wurde die Mittagszeit zum Highlight des Tages. Donald gab Nicole neue Lebensenergie. Sie kam mit weniger Schlaf aus, blickte voller Optimismus in die Zukunft und verlor fast drei Kilo in etwas weniger als einem Monat. Auf ihre Kollegen machte sie einen glücklicheren Eindruck, und sogar ihr Mann bemerkte ein neues Selbstvertrauen.

Nicole fühlte eine Nähe, die sie seit Jahren nicht mehr empfunden hatte. Die Tragödie der Situation lag darin, dass sie zu Beginn ihrer Ehe Raphael die gleichen Gefühle entgegengebracht hatte. Aber nun wurde sie von einer der extremsten Formen der verzerrten Wahrnehmung heimgesucht: von der Verliebtheit. In diesem veränderten Bewusstseinszustand konzentriert man sich vollkommen auf das, was sich außerhalb der Partnerschaft gut anfühlt, oft ohne den Partner dabei auch nur zu bedenken. Im Hochgefühl ihrer Verliebtheit begann Nicole sogar, ihre Schuldgefühle dadurch zu kompensieren, dass sie umso mehr an ihrem Ehemann auszusetzen hatte – was zumindest zeitweise Linderung bot. Je mehr sie sie sich sagte, dass Raphael ihre Bedürfnisse nicht befriedigte, umso gerechtfertigter fühlte sie sich in der Beziehung zu Donald. Von diesem Zeitpunkt an verschlechterte sich ihre Situation zusehends. Ebenso wie alle anderen zwanghaften Verhaltensweisen eskaliert unweigerlich auch die Verliebtheit. Um das natürliche Hochgefühl zu erhalten, muss man den Kontakt nämlich intensivieren und mehr Risiken eingehen.

So überrascht es nicht, dass Nicole und Donald eine Affäre miteinander begannen. Zunächst wurden ihre Gespräche während des Mittagessens immer inniger. Dann dehnten die beiden ihre Mittagspausen bis auf den Nachmittag aus. Auf einer Geschäftsreise kam es kurz darauf zu ihrer ersten gemeinsamen Nacht. Sie mussten ihrer Umwelt immer häufiger Lügen auftischen, und Nicoles Ehe wurde immer schlechter.

Nur wenige würden abstreiten, dass eine Affäre auf eine Beziehung zerstörerisch wirkt, aber wann ein Flirt wirklich zur Affäre wird, ist manchmal gar nicht so leicht zu sagen. Die Psychotherapeutin Shirley P. Glass hat es folgendermaßen auf den Punkt gebracht: Chemie plus Exklusivität gleich Affäre. Wenn Sie allein Zeit mit jemandem verbringen, den Sie anziehend finden, nur weil sie diese Person näher kennen lernen wollen oder weil Sie das Zusammensein genießen, dann spielen Sie bereits mit dem Feuer. Sobald Sie diese Zusammentreffen geheim halten und für eine gewisse Privatsphäre sorgen, ergeben sich intime Gespräche und Aktivitäten, für die es unter anderen Umständen eine natürliche Grenze gäbe. Ein untrüglicher Hinweis, dass sie sich aufs Glatteis begeben haben, ist der, dass Sie Ihrem Partner nichts davon sagen, wie oft Sie an den faszinierenden anderen Menschen denken.

Verliebtheit ist ein veränderter Bewusstseinszustand. Helen Fisher und ihre Kollegen beschlossen eines Tages, die Hirnaktivität von Menschen unter dem Einfluss von Verliebtheit zu testen.* Und Folgendes

---

* Helen Fisher, *Warum wir lieben. Die Chemie der Leidenschaft.* Walter Verlag, Düsseldorf, 2005.

fanden sie heraus: Solange der Betreffende sich auf den geliebten Menschen konzentrierte, floss nur wenig oder gar kein Blut zum Neocortex – dem rationalen Teil des Gehirns, der für die Wirklichkeitsprüfung zuständig ist. Wer also unter dem Zauber der Hirnchemie steht, der *kann* gar nicht vernünftig denken. Dieser stimulierende Erholungsurlaub von der Alltagswirklichkeit und ihrer ständigen Prüfung ist zu einem großen Teil das, was wir am Zustand der Verliebtheit so schätzen. Trotzdem darf man die Augen nicht davor verschließen, dass wir in einer solchen Phase nicht ganz richtig im Kopf sind.

Die Chemie wird von der DNA bestimmt. Eigentlich hat sie mehr mit dem Stoffwechsel zu tun als mit der Persönlichkeit oder den eigenen Werten. Und jetzt kommt der Knaller: Das chemische Bad, das Ihr Gehirn während der Phase der Verliebtheit genießt, ist ein mächtiger Regulator von Furcht und Scham. Unter normalen Umständen hätten Nicoles Furcht und Donalds Scham verhindert, dass sie sich voneinander angezogen fühlten. Aber nachdem sie es einmal zugelassen hatten, dass sich ihre Gefühle unter dem Deckmantel des Geheimen aufeinander einstimmten, verschwanden auch Furcht und Scham. Diese heftige Reduktion des Einflusses von Furcht und Scham ist der Grund, warum Verliebte so viel Selbstvertrauen haben und Dinge tun, die sie unter anderen Umständen angsteinflößend oder beschämend gefunden hätten. Ein Grund, warum Affären sich nur selten in funktionierende Beziehungen verwandeln, nachdem sie eine feste Partnerschaft zerstört haben, liegt darin, dass die chemische Erholungspause von Furcht und Scham sehr kurzlebig ist. (Die Scheidungsrate von Affären-Partnern, die heiraten, liegt bei 80 Prozent!) Wenn die narkotische Wirkung der Verliebtheit nachlässt, wird die Frau sich wahrscheinlich noch unsicherer fühlen, und der Mann schämt sich seiner selbst mehr denn je.

Aber zu Beginn wirkt die Furcht-Scham-Dynamik am heftigsten beim betrogenen Partner. Die Angst einer Frau, deren Mann auch nur eine *emotionale* Verbindung zu einer anderen Frau hat, steigt ins Unermessliche, während die Demütigung, die ein gehörnter Ehemann empfindet, in unserer Kultur früher sogar als Entschuldigung für häusliche Gewalt bis hin zum Mord sanktioniert wurde. Die Furcht vor Isolation und Entbehrung erklärt zudem, warum eine Frau nur selten die Scheidung einreicht, wenn ihr Mann eine Affäre hat, während Männer ihre Ehe mit hoher Wahrscheinlichkeit als unzumutbar empfinden, nachdem ihre Partnerin fremdgegangen sind.

Die Chemie ist allgegenwärtig

Je mehr Menschen Sie kennen lernen, umso wahrscheinlicher ist es, dass Sie jemanden finden, der die gleiche »Chemie« hat wie Sie selbst. Dabei ist es unwichtig, ob Sie glücklich verheiratet oder in festen Händen sind – wenn Sie private oder heimliche Zeit mit jemandem verbringen, von dem Sie sich angezogen fühlen, dann wird Ihre Chemie unweigerlich dafür sorgen, dass Sie sich verlieben. Nicht nur Ihre natürlichen Hemmnisse wie Furcht und Scham, sondern auch Ihre Fähigkeit, vernünftige Entscheidungen zu treffen, gehen flöten – so bezeichnen Sie ihn vielleicht als Seelenverwandten, obwohl Sie sich in der Öffentlichkeit nie mit ihm getroffen, geschweige denn eine Enttäuschung mit ihm erlebt haben. Angesichts der Unausweichlichkeit chemischer Reaktionen müssen Sie also unbedingt ehrlich zu sich selbst sein. Sie müssen wissen, wie stark Sie sich Ihrer Beziehung und den Grundregeln, auf die Sie beide sich geeinigt haben, verpflichtet fühlen. Der folgende Fragebogen kann dabei helfen.

Wie verbindlich ist Ihre Beziehung für Sie?

Die folgenden Aussagen zeigen, wie stark Sie sich Ihrem Partner oder Ihrer Beziehung verpflichtet fühlen. Lesen Sie jede Äußerung genau durch und notieren Sie sich, ob sie für Sie selbst »wahr« oder »falsch« ist.

Der Verbindlichkeits-Check

	wahr	falsch
1. Ich konzentriere mich stärker auf die Fehler meines Partners statt auf seine Stärken.	○	○
2. Ich habe ein paar Gewohnheiten, die meinem Partner Sorgen bereiten (zum Beispiel: trinken, Geld ausgeben, zu viel arbeiten, flirten, Wutausbrüche).	○	○
3. Ich bin am Arbeitsplatz besser gelaunt als zu Hause.	○	○
4. Es ist schwer, mit mir zusammenzuleben.	○	○
5. Aufregende Ereignisse erlebe ich lieber mit jemand anderem als mit meinem Partner.	○	○
6. Ich nehme meine Bedürfnisse wichtiger als die meines Partners.	○	○
7. Ich nehme meine Bedürfnisse wichtiger als die unserer Beziehung.	○	○
8. Ich möchte nicht, dass mein Partner über meine sämtlichen Aktivitäten am Computer Bescheid weiß.	○	○
9. Ich habe romantische Tagträume über einen Menschen in meinem Leben, der nicht mein Partner ist.	○	○
10. Ich wähle besondere Kleidung, um die Aufmerksamkeit eines anderen Menschen auf mich zu lenken.	○	○
11. Ich spreche mit anderen schlecht über meinen Partner.	○	○
12. Ich verbringe meine Zeit lieber mit meinen Freunden/Kollegen als mit meinem Partner.	○	○
13. Ich hege romantische Gefühle für jemand anderen als für meinen Partner.	○	○
14. Ich habe schon E-Mails verschickt, die mein Partner besser nicht lesen sollte.	○	○
15. Ich empfinde meine Arbeit als befriedigender als meine Beziehung.	○	○
16. Ich habe mehr als einen Freund/eine Freundin, denen ich näher stehe als meinem Partner.	○	○

	wahr	falsch
17. Ich stecke viel mehr Energie in meine Arbeit als in meine Beziehung.	○	○
18. Ich bin zu anderen Menschen netter als zu meinem Partner.	○	○
19. Es gibt jemanden, bei dem ich viel besserer Stimmung bin als bei meinem Partner.	○	○
20. Ich habe das Gefühl, dass mein Partner und ich sich voneinander entfremden.	○	○
21. Ich habe häufig schlechte Laune.	○	○
22. Ich habe mehr Vergnügen an E-Mail-Beziehungen als an der Beziehung zu meinem Partner.	○	○
23. Wenn ich Zeit mit meinem Partner verbringe, bin ich meist gestresst oder erschöpft.	○	○
24. Ich muss ständig viele Aufgaben auf einmal erledigen.	○	○
25. Ich schenke meinem Partner nur selten meine ungeteilte Aufmerksamkeit.	○	○
26. Ich verbringe mehr Zeit mit meinen Hobbys als mit meinem Partner.	○	○
27. Ich schließe meinen Partner von Dingen aus, die ich gern tue.	○	○
28. Ich überlasse es meinem Partner, für Abwechslung und Spannung in unserer Beziehung zu sorgen.	○	○
29. Mein Leben hat nur wenige Höhepunkte.	○	○
30. Selbst positive Ereignisse machen mich nicht so glücklich, wie sie meiner Meinung nach sollten.	○	○

Anzahl der als »wahr« gekennzeichneten Äußerungen: ______

Dieser Fragebogen soll Ihnen einen objektiven Einblick vermitteln, wie verbindlich Ihre Beziehung für Sie ist und wie glücklich Sie sich im Allgemeinen fühlen. Ihre Grundeinstellung ist dafür verantwortlich, wie intensiv Sie sich für eine glückliche, gesunde Beziehung engagieren. Insgesamt gilt: Je mehr Äußerungen Sie als »wahr« gekennzeichnet haben, umso weniger fühlen Sie sich Ihrem Partner verpflichtet. Wenn Sie das Licht Ihrer Liebe in Ihrer Beziehung nicht beständig leuchten lassen, kann sie sterben, ohne dass Sie je darüber gesprochen haben.

Variationen zum Thema Mangel und Entbehrung

Wenn wir uns Nicoles Leben genauer anschauen, erkennen wir, dass sie ihre Ehe auf emotionaler Ebene schon lange, bevor sie Donald kennen lernte, verlassen hatte. Allem Anschein nach hatte ihr Mann Raphael das Gleiche getan. Es gibt zahlreiche Hinweise darauf, dass ihre Beziehung bereits tot war.

- Zu viele Termine der Kinder. Die Forschung zeigt, dass mehr als zwei Termine pro Woche übertriebenen Stress für Kinder und Familie bedeuten können. Nicole und Raphael hätten deutlich mehr intensive Familienzeit genießen können, wenn sie die wöchentlichen Aktivitäten ihrer Kinder begrenzt hätten.
- Arbeitsüberlastung. Nicole begann ja schon mit der Arbeit, bevor sie zur Arbeit fuhr. Die meisten Jobs sind nie beendet; man muss am Ende des Tages einfach nur aufhören und am nächsten Tag wieder da anfangen, wo man eine Pause eingelegt hat. Sie hätte sich mit Raphael gelegentlich zum Mittagessen verabreden können, statt sich stets für ein Mittagessen mit den Kollegen zu entscheiden.
- Konsumverhalten. Wenn die Kinder die Ausgaben für die neueste Mode, die modernste Technik und andere »Must-Haves« diktieren, könnte das ein weiterer Indikator für jenen niemals endenden Teufelskreis aus Arbeit und Konsum sein, der Beziehungen die lebensspendende Energie nimmt.
- Sucht nach Intensität. Nicoles Terminplan wirft die Frage auf, ob sie von dieser Intensität abhängig ist. Die Sucht nach dem Hochgefühl eines Lebens auf der Überholspur mildert vorübergehend das Unbehagen von Furcht und Scham, weshalb wir alle anfällig dafür

sind. Doch letztlich steigert der Stress nicht nur die Selbstbezogenheit, sondern auch die mangelnde Verbindung zu sich selbst und anderen, wodurch Furcht und Scham am Ende doch wieder die Oberhand gewinnen.

- Ignorieren von Familie und Freunden. Familie und Freunde haben für Beziehungen eine ganz wichtige Funktion. Sehr wahrscheinlich waren Nicoles Bruder, ihre Schwester und ihre beste Freundin dabei, als sie Raphael heiratete. Auf diese Weise kennen sie nicht nur Nicoles Geschichte, sondern auch die Geschichte ihrer Beziehung. Neue Freunde sind zwar wunderbar, aber es geht doch nichts über alte Freunde und Familienmitglieder, die uns daran erinnern, wer wir sind und wo unsere Verpflichtungen liegen.
- Vernachlässigung von bereichernden Aktivitäten. Hobbys, Kultur und Vergnügen dienen allesamt einem bestimmten Zweck im Leben. Sie sind ein Quell der Vitalität, und wenn wir sie vernachlässigen, so entsteht eine Leere, in der ungeliebte Aufgaben plötzlich viel zu viel Gewicht erlangen.
- Kein Sport. Man kann unmöglich in Hochform sein, wenn man den eigenen Körper vernachlässigt. Nicole und Raphael hätten sportliche Aktivitäten zum Bestandteil ihrer ehelichen/familiären Beziehungen machen können.
- Kein Sex. Der Verzicht auf Sex hinterlässt eine riesige Lücke in der Beziehung eines Paares. Wenn Sie das nicht glauben, lesen Sie Kapitel 10!
- Keine Romantik. Romantik ist einer der Hauptgründe, warum zwei Menschen überhaupt zusammenkommen. Romantik ist der fassbare Beweis, dass Sie etwas Besonderes sind, dass Sie geliebt werden, dass der Partner sich von Ihnen angezogen fühlt. Ein Nachlassen von Romantik ist immer auch ein Nachlassen des Interesses.
- Fehlen ausschließlicher Aufmerksamkeit. Es war nicht nur so, dass Nicole und Raphael einander keine exklusive Aufmerksamkeit schenkten. Hinzu kam, dass keiner sie explizit einforderte! Wer sich einer Beziehung verpflichtet fühlt, der darf auch nicht zulassen, dass sein Partner ihn ignoriert.

- Rückzugsrituale. An Eis und Fernsehen ist zunächst einmal gar nichts auszusetzen. Aber wenn dies Nicoles einziger Quell der Freude ist, so intensiviert dieses Ritual die Distanz zwischen den Partnern und hält die Liebe fern.

Egal, ob Nicoles Leben Ihnen nun extrem vorkommt oder nicht: Wir wollten Ihnen anhand ihrer Geschichte etwas Wichtiges zeigen. Durch ein Leben auf der Überholspur, in dem es weder bereichernde Aktivitäten noch intensive Zeit mit den Menschen, die Sie angeblich lieben, gibt, zwingen Sie sich selbst zu einem Dasein, das von einer sehr eingeschränkten, einseitigen Perspektive geprägt ist. Das ist nicht nur in hohem Maße egozentrisch, sondern wirkt sich vor allem zerstörerisch auf Ihre Beziehung aus. Egozentrik steht im Gegensatz zur Liebe, denn Sie können Liebe nur *fühlen*, wenn Sie ein *liebevoller* Mensch sind. Wenn wir Nicole zu einem früheren Zeitpunkt aufgefordert hätten, Raphael liebevoller zu behandeln, hätte sie uns wahrscheinlich darüber aufgeklärt, wie viel sie zu tun hatte und wie wenig Zeit sie überhaupt zu ihrer persönlichen Verfügung hatte. In Wirklichkeit aber nahm sie sich durchaus Zeit für Donald. Das Gegenteil von Liebe ist nicht Hass – sondern Gleichgültigkeit.

In Teil I dieses Buches haben wir Ihnen dargelegt, dass eine Beziehung scheitern kann, ohne dass einer der beiden Partner etwas falsch macht, wenn die Beteiligten das Ausmaß nicht verstehen, in dem Furcht und Scham sie emotional voneinander trennen. Diese innere Isolation ist so unangenehm, dass betroffene Partner irgendwann getrennte Wege gehen – und dabei spielt es keine Rolle, ob sie weiterhin unter einem Dach leben oder einander untreu werden und sich scheiden lassen. Aber in dem Schmerz, den Sie angesichts Ihrer emotionalen Trennung empfinden, liegt gleichzeitig große Hoffnung: Er bedeutet, dass Sie sich innere Verbundenheit *wünschen* und dass Sie einander immer noch lieben. Im zweiten Teil des Buches werden wir Ihnen zeigen, wie Sie die Verbindung vertiefen und stärken und sie so mächtig und wertvoll gestalten können, wie Sie beide es sich wünschen.

Teil II

Von den Möglichkeiten einer Liebe jenseits aller Worte

7

Ihre Grundwerte

Seit frühester Kindheit haben Sie zahllose Methoden erlernt, um Furcht und Scham zu meiden. Die meisten Strategien dieser Art funktionieren im Alltag hervorragend, führen aber über kurz oder lang zur emotionalen Trennung von Ihrem Partner, sodass Sie sich innerhalb Ihrer Beziehung isoliert fühlen. Die entsprechenden Verhaltensweisen sind Ihnen mit den Jahren so vertraut geworden, dass es Ihnen zuerst komisch vorkommen wird, neue Verhaltensmuster zu erlernen. Es gibt nur einen Pfad, den das Gehirn wählen kann, um alte Gewohnheiten zu korrigieren und neue zu erwerben: *Übung, Übung, Übung!* Das Gute daran ist, dass nur die erste Phase wirklich anstrengend ist. Danach läuft unser Gehirn auf Autopilot. Mit anderen Worten: Sie brauchen Übung, um eine Liebe jenseits aller Worte zu entwickeln, aber wenn Sie die Fähigkeiten einmal beherrschen, werden Sie sie automatisch anwenden, reflexartig, ohne darüber nachzudenken.

Eines ist sicher: Sie lernen überhaupt nichts, wenn Sie sich selbst oder Ihrem Partner Vorwürfe machen, weil einer von Ihnen einen Fehler gemacht hat. In Teil II dieses Buches werden wir zwei Dingen besonderes Augenmerk schenken: dem Mitgefühl für sich selbst und für Ihren Partner. Mitgefühl für sich selbst aufzubringen, bedeutet zu verstehen, wie schwer es ist, alte Verhaltensmuster aufzugeben, und wie sehr Sie es *verdient* haben, sie zu verändern, um die Art von Beziehung zu bekommen, die Sie sich immer gewünscht haben. Mitgefühl für Ihren Partner bedeutet zu verstehen, wie schwer es für ihn oder sie ist, alte Verhaltensmuster aufzugeben, und wie sehr er oder sie es verdient hat, eine innigere und nähere Beziehung zu Ihnen aufzubauen.

Um nachzuvollziehen, wie schwierig es sein kann, Gewohnheiten zu ändern, lassen Sie sich auf folgendes Experiment ein: Strecken Sie die Hände vor sich aus und verschränken Sie sie wie zum Gebet. Achten Sie darauf, welcher Daumen oben und welcher kleine Finger unten ist. Jetzt lösen Sie die Hände und falten Sie sie erneut. Legen Sie den anderen Daumen nach oben und den anderen kleinen Finger nach unten. Wahrscheinlich haben Sie gemerkt, wie seltsam sich das anfühlt. Wenn eine solch einfache Gewohnheit wie diese zu verändern schon so schwerfällt, können Sie sich sicher vorstellen, wie seltsam es sein wird, wenn Sie versuchen, Ihr Verhalten Ihrem Partner gegenüber zu modifizieren. *Lassen Sie nicht zu, dass dieses komische Gefühl Sie an der Veränderung hindert.* Es *muss* sich erst einmal seltsam anfühlen – darum geht es bei der Veränderung von Gewohnheiten! Aber je mehr Sie üben, umso natürlicher wird es Ihnen mit der Zeit vorkommen.

Der beste Ausgangspunkt

Der beste Ausgangspunkt, um alte Muster zu verändern und Ihre enorme Macht bei der Stärkung Ihrer Beziehung zu erkennen, ist die Antwort auf folgende Frage, die Sie sich schriftlich notieren sollten.

Was ist das Wichtigste an Ihnen als Mensch?

Es gibt zahlreiche wichtige Aspekte an Ihnen; wir möchten lediglich, dass Sie den *wichtigsten* notieren. Ohne diese Eigenschaft wären Sie ein anderer Mensch. Beachten Sie: Manche Menschen zitieren an dieser Stelle Eigenschaften wie Ehrlichkeit oder Loyalität. Hierbei handelt es sicherlich um wichtige Merkmale, aber keinesfalls um die wichtigsten. Überlegen Sie, wie Ihre Kinder Sie beschreiben sollten, wenn sie erwachsen sind.

Und nun notieren Sie sich die Antworten auf die folgenden Fragen:

Was ist das Wichtigste an Ihnen als Partner?
Was ist das Wichtigste an Ihrem Leben im Allgemeinen?

In unserer gesamten Praxis haben wir noch nie einen Mann getroffen, der meinte, das das Wichtigste an ihm sei, dass er sich emotional verschließen, andere ignorieren, seiner Frau etwas übel nehmen oder sie herabsetzen würde. Und keine Frau schrieb, dass das Wichtigste an ihr ihre Fähigkeit zur Kritik, zum Nörgeln oder zum Beschämen ihres Partners sei. Keiner gab je an, dass er immer im Recht sei oder ständig das letzte Wort haben oder aus einem Streit als Gewinner hervorgehen müsse. Die große Mehrheit schreibt etwas wie folgt:

Das Wichtigste an mir als Mensch und als Partner ist die Liebe zu meiner Familie und dass ich sie beschütze und unterstütze.

Herauszufinden, was das Wichtigste ist, ist gar nicht immer so einfach. Deshalb befragen wir vorläufige Antworten erst einmal nach dem Warum. So geben manche Männer an, dass ihre Intelligenz das Wichtigste an ihnen sei.

Dann fragen wir sie: »*Warum* ist sie Ihnen wichtig?«

Meistens antworten sie etwas wie: »Weil ich dadurch einen besseren Job bekomme.«

»*Warum* ist das wichtig für Sie?«

»Weil ich dann besser für meine Familie sorgen kann.« Das also ist das Wichtigste an ihnen.

Auf die Frage, was sie für das Wichtigste an sich selbst halten, antworten manche Frauen so etwas wie: »Zu wissen, dass meine Familie mich liebt.«

Auch hier fragen wir: »*Warum* ist das wichtig für Sie?«

»Weil es dann gut ist, sie zu lieben und für sie zu sorgen«, antworten sie dann. Fast unweigerlich läuft es auf die Sorge für die Menschen hinaus, die wir lieben.

Obwohl die Antworten auf die dritte Frage nach dem Wichtigsten im Leben allgemein stärker variieren, schreiben die meisten Menschen etwas wie: *die Welt verbessern, zumindest in meinem begrenzten Rahmen, für jemand anderen – für die Familie, die Gemeinschaft, die Menschheit, die Natur.*

Und das ist das Zentrale in Bezug auf das Wichtigste für Sie als Mensch und als Partner: Wann immer Sie Ihre Grundwerte verletzen – selbst wenn Sie lediglich auf Ihren Partner reagieren –, fühlen Sie sich schuldig. Wenn es beispielsweise zu Ihren Grundwerten gehört, ein liebender Partner zu sein, Sie dann aber den Hochzeitstag vergessen, fühlen Sie sich schuldig. Schuldgefühle sind das direkte Ergebnis, sobald Ihre Überzeugungen und Ihre Handlungen nicht miteinander konform laufen. Das ist die Methode Ihres Gehirns, um Sie zu warnen, damit Sie wieder mit Ihren Grundwerten übereinstimmen. Als Frau stimulieren Schuldgefühle eine tieferliegende, unbewusste Furcht vor Isolation, Entbehrung oder Unglück. »Wenn ich ihm keine liebevolle Partnerin bin, dann wird er mich nicht lieben und mich verlassen.« Als Mann berühren Schuldgefühle Ihr tiefliegendes Gefühl des Versagens als Partner oder Beschützer. Ob Sie nun ein Mann oder eine Frau sind: Wer seinen Grundwerten zuwiderhandelt, verursacht ein Spannungsgefühl im eigenen Körper und in der Psyche. Der einzige Weg, der zu einem ruhigen und friedlichen Zustand zurückführt, besteht darin, sich selbst, also seinen grundlegendsten Werten, treu zu sein.

Verinnerlichen Sie die folgenden Verhaltensweisen, dann wird es Ihnen leichtfallen, Ihre Grundwerte zu bewahren:

- Verbessern
- Anerkennen
- Verbinden
- Schützen

Wenn Sie diese Verhaltensweisen verinnerlicht haben, so können Sie sie als Inspirationsquelle nutzen. *Inspiration* bedeutet übersetzt »einatmen«. Wenn Sie also tief einatmen und versuchen, zu verbessern, anzuerkennen, zu verbinden und zu schützen, werden Sie den Weg zu dem zurückfinden, was Ihnen am wichtigsten ist. Sie werden nicht länger den Wunsch verspüren, anzugreifen, abzuwerten oder sich zu verteidigen. Jede der vier Verhaltensweisen wird die Verbindung zu Ihrem Partner intensivieren; alle vier zusammen werden Ihnen ein Gefühl der Euphorie vermitteln.

Verbessern

Wenn Sie sich entscheiden, Ihre Situation zu *verbessern*, dann tun Sie dies in kleinen Schritten. Sie müssen das Problem nicht unbedingt »lösen«, um sich besser zu fühlen. Oft reicht schon eine winzig kleine Veränderung. Häufig müssen Sie noch nicht einmal etwas *unternehmen*, sondern lediglich darüber *nachdenken*, was zu tun ist. Sie sind wütend auf Ihren Partner und fragen sich, welche Maßnahmen Sie ergreifen können, um sich etwas besser zu fühlen? Duschen Sie, gehen Sie spazieren, nehmen Sie den Duft einer Blume in sich auf, rufen Sie eine Freundin oder einen Freund an, schauen Sie sich ein Fußballspiel an, hacken Sie Feuerholz, lesen Sie ein Buch – und schon geht es Ihnen besser. *Kleine* Verbesserungen setzen die mentalen Ressourcen im Neocortex, dem problemlösenden Teil des Gehirns, frei. Diese Ressourcen wiederum gestatten es Ihnen, die Dinge sogar *noch* besser zu machen, wodurch weitere mentale Ressourcen freigesetzt werden, die eine erneute Optimierung ermöglichen. Selbst wenn die Verbesserung nur in Ihrem Kopf stattfindet, so verändert sie doch Ihre emotionale Befindlichkeit und damit Ihre Verhaltensweise, wodurch die Auseinandersetzungen mit Ihrem Partner deutlich reibungsloser verlaufen werden.

Überlegen Sie, weswegen Sie sich in diesem Augenblick schuldig fühlen oder ärgerlich sind. Und nun denken Sie darüber nach, wie Sie die Situation oder Ihre Erfahrung nur ein wenig verändern können.

Anerkennen

Anzuerkennen bedeutet, den Wert des Partners zu schätzen. Dadurch werden Sie selbst gleichzeitig wachsamer. Wenn Sie dem anderen Ihre

Wertschätzung zeigen, so steigern Sie damit automatisch auch Ihre eigene Lebensqualität und müssen sich nicht mehr fragen, ob Sie ihn oder sie genug loben oder dem Betreffenden genügend Komplimente machen. Wenn Sie umgekehrt die Anerkennung Ihres Partners spüren würden, wäre es Ihnen gar nicht mehr so wichtig, dass er von Zeit zu Zeit vergisst, Ihnen kleine Komplimente zu machen. Tatsächlich sind Komplimente bedeutungslos, wenn man dem anderen nicht vermitteln kann, dass das Leben durch ihn schöner ist.

Überlegen Sie sich, weshalb Sie im Moment ein schlechtes Gewissen haben (oder ärgerlich sind), und dann führen Sie sich vor Augen, was Sie an dem Menschen schätzen, der dieses Gefühl in Ihnen auslöst.

Verbinden

Zu *verbinden* bedeutet, sich aufrichtige Gedanken über den emotionalen Zustand des Partners zu machen. Eine intime Verbindung fußt auf dem Gefühl, dass Ihre emotionale Welt ein wichtiger Bestandteil der Welt Ihres Partners ist. Diese Art von Verbindung erfordert zumindest ein intuitives Verständnis seiner Scham und ihrer Angst, das mit dem Wissen einhergeht, dass Ihr emotionales Wohlbefinden miteinander verquickt ist – wenn er sich gut fühlt, tun Sie es auch; wenn es ihr schlecht geht, dann geht es Ihnen genauso.

Überlegen Sie sich, weshalb Sie momentan ein schlechtes Gewissen haben (oder ärgerlich sind). Dann denken Sie darüber nach, wie Sie eine Verbindung zu dem Menschen herstellen können, der diese Schuldgefühle auslöst.

Schützen

Den Partner zu *schützen* bedeutet, *seine* Angst vor dem Versagen als Ernährer, Liebhaber, Beschützer und Vater und *ihre* Angst vor Isolation, Entbehrungen und Unglück zu lindern.

Überlegen Sie sich, weshalb Sie momentan ein schlechtes Gewissen haben (oder ärgerlich sind). Dann denken Sie darüber nach, wie Sie die Person schützen können, die diese Schuldgefühle auslöst.

Verbessern, anerkennen, verbinden und schützen – diese Verhaltensweisen sorgen für eine engere Verbundenheit.

Sie sind das genaue Gegenteil von Abwertung und damit mächtige Waffen gegen die Anfälligkeit für Furcht und Scham. Im Folgenden schildern wir Ihnen ein Beispiel für das Wirken dieser vier Verhaltensweisen.

Maria war es leid, dass Toby ihr die kalte Schulter zeigte. Manchmal befürchtete sie, dass er für den Rest seines Lebens schmollend auf dem Sofa sitzen würde. Normalerweise reagierte sie darauf, indem sie versuchte, sich mit ihm zu unterhalten, aber meist bekam sie nur einsilbige Antworten. Schließlich sprach sie ihn auf seine abweisende Art an, die er – natürlich – abstritt, wobei er andeutete, dass sie zu empfindlich und zu fordernd sei. Diesmal aber, nachdem sie eines unserer Seminare besucht hatte, versuchte Maria sich zu überlegen, was sie unternehmen konnte, um *sich selbst* besser zu fühlen. Sie holte ihre Hochzeitsfotos heraus. Allein der Gedanke daran führte dazu, dass sie sich *etwas* besser fühlte; während sie das Album durchblätterte, wurde sie richtig *glücklich*. Es ging ihr so gut, dass sie die Bilder Toby zeigte. Ihre echte Begeisterung über die Bilder – die sich deutlich von ihrem Genörgel über seine Gefühlskälte unterschied – erwärmte auch *ihn*, sodass auch er es genoss, sich die Fotos mal wieder anzusehen. Noch bevor sie am Ende des Albums angelangt waren, entschuldigte er sich für sein mürrisches Gesicht, das er bis zu diesem Zeitpunkt vehement bestritten hatte.

Beachten Sie hierbei, dass die beiden keine Verbindung dieser Art hätten schaffen können, wenn Maria versucht hätte, Toby zu einem anderen Verhalten zu bewegen. Ein solcher Manipulationsversuch wäre mit Sicherheit nach hinten losgegangen. Das gemeinsame Betrachten der Bilder konnte Toby nur deshalb begeistern, weil Maria so aufrichtige Freude daran hatte; er reagierte auf ihre Wärme. Die Veränderung musste zuerst in Maria stattfinden. Ihre Absicht bestand darin, sich selbst etwas besser zu fühlen, und nicht darin, sich gemeinsam mit Toby Bilder anzusehen. Als ihr Grundwert einmal aktiviert war – sie verwandelte sich in den Menschen, der sie am liebsten sein wollte –, konnte sie auf ganz natürlichem Wege eine Verbindung zu ihrem Mann herstellen, indem sie die Erinnerung an ihre Hochzeit mit ihm teilte. So wurde sie die Lebensgefährtin, die sie sein wollte.

Die wahre Verwandlung in Maria ging weniger durch die Fotos vonstatten, sondern wurde durch ihre Inspiration zur *Verbesserung* eingeleitet. Sie hätte sich durch das Betrachten der Bilder – oder irgendeiner anderen Aktivität, die ihr am Herzen lag – in jedem Fall besser gefühlt, egal ob sie beschlossen hätte, ihre Beziehung zu Toby *wertzuschätzen*, eine *Verbindung* zu ihm herzustellen und ihn vor seinem selbstzerstörerischen Schmollen zu *schützen*. Es wäre ihr auf jeden Fall besser gegangen, auch wenn Toby auf die Fotos gar nicht eingegangen wäre. Sie hätte nicht zugelassen, dass sein ärgerliches und mürrisches Verhalten ihre Grundwerte bestimmt. Deshalb kann man durch die Strategie der Verbesserung nicht verlieren, selbst wenn sie nicht immer zur inneren Verbundenheit führt.

Und nun beantworten Sie die Fragen über »das Wichtigste« erneut, diesmal so, wie Ihr Partner Ihrer Meinung nach für sich selbst antworten würde:

Was hält Ihr Partner Ihrer Ansicht nach für das Wichtigste an sich selbst als Mensch?

Was hält Ihr Partner Ihrer Ansicht nach für das Wichtigste an sich selbst als Partner?

Was hält Ihr Partner Ihrer Ansicht nach für das Wichtigste in seinem Leben im Allgemeinen?

Wenn Sie unsicher sind, wie Ihr Partner auf diese Fragen antworten wird, machen Sie sich keine Gedanken. Im weiteren Verlauf dieses

Buches werden wir Ihnen helfen, den Grundwerten des jeweils anderen einigermaßen nahezukommen, was mit großer Sicherheit die Verbindung zwischen Ihnen beiden stärken wird, ohne dass Sie über die Beziehung reden müssen. Um eine Vorstellung davon zu bekommen, inwiefern die Kenntnis der Grundwerte des Lebensgefährten beide einander näherbringen kann, sollten Sie über die folgenden Beispiele einmal genauer nachdenken:

- Jacky weiß, dass es für ihren Mann das Wichtigste ist, für seine Familie zu sorgen. Das musste er ihr nicht sagen; sie schloss es aus seiner Anspannung im Job und in Finanzdingen. So war sie froh, ihm sagen zu können, dass sie ihr altes Auto noch ein weiteres Jahr fahren würde, obwohl sie sich eigentlich ein neues wünschte.
- Robert versucht jetzt nicht mehr, Melinda dazu zu bringen, weniger Zeit mit ihrer Arbeit für die Gemeinde zu verbringen. Er konnte nie verstehen, wie wichtig Melinda ihre ehrenamtliche Tätigkeit war, obwohl sie es ihm wiederholt erklärt hatte. Aber eines Tages begleitete er sie, als sie bei der Essensausgabe an ältere Menschen half, und konnte ihr Gefühl, etwas Sinnvolles zu tun, verstehen. Obwohl es ihn immer noch nicht begeistert, dass sie abends und an den Wochenenden so selten zu Hause ist, verwandelte er seinen Ärger darüber in Respekt und Bewunderung.
- Trudy weiß, wie wichtig es Sam ist, ein guter Vater zu sein. Statt also an ihm herumzunörgeln, dass er mehr Zeit mit den Kindern verbringen sollte, bot sie ihm an, ihn in ihrem gemeinsamen Geschäft zu vertreten, damit er das Softball-Team ihrer Tochter betreuen konnte. Trudy ist froh, wenn sie Sams Begeisterung sieht, und erlebt die Vorteile seiner guten Stimmung und der Nähe zu seiner Tochter.

Wir können nicht genug betonen, wie wichtig es ist, dass Sie Ihren zutiefst verankerten Werten treu bleiben und die Ihres Partners akzeptieren und respektieren. Wenn Sie dies in Ihren Alltag integrieren, wird Ihre Beziehung sich nicht nur verbessern, sondern auch verwandeln, ohne dass Sie jemals darüber reden müssen.

Die Fähigkeit, seinen wichtigsten Grundwerten im Leben treu zu bleiben – und dadurch einen Großteil der eigenen Angst und Scham zu verwandeln –, liegt ganz bei *Ihnen*. Wenn Sie Ihren Antworten auf die Fragen, was Ihnen »am wichtigsten« ist, treu bleiben, werden Sie mutmaßlich bald eine starke innere Verbundenheit zu Ihrem Partner haben. Und letztlich werden Sie sich selbst nach *Ihren eigenen* Bemühungen und Ihrem eigenen Verhalten beurteilen, und nicht nach dem Ihres Lebensgefährten. Am Ende Ihres Lebens werden Sie wohl kaum das bedauern, was er/sie getan oder nicht getan hat. Sie werden über *Ihre eigene* Treue nachdenken und über das, was *Ihnen* am wichtigsten war. Wenn Sie erregt, wütend oder aufgebracht sind, sollten Sie sich weniger auf das konzentrieren, was Ihr Partner tut, sondern sich lieber die folgenden Fragen stellen.

Verhalte ich mich wie der Mensch, der ich am liebsten wäre? Wenn nicht, was kann ich tun, um mich so zu verhalten?
Antwort: Verbessern (nur ein kleines bisschen), anerkennen, verbinden oder schützen.

Bin ich der Partner, der ich sein will? Wenn nicht, was kann ich tun, damit ich diese Art von Partner werde?
Antwort: Verbessern (nur ein kleines bisschen), anerkennen, verbinden oder schützen.

Den eigenen Grundwerten treu zu bleiben, egal was der Partner tut, ist der notwendige erste Schritt, um die Beziehung zu verbessern. Der nächste Schritt besteht darin, das eigene Verständnis für die Perspektive des Partners zu vertiefen, also Furcht und Scham in Ihrer Beziehung zu erkennen lernen.

8

Die Verwandlung von Furcht und Scham

Wahrscheinlich haben Sie sich schon gedacht, dass die Vermeidung von Furcht und Scham ein großes Hindernis darstellt, wenn man den eigenen Grundwerten treu bleiben will. Sie dürfen Furcht und Scham nicht meiden, sondern müssen sie *verwandeln*, und zwar in Mitgefühl. Das ist zugegebenermaßen ziemlich viel verlangt. Wie können Sie es schaffen, die Verletzlichkeit Ihres Partners zu erkennen, wenn Sie in Ihre eigene verstrickt sind?

Zunächst einmal ist Ihre eigene Furcht oder Scham das verlässlichste Zeichen dafür, dass Ihr Partner ebenfalls seine Empfindlichkeiten hat und genauso viel Mitgefühl braucht wie Sie. Ja wirklich! Ihre eigenen Gefühle der Furcht oder Scham sind ein Indikator dafür, dass Ihr Partner verletzt ist. Sobald Sie dies erkennen, zeigen Sie Mitgefühl, wodurch es wiederum erheblich wahrscheinlicher wird, dass auch der andere mitfühlender Ihnen gegenüber reagiert.

Das Problem ist nur, dass Scham und Furcht häufig als Ärger, Unmut, Kritik oder Tadel geäußert werden. Sie müssen gerade dann besonders mitfühlend, verständnis- und liebevoll sein, wenn Ihnen am wenigsten danach zumute ist. Doch es klingt eigentlich viel schwieriger, als es ist. Der Erfolg ist jedenfalls mit Gold nicht aufzuwiegen, und zwar nicht nur in Bezug auf die Partnerschaft, sondern auch für Ihr eigenes Selbstwertgefühl. Wenn Sie diese wertvolle Fähigkeit entwickeln wollen, müssen Sie an Folgendes denken:

- Wenn Sie als Frau gereizt, wütend, besorgt oder ängstlich sind und Ihr Partner sich nicht darum kümmert, versucht er, Scham zu vermeiden. Ihre Angst entspricht seinem Gefühl der Unzulänglichkeit oder des Versagens. Deshalb ist Ihre Angst das zuverlässigste Signal für seine Scham.

- Wenn Sie als Mann gereizt, wütend, mürrisch oder zurückgezogen sind und Ihre Partnerin sich nicht darum kümmert, so hat sie Angst. Ihr Zorn entspricht ihrer Angst. Er ist das verlässlichste Signal für ihre Furcht vor Isolation oder Entbehrungen.

Diese Erkenntnis ist ungeheuer wichtig. Wenn Ihr Partner Sie verletzt hat und Sie es ihm mit gleicher Münze heimzahlen, gießen Sie nur Öl ins Feuer.

Bevor Sie beginnen, sich mit dem *Inhalt* der Verletzung auseinanderzusetzen – also mit dem, was Ihre Furcht oder Scham im Einzelnen auslöst –, sollten Sie einen *nonverbalen* Weg finden, um wieder miteinander in Verbindung zu treten und sich zu zeigen, dass Sie einander schätzen.

Dieser Prozess muss auf nonverbaler Ebene erfolgen, denn Furcht und Scham führen zu einem Blutverlust im Neocortex – dem Sprachteil des Gehirns. Wer also in solch einer Situation versucht, mit dem Partner zu reden, der ringt entweder um die richtigen Worte oder – was noch wahrscheinlicher ist – benutzt die falschen Worte und bringt etwas anderes zum Ausdruck als das, was er tatsächlich meint. In einer solchen Lage macht Reden die Dinge nur schlimmer, nicht besser. Im Gegensatz dazu senkt eine nonverbale Verbindung die Furcht-Scham-Reaktion bei beiden Partnern und befähigt sie, mit ihren konkreten Problemen effizienter umzugehen.

Die im Folgenden aufgelisteten Gesten der Verbundenheit haben unsere Klienten vorgeschlagen. Natürlich sollten Sie sich gemeinsam darauf einigen, welche Signale für Sie *beide* sinnvoll sind, um Ihre gegenseitige Bedeutung füreinander zu unterstreichen:

- Eine liebevolle Geste
- Eine Umarmung

- Ein Handzeichen
- Ein kaltes Getränk oder eine Tasse Kaffee/Tee, die der eine dem anderen bringt
- Ein kleines Geschenk
- Gegenseitige Hilfe

Pat weiß, dass alle Paare Phasen der Enttäuschung und emotionalen Trennung durchleben. Deshalb hält sie für frisch Vermählte gern ein ganz besonderes Hochzeitsgeschenk parat. Sie hüllt einen hübschen Becher in folgende Botschaft ein:

Wahre Liebe ist immer ein Auf und Ab. Wie Ihr beide diese normale Abfolge von Ebbe und Flut meistert, wird den Verlauf eurer Beziehung bestimmen. Dieses Geschenk soll euch über schwere Zeiten hinweghelfen. Falls Ihr euch mal voneinander entfernt habt, euch in einer Sackgasse oder in einer schlimmen Lage befindet, sollte einer von euch diesen Becher füllen. Der Betreffende sollte nicht darüber nachdenken, wer sich irrt oder nicht, vielmehr sollte er sich die Liebe vor Augen führen, die ihr heute miteinander teilt. Wenn er den Becher an den Partner weiterreicht, ist eure Verbindung wiederhergestellt.

Eure Pat

Sie haben vielleicht bemerkt, dass für jede dieser Gesten nur eine Person notwendig ist. Auch Pat schenkt nur einen einzigen Becher. Sobald ein Mensch eine echte Geste der Verbundenheit macht, spürt der andere Partner unweigerlich deren Auswirkungen, selbst wenn er oder sie die Geste in diesem Augenblick nicht erwidert. (Tatsächlich neigen Männer dazu, die Wirkung zwar durchaus gleich zu spüren, aber erst später zu reagieren – in der Hauptsache deshalb, weil der männliche Stoffwechsel länger braucht, um das Cortisol, das bei abrupter Erregung in ihrem Blutkreislauf freigesetzt wird, zu verarbeiten.) Trotzdem erhöht eine Geste wie diese die Wahrscheinlichkeit, dass Ihre Verbindung eher früher als später wiederhergestellt wird. Selbst wenn Ihr Partner nicht so reagiert, wie Sie es sich wünschen, so verbindet eine solche Geste *Sie selbst* wieder mit Ihren Grundwerten – mit dem Wichtigsten an Ihnen –, was wiederum Ihr Mitgefühl für die Beziehung steigert. Auf lange Sicht ist der positive Effekt also kaum zu vermeiden.

Sobald Sie beide sich einander wieder verbunden fühlen, können Sie das Problem, das die Verstimmtheit, den Ärger, die Sorge oder die Scham ursprünglich ausgelöst hat, viel leichter lösen; und Ihre Lösung steht in Einklang mit dem, was Sie als *das Wichtigste* für Sie beide herausgearbeitet haben.

Damit wir uns nicht missverstehen: Ihre nonverbalen Gesten sollen keine Methode sein, um das Thema zu meiden – er berührt sie nicht an der Hand, um sie zum Schweigen zu bringen, und sie streichelt sein Haar nicht, um ihn zur Zustimmung zu bewegen. Es muss sich um aufrichtige Gesten zur Wiederherstellung der Verbundenheit handeln, damit Sie anschließend das Problem lösen können, ohne Ihr Gegenüber zu ängstigen oder zu beschämen. Sie müssen dem anderen vermitteln, dass Ihre Verbindung wichtiger ist als alles, dessentwegen man beschämt, wütend, gekränkt oder besorgt ist. Wenn Sie sich dabei ertappen, dass Sie eigentlich gar keine Verbindung herstellen *wollen*, weil Sie viel lieber dem Impuls nachgeben würden, zu streiten und zu bestrafen oder Recht zu behalten, oder vielleicht auch einfach nur, weil Sie keine Lust dazu haben, dann lesen Sie sich laut vor, was Sie für das Wichtigste an sich selbst und für das Wichtigste an sich als Partner halten.

Gefühlstransformation

Wir verlangen viel von Ihnen: Zeigen Sie sich von Ihrer besten Seite, wenn Ihr Partner sich gerade von seiner schlechtesten zeigt. Natürlich ist uns klar, wie schwierig das ist, aber wir können Ihnen versprechen, dass es umso leichter wird, je mehr Sie üben. Zuerst der schwierige Teil: Wenn die Woge der Emotionen Ihren Körper mit sich zu reißen droht, dann tut es auf den ersten Blick betrachtet sogar ganz gut, seinen Gefühlen freien Lauf zu lassen und lieblos und mitleidlos zu reagieren. Doch langfristig wirkt sich ein solches Verhalten nicht nur auf Ihre Beziehung, sondern auch auf Ihre Gesundheit negativ aus. Um Ihnen bei dieser scheinbar beängstigenden, dafür aber außerordentlich lohnenden Aufgabe zu helfen, stellen wir Ihnen nun die Fähigkeit der *Gefühlstransformation* vor, eine wirkungsvolle Technik, durch die Sie auch in Stress-Situationen dem Wichtigsten an sich selbst treu bleiben können. Wenn Ihr Partner am Abgrund der Angst oder der Scham steht, was sich in wütendem, kritischem, reizbarem oder gekränktem Verhalten äußert, kann die Gefühlstransformation verhindern, dass Sie in die Furcht-Scham-Falle tappen. Wenn Sie Ihre Gefühle so verwandeln, dass sie mit Ihren Grundwerten übereinstimmen, erhöhen Sie damit die Wahrscheinlichkeit, dass Ihr Partner das Gleiche tut. Glücklicherweise ist es für eine solche Gefühlstransformation häufig nur notwendig, die eigenen Empfindungen in andere Bahnen zu lenken. Wenn Sie beispielsweise kurz davor sind, aufzugeben, können Sie dieses schreckliche Gefühl verwandeln, indem Sie eine *kleine* Verbesserung vornehmen. Wenn Sie eigentlich lieber Ihrem Partner die Schuld für Ihre Misere geben würden, konzentrieren Sie sich auf eine Eigenschaft, die Sie an ihm besonders schätzen. Wenn Sie sich am liebsten zurückziehen würden, konzentrieren Sie sich darauf, die Verbindung wiederherzustellen; oder wenn Sie den anderen am liebsten angreifen würden, konzentrieren Sie sich darauf, ihn zu schützen.

Der Schlüssel zur Transformation Ihrer Gefühle liegt darin, sie zunächst zu erkennen – man kann nicht verändern, was man nicht sieht – und sie dann zu Wächtern Ihrer Grundwerte zu machen.

Gefühlstransformation bedeutet nicht, dass man Gefühle meidet oder ihnen Luft macht. Genauso wenig bedeutet sie, dass man Empfindungen »unterdrückt«, »ignoriert« oder »sich beherrscht«. Haben Sie sich je auf die Zunge gebissen, um Ihre Wut im Zaum zu halten?

Dann wissen Sie, wie schwer das ist! Ihre Hormone, die Neurotransmitter und die gesamte Streitmacht Ihres zentralen Nervensystems wirken zusammen, um Ihren Gefühlen freien Lauf zu gewähren, auch wenn Sie bewusst noch so sehr versuchen, dem entgegenzuwirken. Es ist, als ob Sie beim Fahren mit einem Fuß auf dem Gaspedal und mit dem anderen auf der Bremse stünden – Sie gelangen nirgendwohin, können aber erheblichen Schaden anrichten. In Zeitschriften und Fernsehsendungen wird uns häufig vermittelt, dass das Zurückhalten negativer Gefühle – ob wir uns ihrer bewusst sind oder nicht – sowohl für die körperliche als auch für die seelische Gesundheit schlecht sei. Das bedeutet aber noch lange nicht, dass es Ihnen besser bekäme, sie herauszulassen, insbesondere dann nicht, wenn es sich um Wut, Verachtung und Groll handelt, womit Sie Ihren Partner abwerten. Eine erheblich gesündere Alternative ist die *Gefühlstransformation*.

Ein Gefühl zu verwandeln bedeutet, es als positive Quelle der Motivation zu nutzen – immerhin ist das der eigentliche Zweck von Gefühlen. Ihr Schmerz und Ihr Unbehagen sind keine *Strafen*, die Ihnen auferlegt wurden; es handelt sich um *Signale*, die Ihnen sagen, dass Sie etwas verändern müssen.

Der Schmerz in Ihrem Herzen sagt Ihnen, dass Sie sich um Ihr emotionales Wohlbefinden kümmern müssen.

Wer dafür sorgt, dass er sich selbst wohlfühlt, der stellt auch im Rahmen seiner Beziehung die Verbindung zu seinem Partner wieder her. Um die Wut und den Groll zu verwandeln, die Sie beide auseinandertreiben, müssen Sie sich auf die Verletzlichkeit konzentrieren, die Groll und Wut hervorrufen. Sobald Sie Ihre eigene Verletzlichkeit ebenso erkannt haben wie die Ihres Partners (wenn es beim einen Furcht ist, wird es beim anderen höchstwahrscheinlich Scham sein), folgt höchstwahrscheinlich Mitgefühl. Im Folgenden schildere ich Ihnen ein Beispiel, wie es Menschen erging, die die Kunst der Gefühlstransformation in unseren Workshops erlernt haben.

Cindy hatte sich sehr angestrengt, um ein paar ihrer Freundinnen dazu zu bringen, einen literarischen Zirkel zu gründen. Anlässlich des ersten Treffens plante sie ein tolles Essen bei sich zu Hause. Ihr Mann Jake, der sah, dass sie über das Essen in helle Aufregung geriet, schlug leicht verärgert vor, doch lieber einen Catering-Service zu beauftragen, damit sie »sich darüber nicht mehr den Kopf zerbrechen musste«. Wie man sich vorstellen kann, nahm Cindy ihm diese Reaktion recht übel. Sie glaubte, dass Jake nicht nur das ganze Projekt, sondern auch sie selbst für dumm hielt, weil sie ihre Energie hineinsteckte. Er konnte nicht anerkennen, dass Cindy durch ihre Sorge um das Essen ihre Liebe und Fürsorge für ihre Freundinnen zum Ausdruck brachte. Sie fragte sich, warum er sich nicht einfach heraushalten konnte, wenn er von einer Sache nichts verstand. Ihre Gefühle schienen ihm nur auf die Nerven zu gehen. Wenn sie mit diesem Eindruck Recht hatte, dann war das eine äußerst kritische Situation in ihrer Beziehung. Cindy hatte ungeheure Angst. Dann aber erinnerte sie sich an unseren Workshop, den die beiden vor kurzem besucht hatten. Ihr wurde klar, dass Jake lediglich auf ihre Nervosität über das Essen reagiert hatte und auf seine eigene Weise zu helfen versuchte. Zwar klangen seine Worte herablassend, aber sie verstand, dass er nur deshalb so defensiv reagierte, weil er sich hilflos fühlte. Eigentlich wollte er nur, dass sie glücklich war.

Nachdem sie ein paar Sekunden lang über die Furcht-Scham-Dynamik ihrer Interaktion nachgedacht hatte, wusste sie, was zu tun war. Cindy widerstand der Versuchung, Jakes Ärger ihrerseits mit einem Ausbruch zu begegnen. Sie lehnte sein Angebot, einen Partyservice zu engagieren, höflich ab und bat ihn, zwei Besorgungen für das Essen zu machen, die ihr sehr weiterhelfen würden. Jake war dankbar dafür, dass Cindy ihm eine Methode aufzeigte, wie er sie beruhigen konnte. Sie betraute ihn mit der Möglichkeit, ihr zu helfen, was gleichzeitig ihre Angst und seine Scham verwandelte.

Weil Cindy erkannte, dass die Furcht-Scham-Dynamik ihre Kommunikation behinderte, vermied sie nicht nur die »Wir-müssen-uns-unterhalten-Fallgrube«, die womöglich alles nur noch schlimmer gemacht hätte, sondern sie nutzte ihr Wissen, um eine Verbindung zu Jake zu schmieden, die die Spannungen zwischen den Partnern abbaute. Das Hauptprinzip lautet wie folgt:

Reagieren Sie sensibel auf die Furcht und die Scham Ihres Partners, und er oder sie wird entsprechend antworten.

Was kann diesen komplexen Prozess erleichtern? Er hat einen *eingebauten* Verstärkungsmechanismus. Es tut gut, negative Gefühle in positive zu verwandeln! Wenn Sie einmal damit angefangen haben, werden Sie sich so viel wohler in Ihrer Haut und mit Ihrem Partner fühlen, dass Sie damit immer weitermachen wollen, bis es zu einer lieben Gewohnheit geworden ist, zu einem Reflex, über den Sie nicht nachdenken, geschweige denn reden müssen.

Hürden überwinden

Sie haben mittlerweile hoffentlich verstanden, dass Sensibilität für die Furcht oder die Scham Ihres Partners für eine wirklich innige Beziehung absolut notwendig ist. Erinnern Sie sich an die Zeit der ersten Verliebtheit, in der Sie diese Sensibilität besaßen. Was ist Ihrer Ansicht nach die größte Hürde, die Sie überwinden müssen, um diese Art der Sensibilität wieder zu entwickeln?

Es ist das wechselseitige Ressentiment. Die vielen Jahre, in denen Sie auf die verborgenen Ängste und die Scham des jeweilig anderen reagiert haben, forderten ihren Tribut: Sie haben die Fähigkeit eingebüßt, im Zweifel für Ihren Partner zu entscheiden. Doch auch Groll ist nichts weiter als eine Gewohnheit. Auch wenn Gewohnheiten oft nur schwer zu überwinden sind, können Sie es schaffen, solange Sie sich weiterhin an Ihren wichtigsten Werten orientieren. Lassen Sie uns sofort damit anfangen!

Der erste Schritt, um den inneren Groll zu überwinden, sieht folgendermaßen aus. Schreiben Sie die folgenden Aussagen auf, und lesen Sie sie sich laut vor. (Was Sie aufschreiben, dringt schneller in Ihr Unterbewusstsein vor. Wenn Sie die Aussagen laut vorlesen, fühlen Sie sich ihnen zudem stärker verpflichtet, besonders, wenn eine andere Person zuhört.)

- *Mein emotionales Wohlbefinden ist mir wichtig.*
- *Mein emotionales Wohlbefinden ist wichtiger als alles, worüber ich verärgert bin.*
- *Mein emotionales Wohlbefinden ist wichtiger als das schlechte Verhalten eines anderen Menschen.*
- *Meine Beziehung ist wichtiger als alles, worüber ich verärgert bin. Sie verdient meine Wertschätzung, meine Zeit, Energie, Anstrengung und Opfer.*

Überlegen Sie sich, worüber Sie sich bei Ihrem Partner besonders ärgern – vielleicht seine Wutausbrüche, sein Mauern, seine negative Grundhaltung oder ihr Genörgel, ihre Kritikbereitschaft, ihre Neigung, viel Geld auszugeben und Ihnen Sex vorzuenthalten. Denken Sie darüber nach, wie Sie auf das Verhalten Ihres Gegenübers reagieren, zum Beispiel, indem Sie den Partner verurteilen, aggressiv werden, dichtmachen oder sich zurückziehen. Und jetzt stellen Sie sich selbst folgende Frage: Bleiben Sie dem Wichtigsten an sich als Mensch und als Partner gegenüber treu, wenn Sie auf diese Weise reagieren?

Wenn Sie darauf mit Nein antworten müssen, dann überlegen Sie sich, wie Ihre Reaktion aussehen würde, wenn Sie mit dem Wichtigsten an Ihnen als Mensch und als Partner *in Einklang stehen würden.* Als Frau könnten Sie versuchen, seinen Standpunkt zu verstehen und Mitgefühl für die Scham zum Ausdruck zu bringen, die ihn wütend, aufgebracht oder zurückgezogen reagieren lässt. Als Mann könnten Sie versuchen, die Verbindung zu ihr wiederherzustellen. Massieren Sie ihr die Schultern oder gehen Sie ihr zur Hand, um ihren Stress zu mindern. Kurz gesagt: Durch die Treue zu Ihren Grundwerten könnten Sie beide eine Möglichkeit finden, um dem anderen zu vermitteln, dass er Ihnen am Herzen liegt.

Verärgerung durch Mitgefühl ersetzen

Intensive Bindung wird nicht durch Liebe, sondern vielmehr durch *Mitgefühl* erzeugt. Warum ist Mitgefühl wichtiger als Liebe?

Mitgefühl macht uns empfänglich für die Individualität, die emotionale Tiefe und die Verletzlichkeiten unserer Angehörigen. Durch es erkennen wir an, dass sie anders sind als wir, über einen anderen Erfahrungsschatz verfügen, ein anderes Temperament und natürlich über andere Empfindlichkeiten für Furcht und Scham, wodurch sie bestimmten Verhaltensweisen eine andere Bedeutung beimessen als wir selbst. Wenn beispielsweise eine Frau ihrem Partner mitteilt, dass sie »miteinander reden müssen«, dann meint sie damit, dass sie sich ihm näher fühlen will. Er jedoch *glaubt*, dass sie ihm sagen will, dass er wieder einmal etwas falsch gemacht hat. Ohne Mitgefühl kann keiner von Ihnen beiden Ihre Unterschiede verstehen, auch wenn Sie einander ganz gewiss lieben.

Zunächst scheint die Intensität der Liebe ausreichend zu sein, um miteinander zu verschmelzen; wir fangen an zu glauben, dass der geliebte Mensch die Welt genauso sieht wie wir selbst. Doch ohne ein hohes Maß an Mitgefühl wird der Blick dafür verschleiert, was der andere tatsächlich fühlt, was er denkt und in weiten Teilen auch, wer er wirklich ist. Der Partner wird zum Gefühlsspender degradiert, statt ein eigenständiger, unabhängiger Mensch zu bleiben. Solange der andere uns ein gutes Gefühl gibt, heben wir ihn auf ein Podest. Doch wenn wir uns schlecht fühlen, weil er die Welt nicht so sieht wie wir, fühlen wir uns betrogen.

Schließlich führt Mitgefühl dazu, dass wir den anderen lieber beschützen als ihn kontrollieren wollen. Dieser Unterschied ist von entscheidender Bedeutung. Wenn wir uns kontrollierend verhalten, wollen wir, dass unser Partner sich schlecht fühlt, weil er nicht tut, was wir uns von ihm wünschen. Wenn wir ihn aber zu schützen versuchen, wollen wir ihm dabei helfen, das zu erreichen, was das Beste für ihn ist. Vor allem aber wollen wir, dass er sich wohl in seiner Haut fühlt.

Wenn Sie erreichen wollen, dass Ihr Partner Mitgefühl für Sie empfindet, müssen Sie Ihrerseits für ihn oder sie Mitgefühl aufbringen. Wenn Sie sich wünschen, dass Ihr Mann Ihre Furcht und Ihre Sorgen versteht, müssen Sie seine Scham verstehen; und wenn Sie wollen, dass Ihre Frau um Ihre Versagensängste weiß, dann müssen Sie Verständnis für ihre Sorgen und ihre Furcht vor Unglück, Isolation und Entbehrungen aufbringen.

Die höchste Form des Mitgefühls

Empathie ist eine Form des Mitgefühls, bei der wir uns mit dem, was der andere fühlt, identifizieren. Empathie ist etwas Wunderbares, aber in Beziehungen zwischen Mann und Frau hat sie ihre Grenzen. Frauen können die Scham eines Mannes nicht wirklich nachvollziehen – für sie ist ein Scheitern nicht ganz so demütigend, zumindest nicht, solange sie sich dem anderen verbunden fühlt; umgekehrt können Männer auch die Ängste der Frauen nicht wirklich nachvollziehen – für ihn ist Angst nicht wirklich ein Thema, solange er das Gefühl hat, erfolgreich zu sein. Diese Grenzen der Empathie erweisen sich in intimen Partnerschaften häufig als Falle:

Ich kann nicht nachvollziehen, was du fühlst, denn ich habe keine Angst vor einem Menschen, nur weil er schreit.

Ich würde mich nicht schämen, um eine Gehaltserhöhung zu bitten, denn ich käme mir auch dann nicht wie ein Versager vor, wenn mein Vorgesetzter ablehnen würde.

Es ist relativ leicht, Mitgefühl mit jemandem zu empfinden, der sein Augenlicht verloren hat, denn man kann die Augen schließen und sich vorstellen, wie schmerzhaft es sein muss, nichts mehr sehen zu können, und wie schwer es sein muss, ganz neue Fähigkeiten zu entwickeln, um sich in einer komplexen Umwelt zurechtzufinden. Noch größer ist ihr Mitgefühl für einen Menschen, der von Geburt an blind ist, denn Sie können einfach nicht nachvollziehen, wie es ist, ein Gehirn zu haben, dem jegliche bildliche Vorstellungskraft fehlt. Eine Welt, in der es keine Bilder gibt, ist für Sie undenkbar: ein fast todesähnlicher Zustand oder zumindest ein Zustand ständigen Schlafes. Weil Sie sich nicht »in den blinden Menschen hineinversetzen« können, zwingt Ihr Mitgefühl Sie, die Grenzen Ihrer eigenen Erfahrungen zu überwinden und in die Welt eines Menschen vorzudringen, der sich von Ihnen unterscheidet, der aber genauso wertvoll ist wie Sie selbst. Mit Ihrem Mitgefühl für diesen blinden Menschen würden Sie den *Unterschieden* zwischen Ihnen beiden automatisch Wert beimessen. Außerdem würden Sie seine einzigartige Perspektive und die größere Schärfe seiner übrigen Sinnesorgane bewundern. Die Grenzen Ihrer eigenen Erfahrung zu transzendieren macht Sie also zu einem besseren Menschen.

Und genau diese Art von Mitgefühl müssen wir auch füreinander aufbringen, damit unsere Beziehung funktioniert. Sie haben unterschiedliche Verletzlichkeiten und können sich kaum vorstellen, wie es ist, sich den Empfindlichkeiten Ihres Partners anzupassen. Frauen müssen verstehen, dass die Anfälligkeit ihres Partners für Scham – und der verzweifelte Versuch, dieses Gefühl zu vermeiden – nicht in ihrem Erfahrungsbereich liegt. Männer wiederum müssen erkennen, dass die Angst ihrer Frauen vor Unglück, Isolation und Entbehrungen – und der verzweifelte Versuch, diese Gefühle zu vermeiden – nicht dem männlichen Erfahrungsschatz entspricht. Paare, die diese höchste Form des Mitgefühls erreichen, sind *glücklich* miteinander. Sie helfen einander, mit ihren jeweiligen Verletzlichkeiten klarzukommen, statt sie gegeneinander auszuspielen.

Lassen Sie sich von dem Konzept des »größtmöglichen Mitgefühls« nicht abschrecken. Sie haben es schon unzählige Male praktiziert, ohne darüber nachzudenken. Als Sie frisch verliebt waren, geschah es ganz automatisch. Die meisten Frauen, die das Unbehagen ihres neuen Geliebten wahrnehmen, reagieren reflexartig mit Trost und Unterstützung. Die meisten Männer, die die Angst der neuen Geliebten spüren, versuchen automatisch, ihre Partnerin zu beschützen und ihr ein Gefühl der Verbundenheit vermitteln. In der ersten

Zeit Ihrer Liebe lagen Sie einander sehr am Herzen und unterstützen sich automatisch gegenseitig. Demzufolge war Ihr Selbstwertgefühl besonders hoch. Besser hätten Sie sich gar nicht fühlen können, denn Sie orientierten Ihr Verhalten an Ihren innersten Grundwerten.

Diese mitfühlenden und unterstützenden Verhaltensweisen müssen Sie nicht neu erlernen. Sie sollten lediglich die Scheuklappen ablegen und zulassen, dass sich Ihre instinktive Sensibilität für die subtilen Ängste des jeweils anderen auf natürlichem Wege Bahn bricht. Dann werden Ihre innersten Werte das Regiment übernehmen und Sie werden die intensive Kraft fühlen, die daraus erwächst, wenn Sie dem wichtigsten Menschen Ihres Lebens Trost und Schutz spenden.

9

Die Zweifachperspektive

»Warum hast du mir nie erzählt, dass du mal so ein super Basketballspieler warst?«, fragte Letizia Boris, als sie von seinem Klassentreffen zurück nach Hause fuhren.

»Ach, das war ich doch nicht allein – das war die ganze Mannschaft!«, antwortete Boris.

»Also, *so* habe ich es nicht verstanden. Tom und John klangen, als ob du der Star gewesen wärest«, widersprach Letizia.

»Ich war nicht der Star«, sagte Boris leise und hoffte, dass sie das Thema fallen lassen würde.

Letizia jedoch ließ nicht locker. Sie wollte noch mehr über diesen Teil der Lebensgeschichte ihres Mannes wissen. »Das war bestimmt ganz schön aufregend, als ihr zum ersten Mal die Meisterschaften gewonnen habt.«

»Ja«, antwortete er weiterhin einsilbig.

Letizia versuchte es noch einmal: »Wie war es denn für dich, all die Jungs wiederzutreffen? Die sind ja förmlich ausgeflippt, als sie dich sahen.«

Boris musste unwillkürlich grinsen. »Die sind einfach nur verrückt, Punkt. Manche Dinge ändern sich eben einfach nicht.« Schließlich ließ er sich auf Letizias Enthusiasmus ein und begann, ihr die Höhepunkte der damaligen Spielsaison zu schildern, aus der seine Mannschaft als Champion hervorgegangen war. Jetzt rissen ihn seine Gefühle mit. Wäre er seinem ersten Impuls gefolgt, so hätte er geschwiegen, aber jetzt berichtete er immer weiter. Letizia lehnte den Kopf gegen den Autositz und hörte aufmerksam zu. Sie stellte sich die Ereignisse vor, während Boris immer mehr erzählte. Gerade als er mit der dritten Anekdote begann, klingelte Letizias Handy. Flüchtig dachte sie daran, lieber nicht dranzugehen, aber klingelnde Telefone machten sie immer nervös. »Hallo? Oh, hallo Howard.« Es war der Krankenpfleger aus der Klinik, der sie vertrat, während sie sich für das Klassentreffen ihres Mannes freigenommen hatte; er rief an, um sich zu vergewissern, dass er ihren Einsatzplan richtig verstanden hatte. Letizia legte auf, sobald es die Höflichkeit erlaubte. Dann wandte sie sich eifrig wieder ihrem Gespräch mit Boris zu. »Bitte erzähl doch noch mal die letzte Geschichte.«

»Vergiss es!«, antwortete Boris ärgerlich.

Letizia erstarrte. »Nein, ich möchte doch noch mehr hören«, bat sie.

»Nein, das willst du nicht, Letizia.«

»Wie bitte? Du nimmst dir jederzeit heraus, zu telefonieren, wenn ich aber einen Anruf entgegennehme, dann bestrafst du mich!«, rief Letizia ungläubig.

»Warum soll immer ich es sein, der dich bestraft? Wie wäre es denn mal, wenn du über den umgekehrten Fall nachdenkst: dass *du* mich bestrafst?«, schrie Boris und verfiel für den Rest der Fahrt in Schweigen.

Letizia war wie betäubt. Sie wusste, dass es keinen Zweck hatte, sich weiter über dieses Thema zu unterhalten. Sie wusste auch, dass es, je länger sie schwiegen, umso schwerer würde, die innige Verbundenheit wiederherzustellen, die sie noch vor wenigen Augenblicken empfunden hatten.

Was war geschehen?

Es gibt bestimmt viele Möglichkeiten, die Interaktion zwischen Letizia und Boris zu analysieren. Sie hätte wirklich nicht ans Telefon gehen sollen; er hätte geduldig reagieren und ihr Gespräch nicht abbrechen sollen. Obwohl beide Perspektiven etwas für sich haben, wollen wir an dieser Stelle die Interaktion der beiden einfach nur daraufhin untersuchen, *wie* Letizia unbeabsichtigt Boris' Scham stimulierte. Dabei ist es wichtig, sich nicht mit der Frage aufzuhalten, wer im Recht war und wer nicht.

Wenn eine Frau einen Mann beschämt, dann ist sie im Unrecht, auch wenn sie Recht hat. Wenn ein Mann die Furcht der Frau stimuliert, ist er ebenfalls im Unrecht, auch wenn er Recht hat.

Zwei verschiedene Perspektiven

Als sie ins Auto stiegen, empfand Letizia immer noch Stolz und Hochachtung, weil Boris' frühere Klassenkameraden ihm einen so herzlichen Empfang bereitet hatten. Er hatte nie viel über seine Tage auf der High School gesprochen, und so war sie offen gesagt verblüfft über seine herausragenden Fähigkeiten als Sportler und über die offensichtliche Bewunderung seiner Kumpel. Sie freute sich darauf, mehr über diese attraktive Seite ihres Mannes zu erfahren, und nutzte die Heimfahrt, um ihn über seine Vergangenheit zu befragen.

Boris hingegen überfielen im Auto die gleichen gemischten Gefühle, die ihn 20 Jahre lang von diesen Klassentreffen ferngehalten hatten. Ja, er erinnerte sich an die Freude über die von ihm aufgestellten Basketballrekorde in seiner Schulzeit, doch erinnerte er sich genauso lebhaft daran, dass er in den vier Jahren auf *sozialem* Gebiet niemals irgendwelche Erfolge gehabt hatte. Er war so schüchtern und unsicher gewesen, dass ihm trotz seiner sportlichen Leistungen immer der Mut gefehlt hatte, ein Mädchen zu fragen, ob sie mit ihm ausgehen wollte. Die positiven Erinnerungen an die Wettkämpfe waren also allesamt überschattet von dem nach dem Spiel üblichen Ritual, bei dem die Spieler aus der Halle an einer Gruppe Mädchen vorbeischritten – die allesamt auf die *anderen* Jungs warteten. Glücklicherweise zogen ihn seine Kameraden mit seiner Passivität nicht auf – aber das mussten sie auch gar nicht; er selbst machte sich das Leben deswegen am schwersten. Es war ja keineswegs so gewesen, dass er kein Interesse an Mädchen hatte; er fühlte sich von vielen angezogen, von einer besonders, nämlich von Sarah Jo. Er war in sie verknallt gewesen – seit dem Sommer der neunten Klasse bis zu dem Zeitpunkt, da er auf dem Junior

College Letizia traf. Als er Sarah Jo auf dem Klassentreffen wiedersah, war sie genauso hübsch und attraktiv, wie er sie in Erinnerung hatte. Sie zu sehen erinnerte ihn an seine Verliebtheit ebenso wie an seine Schüchternheit, und obwohl er sich entspannt und leicht mit ihr unterhalten hatte, musste er immer nur daran denken, was für ein Loser er auf der High School gewesen war.

Letizia und Boris stiegen also mit deutlich unterschiedlichen Perspektiven und Einstellungen ins Auto. Sie freute sich darauf, lang und breit über Boris' High-School-Zeit zu sprechen, und er hätte sie am liebsten vergessen. Beide verschanzten sich hinter ihrer einseitigen Sichtweise und waren sich der Perspektive des anderen nicht bewusst. Wären sie aufeinander eingestimmt gewesen, hätte das Szenario sich ganz anders entwickelt.

Am Anfang des Gesprächs gab Boris ein paar deutliche Hinweise darauf, dass er eigentlich kein Gespräch über seine High-School-Zeit wünschte. Diese Signale fallen in die Kategorie der Paralinguistik: Sie gehen über verbale Botschaften hinaus. Es war nicht nur das, was Boris sagte, sondern vor allem, wie er es sagte. Dreimal antwortete er Letizia mit einer paralinguistischen Mir-ist-unbehaglich-Botschaft. Schauen wir uns die Unterhaltung noch einmal genauer an:

Sie sagte: »Warum hast du mir nicht erzählt, dass du mal so ein super Basketballspieler warst?«

Er antwortete: »Ach, das war ich doch nicht allein – das war die ganze Mannschaft!«

Die Tatsache, dass er ihren Enthusiasmus nicht teilte, ist ein Hinweis darauf, dass er sich auf die Unterhaltung nicht einlassen wollte. Wäre sie auf ihn eingestimmt gewesen, hätte seine ausweichende Antwort sie aufhorchen lassen.

Dann fügte sie hinzu: »Also, *so* habe ich es nicht verstanden. Tom und John klangen, als ob du der Star gewesen wärest.«

Doch er erwiderte: »Ich war nicht der Star.« Diese kurze Antwort bestätigt seinen Widerstand ein zweites Mal. Er wies nicht nur das Kompliment zurück, sondern war auch mit ihrer Interpretation nicht einverstanden.

Doch sie beharrte weiter: »Das war bestimmt ganz schön aufregend, als ihr zum ersten Mal die Meisterschaften gewonnen habt.«

»Ja«, antwortete er, was alles andere als eine Aufforderung war fortzufahren, sondern vielmehr eine weitere Bestätigung, dass er sich nicht wohlfühlte.

Dann änderte Letizia ihre Strategie, indem sie ihm eine Frage stellte: »Wie war es denn für dich, all die Jungs wiederzutreffen? Die sind ja förmlich ausgeflippt, als sie dich sahen.«

Dieser Ansatz war deutlich verführerischer, denn er verlagerte das Hauptaugenmerk von ihren Interessen auf seine Gefühle. Statt ihre Beobachtungen zu äußern und darauf zu warten, dass er sie kommentierte, öffnete sie ihm die Tür, um ihr als Zuhörerin Informationen preiszugeben. Obwohl Boris auf dieses Angebot einging, bedeutete das noch lange nicht, dass sein Unbehagen nachgelassen hatte; Letizias echtes Interesse gab ihm den Mut, die Büchse der Pandora zu öffnen und sich auf ein Thema einzulassen, das für ihn mit Scham und Unzulänglichkeit verbunden war.

Als ihr Telefon klingelte, zeichnete sich Letizia erneut durch eine einseitige Sichtweise aus. Sie handelte ausschließlich aus ihrem eigenen Bezugsrahmen heraus, ohne zu ahnen, dass eine Verlagerung ihres Fokus dazu führen konnte, dass Boris sich mit seiner Verletzlichkeit alleingelassen fühlte – jenem schrecklichen Gefühl, vor dem ihm noch vor wenigen Augenblicken so sehr gegraut hatte.

Da sie schon für Boris' frühere Warnsignale nicht empfänglich gewesen war, nahm sie das Gespräch gedankenlos entgegen. Sie ging davon aus, den Faden der Unterhaltung mit ihrem Mann nach dem Telefonat problemlos wiederaufnehmen zu können. Ich brauche wohl kaum zu betonen, dass sie sich schrecklich fühlte, als ihr klar wurde, was sie getan hatte.

Ich weise noch einmal darauf hin, dass es nicht meine Absicht ist, hier zu entscheiden, wer Recht hatte und wer nicht. Letizia zu beschämen, weil sie Boris beschämt hatte, ist weder nützlich, noch hilft es den beiden dabei, ihre Beziehung zu verbessern. Diese wahre Geschichte soll lediglich einen wichtigen Punkt hervorheben: Männer leben stets am Abgrund zur Scham; Frauen leben am Abgrund zur Angst. Um eine Verbindung zu schaffen, müssen wir unsere gegenseitigen Verletzlichkeiten respektieren und schützen. Sich auf die Verletzlichkeiten unseres Partners einzustimmen, ist ein erster Schritt, um seine oder ihre Perspektive wahrzunehmen.

Betrachten wir also Boris' Perspektive in unserem Beispiel genauer: Da fühlte er sich bereits unzulänglich durch seine Erinnerung, in der er von Frauen ignoriert wurde und – da geschah es schon wieder! Die Intensität seiner Wut spiegelt die Tiefe seines Schmerzes wider. Eine solch tiefe Verletzung braucht jede Menge Schutz. Auch hier sind wir nicht bestrebt, Boris' Wut zu rechtfertigen, sondern bitten Sie lediglich, sich einen Augenblick lang in seine Welt hineinzuversetzen, eine Welt voller Schmerz darüber, nicht liebenswert und attraktiv zu sein. Wenn Sie Boris' Verletzlichkeit verstehen und nachvollziehen können, haben Sie einen Schritt in Richtung Mitgefühl getan. Und sobald Sie Mitgefühl empfinden, haben Sie Ihre Beziehung verändert – und zwar ohne zu reden.

Was Sie über Gefühle wissen sollten

- Alles Plötzliche – ob positiv oder negativ – erhöht die emotionale Intensität.

Die *plötzliche* Unterbrechung ihres Gesprächs durch das Klingeln des Handys gab Boris einen zusätzlichen Adrenalinschub. Wenn er erkannt hätte, dass seine Erregung auf den plötzlichen Anruf und nicht auf Letizia zurückzuführen war, wäre er vielleicht enttäuscht über das schlechte Timing des Anrufers gewesen, aber er wäre nicht wütend geworden.

- In Übergangszeiten sind wir anfälliger für negative Gefühle, weil wir von einem Zustand in einen anderen übergehen. Deshalb reagieren wir wahrscheinlich oft so gereizt, wenn wir das Haus verlassen, irgendwo hinfahren, wieder nach Hause zurückkehren und so weiter.

Letizia und Boris hätten einen entspannteren Abend miteinander verbringen können, wenn sie ihre erhöhte Empfindlichkeit während solcher Übergangsphasen bedacht hätten. Sie hatten einen fröhlichen Abend unter Menschen hinter sich und fuhren nach Hause – der Rückfall in eine negative Grundstimmung war also relativ wahrscheinlich. Aber wenn sie sich nicht gegenseitig die Schuld für ihre vorübergehenden negativen Gefühle gegeben hätten, wären diese genauso schnell wieder vergangen.

- Scham setzt bei einem abrupten Abfall von Interesse oder Vergnügen ein. Dieses Gefühl der Enttäuschung kennt sicher jeder. So reagieren sicher auch Sie mit Verärgerung, wenn ein interessantes oder vergnügliches Telefonat dadurch unterbrochen wird, dass es bei Ihrer Freundin telefonisch anklopft.

Letizia hätte Boris' Enttäuschung über die abrupte Unterbrechung lindern können, indem sie sich ihrerseits genervt über das Klingeln des Telefons gezeigt hätte. Sie hätte Boris auch einfach nur liebevoll berühren und ihm sagen können: »Ich möchte jetzt wirklich drangehen, vielleicht ist es dringend! Lass es mich schnell hinter mich bringen.« Auch Boris hätte seine Enttäuschung mildern können. Er hätte sich auf das konzentrieren können, was er Letizia nach ihrem Telefonat noch alles erzählen wollte.

- Die Furcht vor Unglück, Isolation oder Entbehrungen tritt aller Wahrscheinlichkeit nach dann auf, wenn die emotionale Verbindung gekappt wird.

Boris hätte sowohl seiner Scham als auch Letizias Furcht Herr werden können, indem er versucht hätte, sie vor ihrer Angst zu schützen und die mentale Verbindung zu ihr auch während des Telefonats aufrechtzuerhalten.

Stattdessen waren beide am Ende emotional voneinander getrennt – und *jeglicher* Versuch, über das Problem zu reden, solange sie ihre Verbundenheit nicht wiederhergestellt haben, wird es noch verschlimmern. Um diese Art der Verbundenheit wiederzuerlangen, ist das Erlernen einer fortgeschrittenen Beziehungsfertigkeit vonnöten: der Zweifachperspektive, bei der Sie die Sichtweise des Partners ebenso sehr kennen wie die eigene.

So wie wir waren

Früher fiel es Ihnen leicht, die Perspektive Ihres Partners einzunehmen. Erinnern Sie sich daran, wie es war, als Sie sich ineinander verliebten. Es ist sehr unwahrscheinlich, dass Sie damals den Standpunkt Ihres Partners verinnerlichten und Ihren eigenen aufgaben, und ebenso wenig werden Sie darauf bestanden haben, dass er oder sie in allen wichtigen Fragen so dachte, wie Sie selbst. Sicher haben Sie auch nicht Ihre Perspektiven *modifiziert*, um sich einander anzupassen. Stattdessen bildeten Ihre getrennten und doch ähnlichen Perspektiven eine Art von Duett, wie eine Violine und ein Cello im Gleichklang. Die Violine verändert ihren Klang nicht, um zum Cello zu passen, und auch das Cello gibt seine Identität nicht zugunsten der Violine preis. Die Harmonie der beiden Instrumente entsteht durch die unterschiedlich hoch gestimmten Saiten, die gemeinsam schwingen, während die Schönheit ihres individuellen Klangs erhalten bleibt. In Ihrer Beziehung haben Sie beide aufgehört, harmonisch miteinander zu spielen, als Sie versuchten, die Violine zu kritisieren oder sie sogar mit Verachtung straften, damit sie ein Cello wurde und umgekehrt. Ein Großteil der Kritik oder des Mauerns innerhalb einer Beziehung lässt sich mit dem Satz *Warum kannst du nicht mehr so wie ich sein?!* zusammenfassen. Ironischerweise hätten Sie einen Partner, der Ihnen ähnlicher ist, nicht sonderlich attraktiv gefunden – was ist langweiliger als eine exakte Kopie des eigenen Ich? Abgesehen davon verleihen die Violine und das Cello einander gegenseitig Tiefe und Weite. Und genau das Gleiche leistet die Zweifachperspektive in einer Beziehung. Die Sichtweisen der Partner konkurrieren nicht miteinander um eine bestimmte Realitätssicht; sie tragen dazu bei, dass das individuelle Weltbild an Tiefe und Weite gewinnt.

Um zu erkennen, wie wichtig es ist, den Standpunkt des Partners zu sehen, ohne den eigenen aus den Augen zu verlieren, sollten Sie sich Folgendes vor Augen führen. Wer nur mit einem Auge sieht, dessen Blickfeld ist reduziert. Außerdem verringern sich die Tiefenschärfe und die Fähigkeit, Bewegung wahrzunehmen. Um dies nachzuvollziehen, reicht es nicht aus, sich ein Auge zuzuhalten, denn das Gehirn füllt die fehlenden Informationen mit Vermutungen über das auf, was das andere Auge normalerweise sehen würde. Viel leichter sieht man den Unterschied, wenn man ein Teleskop oder ein Fernglas zur Hilfe nimmt. In der Wildnis sind es vornehmlich Raubtiere wie Löwen, die mit ihren nach vorne gerichteten Augen eine Zweifachperspektive entwickelten. Die Sehfelder der Augen überschneiden sich, wodurch sie Bewegungen besser wahrnehmen und Entfernungen abschätzen können, um sich an ihre Beute heranzuschleichen, sie zu jagen und sich auf sie zu stürzen. Die Beutetiere, wie zum Beispiel das Wild, besitzen an jeder Seite des Kopfes ein Auge und sind somit deutlich im Nachteil. Sie können zwar besser seitlich sehen, sind aber nicht in der Lage Abstände oder Bewegungen abzuschätzen, was die Größe ihrer Herden erklärt – sie gleichen ihre mangelnde Sehschärfe durch Quantität aus. Neben der Tatsache, dass sie jederzeit befürchten müssen, von Raubtieren getötet zu werden, ist ihre ständige Unruhe – sogar in Gefangenschaft – auch darauf zurückzuführen, dass sie ihren Augen nicht trauen können. Sie erhalten nie genug Informationen, um zu wissen, wann sie in Sicherheit sind. Die einseitige Perspektive vergrößert Angst. In menschlichen Beziehungen ist sie verantwortlich für Nervosität, Misstrauen und schließlich sogar Paranoia, weshalb auch Sie vielleicht manchmal das Gefühl haben, dass Ihr Partner nur darauf aus ist, Ihnen das Leben schwer zu machen.

Das Schöne an der Zweifachperspektive ist, dass Sie der Haltung Ihres Partners nicht zustimmen müssen. Entscheidend ist nur, sich auf seine Gefühle zu konzentrieren statt auf die Fakten. Sie müssen sich nicht mit den im Standpunkt Ihres Partners enthaltenen Fakten einverstanden erklären, solange Sie den damit verbundenen Gefühlen *Bedeutung* beimessen.

Hier ein Beispiel: In einer Unterhaltung reagierte Peter verärgert, als er feststellte, dass Marci ihn kritisierte. Marci hätte niemals eingesehen, dass ihre Worte als Kritik verstanden werden konnten. Zwar hatte sie sich beklagt, dass Peter sie ignorierte, aber immerhin hatte sie eine Ich-Botschaft formuliert, genau wie ihr Therapeut es ihr geraten hatte: »Ich fühle mich ignoriert«, hatte sie gesagt. Aber auch Peter hätte niemals zugestimmt, dass er – wie sie fand – überempfindlich reagierte. Doch es ist auch gar nicht notwendig, dass sich beide auf eine einzige Interpretation der Fakten einigen. Sie müssen einander noch nicht einmal verstehen. Um miteinander in Verbindung zu bleiben, müssen sie sich lediglich dafür interessieren, was der jeweils andere empfindet. Sie *wollte* nicht, dass er sich kritisiert und verletzt fühlte. Und er *wollte* nicht, dass sie sich ignoriert und unwichtig fühlte. Also sollten sie beide mit instinktiver Sensibilität auf die jeweilige Verletzung des anderen eingehen, ohne ihre unterschiedlichen Perspektiven zu verteidigen. Um eine Verbindung zu schaffen und aufrechtzuerhalten, ist dieser Schritt einfach unabdingbar. Die Zweifachperspektive impliziert eine instinktive Sensibilität für die Furcht und Scham des Partners, die sich hinter seinen Worten verbirgt.

Wenn Sie die Perspektive Ihres Partners für ungültig erklären und nur auf Ihrer eigenen bestehen, dann bedeutet das – egal wie Sie es drehen und wenden –, dass Recht zu haben Ihnen mehr bedeutet als die Gefühle Ihres Partners und mehr als das gute Funktionieren Ihrer Beziehung.

Dimensionen hinzufügen

Sie werden die Perspektive Ihres Partners weniger gut anerkennen können, wenn Sie das Gefühl haben, dafür etwas *aufgeben* zu müssen. Obwohl es sich manchmal so anfühlen mag, *kann* Ihr Partner Ihnen von Ihrer Perspektive nichts wegnehmen. Er oder sie kann lediglich eine neue Dimension hinzufügen, was Ihre Welt bereichert und farbenfroher macht. Hier ein Beispiel:

Barry hatte nicht viel für die neue Freundin seiner Frau, Jana, übrig, denn er hielt sie für selbstsüchtig und intrigant. Er war sicher, dass sie Susans gutes Herz ausnutzen würde, und sagte das Susan auch. Tatsächlich war Susan schon früher verschiedentlich von Freundinnen enttäuscht worden. Weil Barry fest davon überzeugt war, nur Susans Bestes im Sinn zu haben, war er schockiert, als Susan ihn beschuldigte, sie bevormunden zu wollen. Natürlich betrachtete sie seine Kritik an ihrer Freundin als Versuch, ihr Urteilsvermögen infrage zu stellen. Wer versucht, die Verhaltensweisen des anderen zu beeinflussen, ohne dessen Perspektive wahrzunehmen, wirkt automatisch besitzergreifend und bevormundend.

Wie bei vielen anderen Beziehungsproblemen auch handelte es sich bei Susans und Barrys Konflikt nicht um ein Kommunikationsproblem. Beide hatten eine Paarberatung aufgesucht und ein halbes Dutzend Beziehungsratgeber gelesen – sie wussten, wie man das »Richtige« sagte. Vielmehr bestand ihr Problem in der typischen Unfähigkeit, ihre jeweiligen Unterschiede in Bezug auf Furcht und Scham zu berücksichtigen. Susan erkannte offen an, dass sie sich häufig unpassende Freundinnen suchte, was sie auf ihre Verlustangst zurückführte. Weil Barry nicht die gleiche Angst vor Isolation hatte, unterschätzte er die ihre und kritisierte sie deshalb häufig. Genauso verstand Susan sein Gefühl der Unzulänglichkeit nicht (dem Unvermögen, sie zu beschützen), das Barry befiel, wenn er mitbekam, wie ihre Freundinnen sie verletzten. Was sie für *Bevormundung* hielt, war für ihn der Versuch, sie zu *beschützen*. Solange sie kein gegenseitiges Mitgefühl für die subtilen Verletzlichkeiten des jeweils anderen aufbrachten und in ihrer eigenen Perspektive verharrten, hatte es keinen Wert, das »Richtige« zu sagen, wie sie es in der Therapie gelernt hatten. Barry steigerte Susans Furcht vor Isolation nur noch, was wiederum ihre Motivation erhöhte, sich unbedacht Freundinnen zu suchen. Mit anderen Worten: Je stärker er ihre Freundinnen kritisierte, umso mehr benötigte sie sie. Kritik treibt Ihren Partner unweigerlich zu anderen Menschen, wo er sich Unterstützung sucht.

Aus Barrys Perspektive musste Susan ihre Verlustangst überwinden, die sie manchmal blind für den wahren Charakter ihrer Freundinnen machten. Wenn er *ihre* Perspektive als gültig anerkannt hätte (Zweifachperspektive), hätte er die Freundin mit Susannes Augen sehen können und hätte bemerkt, dass die Frau durchaus über einige gute Eigenschaften verfügte. Er hätte diese *zusätzliche* Dimension seiner eigenen Perspektive hinzugefügt, ohne die Hoffnung aufzugeben, dass Susanne – auch vor dem Hintergrund ihrer persönlichen Erfahrungen – eine vorsichtige Auswahl treffen würde. Außerdem hätte seine sympathisierende Haltung Susans Furcht gemindert. Dann hätte sie die Persönlichkeit der Freundin wahrnehmen können, ohne sich von der Furcht vor Isolation leiten zu lassen. Sie hätte sie besser einschätzen können, was entweder ihr Verhältnis zu der Frau intensiviert oder zum Rückzug geführt hätte. Wenn Susan wiederum in der Lage gewesen wäre, Barrys Schutzbedürfnis anzuerkennen, hätte sie sein Verhalten als Sorge um sie gewertet. Trotzdem hätte sie ganz eigenständig entschieden, mit wem sie befreundet sein wollte. Dieses gegenseitige Mitgefühl, hervorgerufen durch die Zweifachperspektive, hätte sie und Barry als Paar näher zusammengebracht.

Das Gehirn mit Zweifachperspektive

Was den Gesichtssinn angeht, leistet das Gehirn hervorragende Arbeit: Es produziert eine natürliche Zweifachperspektive, indem es die Informationen des linken und des rechten Auges gleichzeitig verarbeitet. Aber um eine ähnliche Zweifachperspektive in Beziehungen zu entwickeln, braucht Ihr Gehirn ein wenig Hilfe. Diese Art der Beziehungsfähigkeit müssen wir mühsam *erlernen*, weil das Gehirn auf höchst subjektive Weise organisiert ist. Unsere Weltsicht ist durch unsere persönlichen Erfahrungen geprägt und deshalb ausgesprochen auf *unseren individuellen* Blickwinkel ausgerichtet. Im Folgenden wollen wir diesen komplexen Prozess kurz skizzieren.

Man kann wohl behaupten, dass wir zwar mit einem Gehirn, aber ohne Verstand zur Welt kommen. Mit anderen Worten: Das Gehirn muss erst noch bestückt werden. Das kindliche Gehirn hat Milliarden von Rezeptoren, die sogenannten Neuronen, die jedoch größtenteils noch nicht richtig miteinander verschaltet sind. Diese neuralen Schaltstellen werden durch die Stimulation der Umgebung gebildet, die das Gehirn über die Sinnesorgane wahrnimmt (also durch Sehen, Hören, Berühren, Schmecken und Riechen). Die Stimulation schickt einen elektrischen Impuls durch die Neuronen und gibt den Neurotransmittern Starthilfe. Diese Neurotransmitter geben Informationen von einer Nervenzelle zur anderen weiter und bilden so einen neuralen Pfad, der es den Neuronen erlaubt, schnell und leicht gemeinsam zu feuern, also elektrische Landung abzugeben und miteinander zu kommunizieren. Wiederholte Stimulation stärkt diese Verbindung. Neuronen, die gemeinsam und gleichzeitig feuern, vernetzen sich miteinander. Jedes Mal, wenn ein Baby etwas Neues lernt, bildet sein Gehirn neuronale Verbindungen oder Pfade, die Assoziationen und Gedächtnis schaffen. Auf diese Weise lernt das Baby, Trost, Sicherheit und Zuneigung mit Mamas Brust zu verbinden. Es lernt außerdem, Papa an seiner einzigartigen, tiefen Stimme zu erkennen.

Je häufiger eine Assoziation sich einstellt, umso höher die Wahrscheinlichkeit, dass man auch in Zukunft das Gleiche assoziiert. Wir alle haben Tausende verschiedener Assoziationen und Erinnerungen, die sich auf vergangene Ereignisse stützen. Wenn Sie zum Beispiel an das Wort *Hund* denken, so denken Sie vielleicht an Ihren eigenen Hund, an eine bestimmte Hunderasse oder vielleicht an ein beängstigendes Erlebnis mit einem Hund. Sie denken *nicht* an Stiefel, eine Schere oder einen Bilderrahmen. Über die Jahre hat Ihr Gehirn gelernt, das Wort Hund mit einem pelzigen, bellenden Wesen auf vier Beinen und nicht mit lederner Fußbekleidung, Utensilien zum Papierschneiden oder einem hölzernen Viereck zu assoziieren. Eine häufig benutzte neurale Verbindung wird zur schnellen Bahn, die den Geist flugs und immer auf dem gleichen Weg zum Ziel führt. So werden Sie beispielsweise mit jedem Mal, da Sie wegwerfend denken »Mein Mann ist ein Idiot«, stärker geneigt sein, ihn auch in Zukunft als »Idioten« zu betrachten. Je häufiger Sie diese Erfahrung wiederholen, umso tiefer wird die neurale Furche. Vielleicht ist das gemeint, wenn man davon spricht, sich »auf eingefahrenen Geleisen« zu bewegen.

Ihr Gehirn bildet derlei Assoziationen nicht nur in Bezug auf Vorstellungen oder Verhaltensweisen, sondern auch in Bezug auf Gefühle. Als Sie das erste Mal zur Cola griffen, um wach zu bleiben, bildete Ihr Gehirn die Verbindung zwischen Müdigkeit und Erfrischung durch dieses Getränk. Durch die Wiederholung dieser Handlung machen Sie die neuronale Verbindung stärker. Wenn Sie Ihre Müdigkeit weiterhin durch Cola in den Griff zu bekommen versuchen, beginnen Sie automatisch, sich nach diesem Getränk zu sehnen, auch wenn Sie im Grunde gar nicht so erschöpft sind.

Aufgrund der ungeheuren Wirkung unserer Erfahrungen auf unsere neuronalen Netze ist unsere einseitige Sichtweise durch die Vergangenheit geprägt. Wer immer nur seinen eigenen Standpunkt wahrnimmt, dessen Sichtweise wird ausschließlich durch seine vergangenen Erfahrungen geprägt, was wiederum die Entwicklung des Betreffenden in der Zukunft verhindert. Durch die einseitige Perspektive gelangt Ihr Gehirn schnell zu bestimmten Schlussfolgerungen. Wenn die Erfahrung neuronale Verknüpfungen in Ihrem Gehirn gebildet hat, die besagen, dass man es Frauen nur schwer Recht machen kann, fällt die Schlussfolgerung leicht, dass Sie es auch Ihrer Partnerin nicht Recht machen können. Wenn Ihre erfahrungsbedingten neuronalen Verknüpfungen Männer mit mangelnder Vertrauenswürdigkeit assoziieren, dann haben Sie automatisch auch die Neigung, Ihren Partner als vertrauensunwürdig zu betrachten. Und das ist nicht einmal das Schlimmste – je mehr negative Erfahrungen man in der Vergangenheit gemacht hat, umso intensiver werden die Angst und das Misstrauen, die die einseitige Perspektive hervorruft. Zur Veranschaulichung möchte ich Ihnen an dieser Stelle eine wahre Geschichte erzählen:

Mit 19 Jahren heiratete Diana einen Mann, der ihr wiederholt untreu wurde. Die Jahre, die sie mit Lügen und Betrug verbrachte, führten dazu, dass sie ein äußerst negatives Bild von Männern entwickelte. Schließlich brachte sie den Mut auf, ihren Mann zu verlassen; unglücklicherweise nahm sie den Schmerz und die negativen Assoziationen mit. Jahre nach ihrer Scheidung war sie Männern gegenüber immer noch sehr misstrauisch. Nach zahlreichen Enttäuschungen und gescheiterten Beziehungen begann sie eine Therapie. Durch die zeitweise sehr schmerzhafte Auseinandersetzung mit sich selbst begann sie zu verstehen, dass ihre persönliche Geschichte ihr Gehirn so verschaltet hatte, dass sie Männer grundsätzlich für unzuverlässig hielt, und – was noch wichtiger war – sie verstand, inwiefern ihre Angst sie daran hinderte, eine glückliche Liebesbeziehung aufzubauen. Drei Jahre später lernte sie Brandon kennen und nach einer langen, vorsichtigen Kennlernphase beschlossen sie, zu heiraten. Aber bevor sie bei ihm einzog, bat Diana ihn, ihr einen einzigen Wunsch zu erfüllen: Er sollte sein Haus durchgehen und alle Symbole seines Junggesellenlebens entfernen. Sie wollte nicht mit Erinnerungsstücken an seine früheren Beziehungen konfrontiert werden. Sie bat ihn keineswegs, die entsprechenden Gegenstände zu vernichten, er sollte sie nur an einen Ort räumen, wo sie sie nicht sähe. Brandon ließ sich bereitwillig darauf ein. Bedenkenlos räumte er sämtliche Bilder, Andenken, Briefe und anderen Krimskrams, der an sein Single-Leben erinnerte, fort. Diana zog ein, und eine Weile ging alles glatt, bis sie eines Tages, als Brandon im Büro war, eine Schublade im Badezimmer öffnete und einen großen Vorrat an Kondomen fand. (Sie selbst benutzten keine Kondome.) Nach der Entdeckung im Badezimmer kam es ihr so vor, als ob sie überall, wo sie suchte, Kondome fand – im Schlafzimmer, im Schrank, sogar im Esszimmer!

Als Brandon an diesem Abend von der Arbeit nach Hause kam, benutzte Diana eine der Kommunikationsstrategien, die sie sich in der Therapie angeeignet hatte. Sie setzte sich mit ihm hin und erklärte ihm, wie sie sich fühlte und worum sie ihn bitten wollte. Sie benutzte die richtige Terminologie, wie: »Ich fühle mich« und »Ich wünsche mir, dass«. Brandon kannte ihre persönliche Geschichte und verstand sofort, wie schmerzhaft es für Diana gewesen sein musste, die Kondome zu finden. Er entschuldigte sich und versprach, die Kondome sofort alle wegzuwerfen. Ein paar Tage später jedoch öffnete Diana eine Schublade in der Küche und sah – *wieder ein Kondom!*

Als Brandon an diesem Abend nach Hause kam, waren sämtliche Kommunikationsstrategien vergessen. Kaum war er im Haus, ging sie zu ihm hin, knallte ihm das Kondom auf den Tisch und schrie: »Warum hast du mich angelogen? Du hast gesagt, dass du sie wegwerfen würdest. Warum kann ich dir nicht vertrauen? Ist es dir egal, wie sehr mich das hier verletzt?«

Brandon wurde blass. Er blickte zunächst auf den Tisch, dann wieder zu Diana, und dann fand er tief in seinem Inneren die Fähigkeit, um mit Mitgefühl zu sagen: »Nein, es ist mir nicht egal, wie sehr dich etwas verletzt – *aber das ist ein kleiner, eingeschweißter Teebeutel!*«

Heute lachen Diana und Brandon über diesen Vorfall, denn die jahrelangen positiven Erfahrungen miteinander haben die einfache Sichtweise durch die erheblich freundlichere gegenseitige Zweifachperspektive ersetzt.

Wenn eine Assoziation sich einmal eingestellt hat, steigert dies nicht nur die Wahrscheinlichkeit, dass Sie die gleiche Assoziation noch einmal haben werden, *sondern es mindert auch die Wahrscheinlichkeit, dass Sie die Situation einmal anders beurteilen.* Wenn Sie darauf programmiert sind, Kondome zu sehen, dann sehen Sie auch Kondome, selbst wenn es sich um einen Teebeutel handelt. Wenn Sie darauf programmiert sind, Ihren Partner als wütend oder gemein wahrzunehmen, so sinkt die Wahrscheinlichkeit, dass Sie ihn auf andere Weise sehen. Er kann tausendmal freundlich, unterstützend und liebevoll sein: Sie werden es nicht bemerken. Doch die allerersten Anzeichen für Zorn oder Gemeinheit werden sofort Ihre Aufmerksamkeit erlangen. *Wenn Sie darauf programmiert sind, das Negative zu sehen, dann werden Sie auch das Negative sehen!* Dieses allgemein bekannte Phänomen nennt man »Bestätigungstendenz«. Und die negative Erwartungshaltung bewirkt automatisch, dass sich

Ihr Gegenüber *tatsächlich* negativ verhält. Deshalb wirkt die einfache Sichtweise so destruktiv auf die Beziehungen.

Ihre einseitige Sichtweise

Wie bereits erwähnt wird Ihre Weltsicht stark von Ihren vergangenen Erfahrungen bestimmt. Meist ist dem Individuum dieser Einfluss nicht bewusst, besonders dann nicht, wenn Furcht und Scham mit im Spiel sind. Nutzen Sie die folgende Übung, um sich ein Bild davon zu machen, inwiefern Ihre Vergangenheit Ihre heutige Wahrnehmung prägen könnte. Dabei sollen Sie die folgenden Sätze einfach nur vervollständigen. Schreiben Sie dabei die erstbeste Antwort nieder, die Ihnen in den Sinn kommt.

Männer sind ______________________

Ein Mann wird immer ______________________

Männer sind gut beim ______________________

Meine Beziehung zu Männern war in meinem Leben immer ______________________

In einer Partnerschaft wird ein Mann immer ______________________

Man kann immer davon ausgehen, dass ein Mann ______________________

Frauen sind ______________________

Eine Frau wird immer ______________________

Frauen sind gut beim ______________________

Meine Beziehung zu Frauen war in meinem Leben immer ______________________

In einer Partnerschaft wird eine Frau immer ______________________

Man kann immer davon ausgehen, dass eine Frau ______________________

Manchmal kann das Vervollständigen dieser Sätze Ihnen wertvolle Einsichten in Ihre unbewusste Sichtweise von Männern und Frauen geben. Eine Frau in Pats Workshop bemerkte: »Durch meine persönliche Vorgeschichte waren mir derlei Gedanken nicht fremd. Aber ich bin erstaunt darüber, wie schnell sie an die Oberfläche des Bewusstseins gelangen. Diese Übung erklärt eine Vielzahl meiner Beziehungen.« Die Antworten, die sie über Männer niedergeschrieben hatte, hatten allesamt einen negativen Beigeschmack, obwohl der Satzanfang völlig neutral ist.

Deshalb betonen wir noch einmal, dass negative Wahrnehmungen aus der Vergangenheit eine Hauptquelle für Furcht und Scham in der Gegenwart sein können. Dianas Furcht hatte nichts mit Brandons Verhalten zu tun, sondern mit ihren persönlichen Erfahrungen mit Männern. Diese Tatsache ist sehr wichtig für alle, deren Geschichte voll von Furcht und Scham ist.

Die Wirkung von Traumata

Es gibt eine andere Möglichkeit, um neuronale Verbindungen zu bilden, die nichts mit beständiger Wiederholung zu tun hat: Nehmen Sie eine intensive Erfahrung eines Traumas, also einer realen oder subjektiv wahrgenommenen Bedrohung. Zu traumatischen Erlebnissen können verbale, körperliche oder sexuelle Misshandlung gehören; öffentliche Demütigung, der Verlust des Arbeitsplatzes, finanzielles Scheitern, Betrug, Zurückweisung, Vernachlässigung, Gewalt, Krieg, Armut – die Liste ist lang. Ereignisse, die die physische, beziehungsmäßige oder emotionale Sicherheit bedrohen, hinterlassen bei den Betroffenen einen bleibenden Eindruck. Jemand, der derlei traumatische Ereignisse erlebt hat, ist außerordentlich anfällig für furcht- oder schamauslösende* Ereignisse, und ein Partner kann nicht viel

* Wenn Sie beim FIE-Index (Furcht, Isolation, Entbehrung) oder beim SUV–Index (Scham, Unzulänglichkeit, Versagen) eine Punktzahl von 20 oder höher hatten, liegt die Schlussfolgerung nahe, dass Sie sehr anfällig für furcht- oder schamauslösende Ereignisse sind. Sie können sich aus dieser verletzlichen Position befreien, indem Sie die vielen Ressourcen erkennen und nutzen, die Ihnen zur Verfügung stehen.

mehr tun, als seinen Schmerz zu lindern. Natürlich besteht ein erster Schritt auf dem Weg zur Hilfe darin, jede absichtliche Handlung zu vermeiden, mit der eine überempfindliche Reaktion ausgelöst werden könnte. Ansonsten sollte man Mitgefühl für das Unbehagen und die Angst entwickeln, die mit diesen extremen emotionalen Reaktionen einhergehen. Eine dritte Möglichkeit, um dem betroffenen Partner zu helfen, besteht darin, die Verbindungsrituale zu praktizieren, die wir Ihnen in diesem Buch vorstellen. Die effektivsten Strategien jedoch müssen von dem Individuum selbst kommen, das unter extremen Furcht- oder Scham-Reaktionen leidet. Im Zweifel sollten Sie nicht zögern, sich fachkundige Hilfe zu suchen.

Klare Zweifachperspektive

Mit der einfachen Sichtweise neigen Sie grundsätzlich dazu, das zu sehen, was Sie schon früher gesehen haben, zu hören, was Sie immer gehört haben, und zu fühlen, was Sie schon immer gefühlt haben. Im Gegensatz dazu liefert Ihnen die Zweifachperspektive *neue* Informationen, wodurch Sie Ihren Partner mehr oder weniger objektiv betrachten können, und zwar unter Berücksichtigung seiner oder ihrer positiven und negativen Eigenschaften. Darüber hinaus sind Sie dadurch in der Lage, *auch Ihr eigenes Verhalten objektiv zu betrachten* – und einen Eindruck davon zu gewinnen, wie das Zusammenleben mit Ihnen ist. Eine zweifache Sichtweise zu entwickeln erfordert viel persönliche Reife, denn dazu müssen wir die mentalen Furchen verlassen, die wir ein Leben lang gebildet haben, und lernen, die Welt gleichzeitig mit den Augen des Partners und mit unseren eigenen zu sehen. Machen Sie folgende Übung, um zu überprüfen, ob Sie zu einer klaren Zweifachsicht in der Lage sind.

Schreiben Sie drei negative Eigenschaften auf, die Ihrer Meinung nach charakteristisch für Ihren Partner sind (zum Beispiel, dass er wütend, distanziert, egoistisch, mit den Gedanken oft woanders, ständig unzufrieden und unvernünftig ist).

1. ______________________________
2. ______________________________
3. ______________________________

Jetzt notieren Sie drei positive Charaktereigenschaften, die Sie sich an Ihrem Partner wünschen (zum Beispiel, dass er oder sie liebevoller, großzügiger, hilfsbereiter oder sexuell aktiver sein sollte).

1. ______________________________
2. ______________________________
3. ______________________________

Schauen Sie sich erneut die negativen Eigenschaften an, die Sie aufgelistet haben, und beschreiben Sie nun, inwiefern jede auch auf Sie selbst anwendbar sein könnte. Wenn Sie beispielsweise »wütend« als Nummer 1 aufgeführt haben, könnte Ihre Antwort lauten: »*Meine* Wut zeigt sich in den negativen Gedanken, die ich über meinen Partner habe, und darin, dass ich ihn oft verurteile.« Oder: »*Meine* Wut zeigt sich bei den Kindern.« Wenn »distanziert« das charakteristische Merkmal ist, das Sie aufgeführt haben, könnte Ihre Antwort lauten: »Ich bin distanziert im Schlafzimmer, wenn ich Sex vermeiden will.« Oder: »Ich bin distanziert, wenn ich meinem Partner Informationen vorenthalte.«

Überrascht es Sie, wie leicht Sie die Fehler Ihres Partners auch in sich selbst wiederfinden können? Die Zweifachperspektive enthält neue Informationen sowohl über Ihr eigenes Verhalten als auch über das Ihres Partners. Sie fanden es unangenehm, über diese Zusammenhänge nachzudenken? Dann sind Sie auf dem besten Weg, eine Zweifachperspektive zu entwickeln. Falls Sie die Auseinandersetzung mit diesen Fragen nicht unangenehm fanden, benötigen Sie vielleicht die Hilfe Ihres Partners, um Ihr eigenes Verhalten besser durchschauen zu können.

Wie Sie Ihrem Partner das Leben schwer machen

Der nächste Schritt ist noch schwieriger, aber die Mühe lohnt sich. Schauen Sie sich noch einmal die Liste der positiven Charaktereigenschaften an, die Sie sich an Ihrem Partner wünschen. Bei jeder positiven Verhaltensweise fragen Sie sich, wodurch Sie es Ihrem Partner erschweren, sich so zu verhalten. Wenn Sie beispielsweise notiert haben, dass Ihr Partner »mehr Interesse am Sex« aufbringen sollte oder »mir näher sein sollte«, könnte Ihre Antwort auf die oben gestellte Frage folgendermaßen lauten: »Ich mache es meiner Partnerin schwer, interessierter am Sex zu sein, *weil ich mich ständig beklage und ihre Bedürfnisse nach Intimität vernachlässige*« oder: »Ich mache es meinem Partner schwer, mir nahe zu sein, *weil ich ständig unter Strom stehe und uns keinen ruhigen Augenblick gönne*«. Auch jetzt sollten Sie sich fragen, ob Sie sich angesichts dieser Überlegungen unbehaglich fühlen. Je mehr Erkenntnisse und Unbehagen Sie in Bezug auf Ihr eigenes Verhalten haben, umso besser ist Ihre Zweifachperspektive ausgebildet.

Wie Sie Ihrem Partner das Leben leicht machen

Auch diese Aufgabe ist kein Spaziergang. Trotzdem ist es der logische nächste Schritt für jeden, der wahrhaft auf der Suche nach Liebe jenseits aller Worte ist. Denken Sie zu jedem einzelnen Punkt darüber nach, wie Sie es Ihrem Partner leichter machen können. Wenn Sie sich beispielsweise von Ihrem Partner mehr Interesse am Sex oder »mehr Spaß« wünschen, könnte Ihre Überlegung nun folgendermaßen aussehen: »Um das Interesse meiner Partnerin an der Sexualität zu steigern, könnte ich auf nichtsexuellem Gebiet liebevoller zu ihr sein.« Oder: »Damit er mehr Spaß hat, könnte ich mich an Aktivitäten beteiligen, von denen ich weiß, dass sie ihm gefallen.«

Jetzt zu Ihnen:

Um meinem Partner zur Veränderung zu helfen bei ______, könnte ich

____

Sie glauben, Ihren Partner liebenswerter machen zu können, indem Sie Ihr eigenes Verhalten ändern? Und sind Sie dazu auch bereit? Wählen Sie eine der oben notierten Verhaltensweisen aus und fangen Sie an zu üben. Verändern Sie Ihr eigenes Verhalten, aber seien Sie nicht überrascht, wenn das Ihres Partners sich ebenfalls zu verändern beginnt.

Weitere Neuerungen

Beziehungsdynamiken formen die neuralen Schaltkreise des Gehirns genauso sehr wie individuelle Erfahrungen. Wenn sich die Kondom/Teebeutel-Erfahrung mehrfach wiederholt hätte – es war ein Glück für Brandon und Diana, dass sie das nicht tat –, hätte Diana begonnen, ihr Unbehagen oder ihren Schmerz mit Brandons Verhalten zu verbinden, auch wenn dieser sich gar nicht schuldig gemacht hätte: *Wenn ich mich schlecht fühle, dann musst du etwas falsch gemacht haben.* Brandon wiederum hätte begonnen, ihren Schmerz und ihr Unbehagen mit unweigerlichen Selbstbeschuldigungen zu verbinden: *Wenn es ihr schlecht geht, muss ich etwas getan haben.* Also hätte er defensiv statt mitfühlend reagiert, sobald sie nervlich angespannt wäre.

Das natürliche Mitgefühl, das Paare füreinander aufbringen, weicht einem defensiven Groll, sobald einer von beiden glaubt, dass der andere ihn im Stich lässt oder verletzt.

Bald sind beide in einer starren, einseitigen Perspektive gefangen, aus der der geliebte Mensch eher als Gegner statt als Partner betrachtet wird.

Wenn Sie dieses Buch gekauft haben, spricht vieles dafür, dass Sie mit der einseitigen Sichtweise zu kämpfen haben.* Deshalb freuen wir uns besonders, Ihnen sagen zu können, dass Sie nicht wirklich darin *gefangen* sind. Sie können die Verschaltung Ihres Gehirns verändern und lernen, das Leben durch eine bereicherndere Linse zu betrachten, in der sowohl Ihre eigenen Erfahrungen als auch die Ihres Partners reflektiert werden. Im Folgenden schildern wir Ihnen ein paar Beispiele:

Einseitige Sichtweise

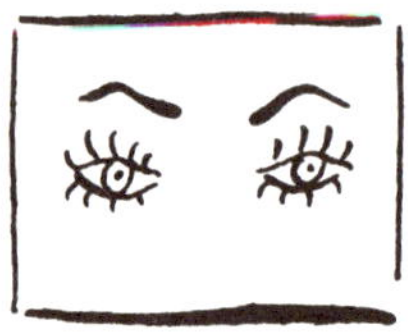

Meine Gefühle sind ihm egal

↓

Er liebt mich nicht.

↓

Damit kommt er mir nicht ungeschoren davon!

- Erkennen Sie die Signale der Sorge, Furcht und Scham. Das wird Ihnen enorm helfen. Wenn Diana ihre Sorge im Hinblick auf das Kondom gleich richtig verstanden hätte, hätte sie zu Brandon sagen können: »Ich bin einfach sehr empfindlich, sodass bei Vorfällen wie diesen meine Angst eskaliert und ich vollkommen überreagiere.« Dann hätte Brandon auf ihre Besorgnis eingehen und sie beruhigen können, statt sich erst einmal über ihre Reaktion zu ärgern.
- Verbinden Sie Ihre Perspektive mit der des Partners oder der Partnerin. Dianas Schmerz ließ sie den aufrechten Charakter ihres Man-

* Denken Sie daran: Das bedeutet nicht, dass Sie nur mit einem Auge sehen, sondern dass Sie die Perspektive Ihres Partners nicht wahrnehmen.

nes sofort anzweifeln. Aber wie war die Situation für ihn? Selbst wenn es sich tatsächlich um ein Kondom gehandelt hätte, das er bei seinen Aufräumarbeiten übersehen hatte, hätte das wirklich bedeutet, dass er sie nicht liebte und dass ihm ihre Gefühle egal waren? Wie schmerzhaft war es für ihn, dass sie das Schlimmste von ihm auch nur *annahm*?

- **Befinden Sie bei Unbehagen und Schmerz im Zweifel für den Angeklagten.** Wenn Sie verletzt sind, dann üben Sie folgenden Gedanken: »Wahrscheinlich gibt es dafür eine gute Erklärung – wir werden es schon herausfinden.« In Beziehungen könnte so viel Kummer vermieden werden, wenn Paare erst einmal nur das Beste voneinander dächten oder auch einfach nur innehielten, um mehr Informationen zu sammeln. Wenn Sie auf ein alltägliches Ereignis stark reagieren, sollte Ihre erste Reaktion folgendermaßen aussehen: »Moment! Ich will erst einmal die andere Seite anhören!«
- **Verbinden Sie ein positives Bild Ihres Partners und Ihrer Beziehung mit Ihrem Kummer und Ihrem Schmerz.** Um diese Technik anwenden zu können, müssen Sie sich zunächst darüber klar werden, welche Art von Bild Sie von Ihrem Partner haben und erhalten wollen. Wollen Sie ihn lieber als Lügner betrachten, als Schürzenjäger oder unsensiblen Rüpel oder als wohlmeinenden Mann, der immer nur Ihr Bestes will, aber gelegentlich Fehler macht? Wenn Sie zuerst einmal von der Unschuld des Partners ausgehen, so zwingt Sie dies, die Perspektive Ihres Partners Ihrer eigenen hinzuzufügen – und genau darum geht es bei der Zweifachperspektive. Durch häufiges Wiederholen dieser Assoziation schmieden Sie neue neuronale Verbindungen in Ihrem Gehirn, die sich sehr positiv auf Ihre Partnerschaft auswirken werden.

Die Perspektive des Partners neben Ihrer eigenen wahrnehmen

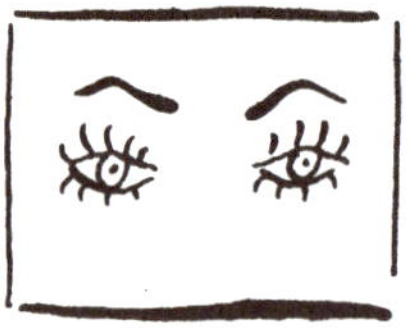

Dianas Perspektive

Meine Gefühle sind ihm egal.
↓
Er liebt mich nicht.
↓
Damit kommt er mir nicht ungeschoren davon!

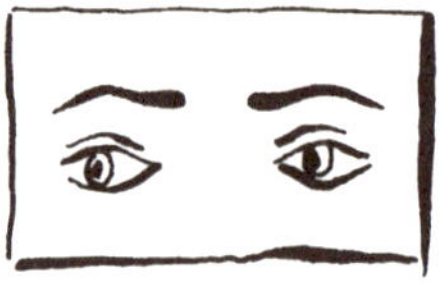

Brandons Perspektive

Ich hätte es nicht bemerkt (wenn es ein Kondom gewesen wäre).
↓
Ich komme mir wie ein Versager vor, wenn sie unglücklich ist.
↓
Ich kann sie nicht glücklich machen

Natürlich werden Sie häufig vor dem Problem stehen, die Perspektive Ihres Partners gar nicht genau zu kennen. In diesem Fall sollten Sie sich folgenden Reflex aneignen: Betrachten Sie Ihre Perspektive so lange als *unvollständig*, bis Sie genügend Informationen gesammelt haben, um zu einer Schlussfolgerung über die Sichtweise Ihres Partners zu gelangen.

Trauen Sie niemals dem halben Bild!

Bei der Zweifachperspektive geht es darum, am eigenen Selbstwertgefühl ebenso festzuhalten wie an der Wertschätzung für den geliebten Menschen, und zwar auch, wenn man sich mit Enttäuschungen konfrontiert sieht. Die Fähigkeit, letzteres mit einer gewissen Beständigkeit zu tun, hängt von unserer Fähigkeit ab, uns ersteres zu bewahren und es zu steigern. Deshalb ist so ungeheuer wichtig, nicht unserem Zorn nachzugeben, wenn wir uns herabgesetzt fühlen, sondern uns auf unseren Selbstwert zu besinnen. Durch die rachsüchtige Bestrafung unseres Partners fühlen wir uns zwar vorübergehend mächtiger, aber *keinesfalls* wertvoller. Der Zorn beispielsweise, den Diana empfand, als sie den Teebeutel mit einem Kondom verwechselte, hatte seinen Ursprung nicht in Brandons Verhalten, sondern in der Bedeutung, die sie ihm beimaß. Für sie bedeutete das vermeintliche Kondom, dass er sie nicht liebte und dass er nicht genug Rücksicht auf sie nehmen wollte. Es ging um sie als Person und nicht um seine Vergesslichkeit. Mit ihrem Zorn wollte sie ihn dafür bestrafen, dass er sie erniedrigt und ihrem Selbstwertgefühl geschadet hatte. Und so machte sie aus dem Geliebten einen Feind.

Die Unvollständigkeit der eigenen Perspektive erkennen

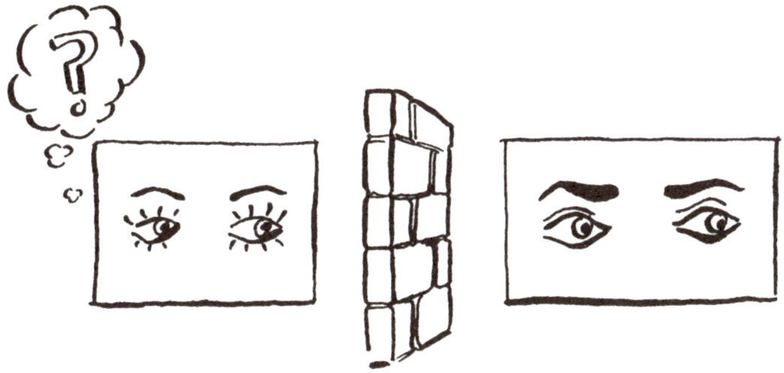

Meine Perspektive	**Perpektive des Partners**
Ich sehe nur einen Teil des Bildes.	?
↓	↓
Ich muss herausfinden, wie der andere Teil aussieht	?

Diana muss verstehen, dass das, was sie in der Schublade fand, ihren Wert als Person nicht minderte. Sie braucht eine Technik, mit der sie ihr Selbstwertgefühl steigern kann, wenn es mal wieder in Gefahr ist. So könnte sie an das Wichtigste an sich selbst als Mensch denken, könnte die Liebe spüren, die sie für die wichtigsten Menschen in ihrem Leben empfindet. Sie könnte sich etwas vorstellen, das sie in der Natur, in der Kunst oder der Musik besonders schön findet. Sie könnte sich auf Freundschaft und Gemeinschaft besinnen oder auf das Mitgefühl, das sie selbst in der Vergangenheit anderen entgegengebracht hat. Wenn sie das geschafft hat, kann sie mit ihrem Mann sprechen. Gegenstand ihrer Unterhaltung wird dann ausschließlich Brandons Verhalten sein, nicht aber Dianas Wert als Mensch. Dadurch verschwindet auch die emotionale Intensität. Wenn wir auch angesichts von Enttäuschungen an unserem Selbstwertgefühl festhalten können, sehen wir uns selbst und unsere Angehörigen in einem erheblich positiveren Licht, wodurch unsere neuronalen Verbindungen auf natürliche Weise für die Zweifachperspektive neu konfiguriert werden.

Die Zweifachperspektive

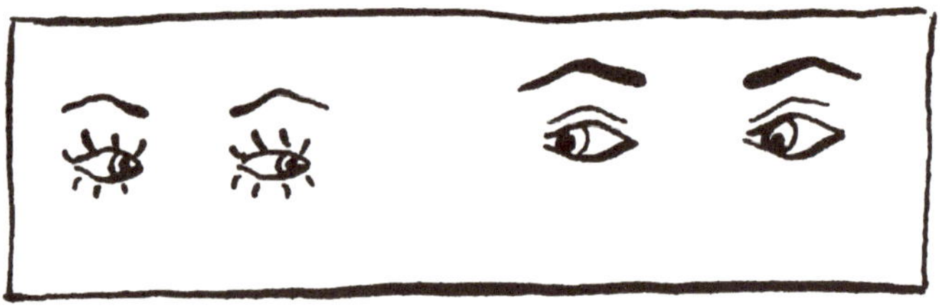

Wir sehen das ganze Bild.

Die wichtigste Fähigkeit in intimen Beziehungen ist die, die Welt mit den Augen des Partners zu sehen, während man an der eigenen Perspektive festhält. Zumindest entwickeln Sie dadurch ein intuitives Gefühl dafür, wie Sie Ihre Beziehung verbessern können, ohne darüber zu reden. Im folgenden Kapitel werden Sie sehen, inwiefern die Zweifachperspektive auch die Grundlage eines erfüllten Sexuallebens ist.

10

Die natürliche Sprache der Zweifachperspektive

Sex sagt mehr als tausend Worte

Wenn die Beziehung auf Eis liegt, liegt das Eis gewöhnlich im Bett. Kein anderes Thema ruft so viel Furcht und Scham hervor wie Sex. Und kein Thema profitiert mehr von der Zweifachperspektive. Es stimmt zwar nicht ganz, wenn behauptet wird, dass Probleme im Bett die Wurzel aller unglücklichen Beziehungen sind, aber häufig genug entstehen aus unglücklichen Beziehungen Probleme im Bett. Zumindest gehört Sex zu den Themen, über die Paare sich am ehesten streiten. Der Grund dafür ist einfach: Sex ist *gleichzeitig* ein Quell großer Lust und großen Schmerzes. Oft ruft er in Frauen Furcht hervor und weckt in Männern das Gefühl der Unzulänglichkeit, weshalb es umso schwieriger ist, den Standpunkt des jeweils anderen wahrzunehmen oder vernünftig über das Thema zu sprechen.

Die Last mit der Lust

Als Kirsten und Paul in die Paartherapie kamen, waren sie beide schlechter Stimmung. Sie hatten sich eigentlich vornehmlich deshalb angemeldet, weil sie das unablässige Streiten leid waren und weil ihr Familientherapeut es ihnen empfohlen hatte. Sie hatten mit ihrem siebenjährigen Sohn Jason eine Therapie begonnen, weil dieser Probleme in der Schule hatte, und im Verlauf der zweiten Sitzung hatte der Familientherapeut vorgeschlagen, zusätzlich eine Paartherapie in Erwägung zu ziehen, um ihre Beziehung zu verbessern. Kirsten und Paul hatten sich zu Beginn ihrer Ehe voller Hoffnung und Leidenschaft in ihre Partnerschaft gestürzt, aber schon im zweiten Jahr ihrer Beziehung war ihre Verbindung zueinander abgebrochen, und es hatte sich eine Mauer aus Ressentiments gebildet. Nach Jasons Geburt schien sich auch Kirstens Lustempfinden zu verändern. Zuerst führte sie dies auf die Anforderungen des Babys und auf den Schlafmangel zurück. Paul sprang ein, um ihr zu helfen und kümmerte sich nachts um Jason, damit Kirsten mehr Schlaf bekam. Das half zwar gegen ihre Erschöpfung, nicht aber ihrer Libido auf die Sprünge. Sie hatte immer noch keine Lust auf Sex. Also ließen sie Jason einmal in der Woche in der Obhut von Pauls Eltern, um auszugehen, aber auch das schien keine besondere Veränderung zu bewirken. Je länger sie nicht miteinander schliefen, umso mürrischer und wütender wurde Paul.

Und mit dem Nachlassen der sexuellen Aktivität wurde die Mauer aus Ressentiments immer höher. Paul wurde immer wütender, und Kirsten reagierte mit Angst und Kritik. Gelegentlich versuchte sie, ihm ihre Zuneigung zu zeigen, um sich ihm näher zu fühlen, aber selbst das mündete häufig in ein Streitgespräch über Sex. Gelegentlich probierte er es mit Romantik, aber sie war so voller Misstrauen, dass sie seine Avancen lediglich als Trick betrachtete, um sie ins Bett zu bekommen. Die Situation wurde immer dramatischer, und innerhalb von fünf Jahren hatten sie nicht mehr ein paarmal die Woche Sex – wie vor Jasons Geburt –, sondern höchstens noch ein paarmal im Jahr. Als sie unseren Workshop besuchten, hatten sie seit acht Monaten nicht mehr miteinander geschlafen, und das trotz der Tatsache, dass beide angaben, einen Rhythmus von einmal pro Woche anzustreben.

Paul zog sich verärgert zurück. Er hatte sich nur deshalb bereit erklärt, seine Frau zu diesem Workshop zu begleiten, weil er es leid war, mit ihr zu streiten. Kirsten hoffte, dass Paul durch die Therapie erkennen würde, wie sehr er sie mit seinem Ärger verletzte und dass er es ihr dadurch unmöglich machte, ihm Lustgefühle entgegenzubringen. Ihr Schmerz saß so tief, dass sie nicht erkennen konnte, wie groß auch ihr eigener Beitrag zu ihrer emotionalen Trennung war.

Aber schon am Ende des ersten Vormittags begann Kirsten ihre Rolle dabei zu durchschauen. Ihr wurde bewusst, dass sie unwissentlich eine Haltung eingenommen hatte, die unweigerlich Pauls Ärger und Ressentiment zur Folge haben musste. Sie erkannte, dass sie Paul – ohne es auszusprechen – Folgendes vermittelt hatte: *Ich erwarte von dir, dass du monogam lebst – aber erwarte von mir nicht, dass ich deinen sexuellen Bedürfnissen gerecht werde.* Angesichts dieser Erkenntnis wurde sie von Verlegenheit und Furcht förmlich übermannt. Ihr wurde klar, wie groß die Bedrohung war, die ihre unrealistischen Erwartungen für ihre Beziehung darstellten.

Mit dieser Einschätzung hatte Kirsten Recht. Ohne darüber zu reden, kann man seine Beziehung nicht nur *verbessern*, sondern genauso gut auch *zerstören*. Die Bedeutung der Sexualität innerhalb einer Beziehung zu ignorieren, ist eine sehr effektive Methode, um Ressentiments aufzubauen und die Liebe zum Verschwinden zu bringen. Damit wir uns nicht falsch verstehen: Wenn keiner der beiden Partner Interesse am Sex hat – wunderbar. Aber wenn einer sich Sex wünscht, ihn aber nicht bekommt – dann ist das ein Problem für die Beziehung. Kirsten kam ohne weiteres ohne Sex aus, aber Paul nicht. Deshalb stellte ihre erotische Situation eine Belastung für die Partnerschaft dar, die ganz natürlich durch eine Mauer aus Ressentiments zementiert wurde.

Was war geschehen?

Kirsten und Paul hatten sich keineswegs vorgenommen, ihre Beziehung zu zerstören. Im Gegenteil: Am Anfang erlebten sie ihre Verliebtheit wie schon viele andere Paare vor ihnen. Ihr Sexualleben war großartig. Kirsten genoss es ebenso sehr wie Paul, miteinander zu schlafen. Die Initiative ging sogar häufig von ihr aus, und sie reagierte bereitwillig auf Pauls Avancen. Weil ihr Sexualtrieb während dieser Phase besonders ausgeprägt war, glaubte Kirsten, dass dies immer so bleiben würde. Ihr war nicht klar, dass die Natur unserer Libido während der ersten Phase der Verliebtheit besonderen Schwung verleiht. Sobald diese Zeit jedoch vorbei ist, kehrt man zum Ausgangspunkt zurück. Rückblickend erkannte Kirsten, dass ihre Libido –

außer in der romantischen Phase der Verliebtheit – niemals besonders ausgeprägt gewesen war. Ein Speicheltest, mit dem der Hormonspiegel ermittelt wurde, ergab, dass ihr Testosteron-Wert niedrig war, warum sie weder den Wunsch noch den Drang verspürte, häufig mit Paul zu schlafen. Paul hingegen hatte einen hohen Testosteron-Spiegel, weshalb sein Sexualtrieb sehr stark war.

Menschen mit mittlerer oder großer Libido* wie Paul haben ein ausgeprägtes Lustempfinden, das durch die leiseste Stimulation ausgelöst werden kann. Ein lustbetonter Mensch, egal ob männlich oder weiblich, muss sich nicht anstrengen, um erregt zu werden; normale Stimulation ist vollkommen ausreichend. Einmal erregt bewegt sich die lustbetonte Person auf vorhersagbarem Wege direkt auf den Orgasmus zu. Die sexuelle Reaktion eines Menschen mit hohem oder mittlerem Testosteron-Spiegel ist in Abbildung 1 dargestellt.

Abbildung 1: Erregungszyklus einer lustbetonten Person

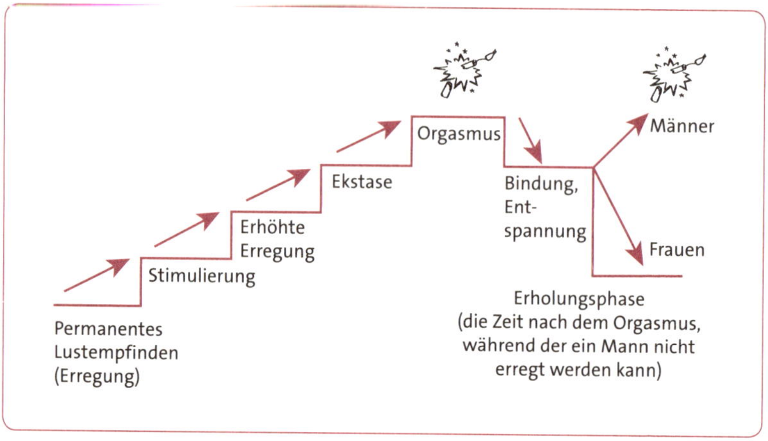

* Ein ausgeprägter Sexualtrieb hängt vom Hormonspiegel eines jeden Menschen ab, also von einem hohen Testosteron-Wert beim Mann und hohen Testosteron- sowie Östrogen-Werten bei der Frau. Mehr Informationen über den Sexualtrieb finden Sie in dem Buch *Heiße Liebe in festen Partnerschaften* von Patricia Love und Jo Robinson (Droemer Knaur, 1995).

Nicht aus der Abbildung geht hervor, wie unbehaglich eine lustbetonte Person sich fühlt, wenn sie es über einen langen Zeitraum hinweg ohne Sex aushalten muss. Eine Person mit geringem Lustempfinden kann kaum verstehen, wie unangenehm es sowohl auf physischer als auch auf emotionaler und psychologischer Ebene ist, ohne die sexuelle Erleichterung auszukommen, weil das einfach nicht ihrem Erfahrungsspektrum entspricht. Kein Wunder also, dass Pauls Groll wuchs, je mehr Kirsten seine sexuellen Bedürfnisse ignorierte. Er sah nicht ein, warum sie sich ihm vorenthielt. Tatsächlich hielt er sie sogar für grausam.

Kirstens niedrige Testosteron-Werte erklärten, warum sie zwar durchaus mit Paul schlafen wollte, aber nur sehr selten *Lust* dazu hatte. Ihr Herz machte ein Versprechen, das ihr Körper nicht zu halten vermochte. Betrachten Sie Abbildung 2, die den sexuellen Erregungszyklus einer Person mit geringem Lustempfinden nachzeichnet, einmal genauer, und achten Sie auf Ihren ersten Eindruck.

Kommt Ihnen dieser Zyklus nicht auch chaotisch und unverständlich vor? Das Lustempfinden eines solchen Menschen schlummert nicht dicht unter der Oberfläche und wird auch nicht von jedem noch so kleinen Funken entzündet. Selbst wenn der Betreffende stimuliert wird, hat er unter Umständen nicht den Wunsch, mit dem Partner zu schlafen. *Die meisten wenig lustbetonten Personen haben erst dann Lust auf Sex, wenn sie bereits in hohem Maße erregt sind!* Man wünscht es sich erst dann, wenn man es bereits tut. Mit anderen Worten: Man muss es tun, um es zu wollen. Das widerspricht allem, was man uns über Sex beigebracht hat. Das Verständnis eines solchen niedrigen Lustempfindens wird zusätzlich dadurch erschwert, dass die Betroffenen sich in der Phase der ersten Verliebtheit genauso verhalten wie eine lustbetonte Person. Und es ist nur menschlich, wenn der andere davon ausgeht, dass das immer so sein wird. Was aus Abbildung 2 nicht hervorgeht, ist die harte Arbeit, die ein Mensch mit geringem Lustempfinden leisten muss, um in sich selbst sexuelles Begehren überhaupt auszulösen. Er oder sie muss sich mit ganzer Kraft darauf konzentrieren, muss sich selbst motivieren, muss seinen schlafenden Körper wecken und darauf vertrauen, dass sich die Lust schon irgendwann einstellen wird.

Abbildung 2: Erregungszyklus einer wenig lustbetonten Person

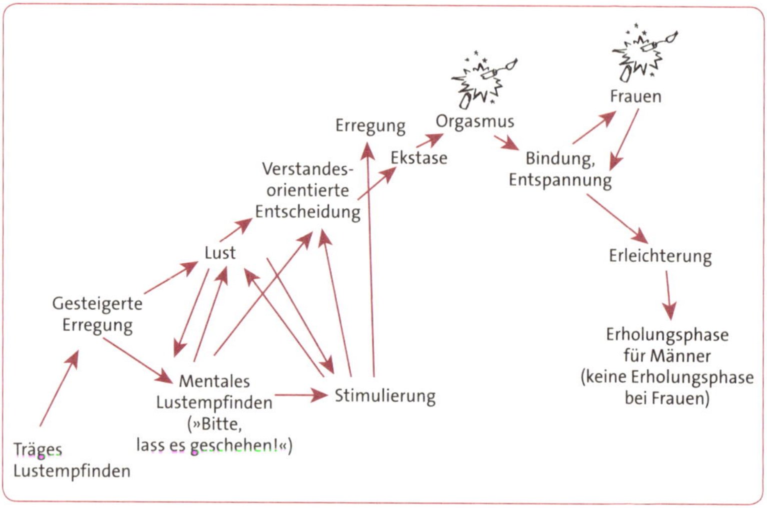

Nachdem Kirsten ihren eigenen Erregungszyklus besser verstanden hatte, vermochte sie auch ihre Beziehung zu Paul besser zu durchschauen. Ihr wurde klar, warum sie sich jedes Mal, wenn sie miteinander schliefen, sagen musste: »Wie schön das ist! Ich will es in Zukunft öfter tun!« Sie verstand zudem, dass sie dieses Versprechen an sich selbst nicht hielt, weil sie unbewusst erwartete, Lust zu empfinden, bevor sie durch irgendetwas erregt worden war. Außerdem war es für sie nicht körperlich unangenehm, ohne Sex auskommen zu müssen. Ihrem romantischen Herzen ging die Vorstellung, dass man hart arbeiten musste, wenn man sich von dem Menschen erregen lassen wollte, den man liebte, völlig gegen den Strich.

Obwohl es ebenso interessant wie hilfreich für Kirsten war, die Mechanismen sexueller Lust zu durchschauen, veränderte oder verbesserte sich die Beziehung dadurch nicht allzu sehr. Die Verwandlung fand erst statt, als sie erkannte, wie egozentrisch sie in Bezug auf ihre sexuelle Beziehung gewesen war. Als sie die Furcht-Scham-Dynamik einmal verstanden hatte, wurde ihr klar, dass sie, sobald sie ihrem Partner Sex vorenthielt, nur daran dachte, wonach *ihr selbst* der Sinn stand – oder eben nicht der Sinn stand. Sie dachte nicht an Pauls Bedürfnisse und an die Scham, die er empfand, wenn sie ihm die körperliche Liebe vorenthielt, die sie früher so bereitwillig geschenkt hatte. Genauso wichtig aber war, dass sie *die Bedürfnisse der Beziehung* ignorierte. Immer wieder hatte sie sich gesagt: »Warum sollte ich irgendetwas tun, wozu ich keine Lust habe?« und hatte ihre Haltung vollkommen gerechtfertigt gefunden. Sie hatte geglaubt, dass es Pauls Schuld war, wenn sie sich jetzt nicht mehr so erregt fühlte wie früher. Immerhin hatte er sie ja zu Beginn ihrer Beziehung angemacht, warum schaffte er es denn dann jetzt nicht mehr? Das Zusammentragen von Informationen über dieses Thema, die Übernahme von Verantwortung sowie Betretenheit und Bedauern über ihr eigenes Verhalten vermochten sie und ihre Beziehung schließlich doch dauerhaft zu verändern, denn nun konnte sie die Bedürfnisse ihres Mannes und die der Partnerschaft nicht länger ignorieren.

Warum wird um Sex so viel Wind gemacht?

Es ist schon bemerkenswert, wie hoch der Stellenwert der Sexualität ist, wenn Menschen sich über den Zustand ihrer Beziehung äußern. Studien haben ergeben, dass in gut funktionierenden Partnerschaften die Bedeutung der Sexualität mit 15 Prozent angegeben wird. Aber wenn in einer Beziehung Probleme auftauchen, trägt Sex mit 85 Prozent zur Unzufriedenheit bei. Teilweise ist dies darauf zurückzuführen, dass ein gutes Sexualleben die anderen Bereiche der Zufriedenheit nur noch unterstreicht, sodass es zu einem der zahlreichen positiven Aspekte der Beziehung gehört. Doch Sex – jenes Symbol für Verbundenheit – hat auch die Macht, die Furcht-Scham-Dynamik zu aktivieren, die wiederum dafür sorgt, dass jegliche Intimität verschwindet. *Insofern* ist er einer der Hauptursachen, warum Menschen enttäuscht über ihre Beziehung sind.

Es gibt einen weiteren Grund, warum man die Bedeutung der Sexualität nur hervorheben kann – solange zwei Menschen in beidseitigem Einverständnis miteinander schlafen, ist sie gut für ihre körperliche und geistige Gesundheit. Pat muss über diesen Satz immer lachen. Als sie anfing, für ihr Buch *Heiße Liebe in festen Partnerschaften* zu recherchieren, hoffte sie insgeheim, festzustellen, dass reife, hoch entwickelte, intelligente Wesen Sex weder wollten noch brauchten, dass nur niedere Tiere am Ende der Nahrungskette Sexualität so wichtig nahmen. Wahrscheinlich haben Sie bereits erraten, dass sie darauf hoffte, weil ihr eigenes Lustempfinden sehr niedrig war. Doch dann stellte sie genau das Gegenteil fest: Sex hat Vorteile für alle Beteiligten. Ein paar davon will ich Ihnen im Folgenden auflisten.

20 gute Gründe für Sex, auch wenn Sie keine Lust darauf haben

1. Weil Sie es versprochen haben. Ihr Eheversprechen lautete vielleicht nicht, den Partner »zu lieben, zu ehren und zu achten und einmal die Woche mit ihm zu schlafen«, doch als Sie sich verbindlich auf Ihre Beziehung einließen, war Sex ein selbstverständlicher Bestandteil des Handels. Stellen Sie sich doch einmal vor, wie sehr die Zahl der Eheschließungen sinken würde, wenn die Menschen sich auf den Standpunkt stellten: »Ich werde dich heiraten, aber Sex darfst du nicht von mir verlangen.« Auf die Frage, ob es vernünftig ist, »Sex zu erwarten, wenn man verheiratet ist«, würde eine überwältigende Mehrheit aller Befragten wohl mit »Ja« antworten. Wenn Ihr Partner monogam bleiben soll, sollten Sie im Gegenzug ein kooperativer Sexualpartner oder eine kooperative Sexualpartnerin sein.

2. **Sex hilft uns, zu vergessen.** Das Hormon Oxytocin, das den Orgasmus auslöst, hat amnestische Wirkung, die bis zu fünf Stunden anhält. Mit anderen Worten: Sie vergessen für eine Weile, dass er Ihren Dispositionskredit überzogen hat oder dass sie eine Stunde später von der Arbeit nach Hause gekommen ist. Frauen profitieren noch zusätzlich davon. Während eines Orgasmus werden diejenigen Teile des Gehirns, die für Furcht, Angst und Stress zuständig sind, ausgeschaltet. (Einen Orgasmus vorzutäuschen bringt allerdings gar nichts.)
3. **Sex stimmt Sie wieder auf Freude und Genuss ein.** Jedes Mal, wenn Sie ein positives Erlebnis mit Ihrem Partner teilen, assoziiert Ihr Gehirn ihn oder sie mit Freude. Sie können jegliche Beziehung verändern, einfach nur, indem Sie die Anzahl erfreulicher Zeiten erhöhen, die Sie zusammen verbringen.
4. **Sex sorgt für die Rückkehr der Leidenschaft.** Leidenschaft ist es, die Ihre Beziehung zu Ihrem intimen Partner von der zu Ihren Freundinnen oder Kumpel unterscheidet. Ja, Sie sind beste Freunde und Vertraute, aber ohne Sex gibt es keine Leidenschaft, die Sie verbindet.

Die folgenden Punkte stammen aus einer Studie, die im Jahre 1997 im *British Medical Journal* veröffentlicht wurde.

5. **Geschärfter Geruchssinn.** Nach dem Sex wird vermehrt Prolaktin ausgeschüttet, das die Stammzellen im Gehirn zur Entwicklung neuer Neuronen im Geruchszentrum des Hirns anregt.
6. **Gewichtsreduktion.** Bei wildem Sex verbrennt man mindestens 200 Kalorien, etwa die gleiche Menge, die Sie durch ein 15-minütiges Training auf dem Laufband verbrauchen würden. Britische Forscher haben herausgefunden, dass Personen, die ein Jahr lang dreimal die Woche Sex haben, die Kalorien von sechs Big Macs zusätzlich verbrauchen.
7. **Weniger Depressionen.** Prostaglandin, ein Hormon das man im männlichen Sperma nachgewiesen hat, verändert auch die weiblichen Hormone. Der Orgasmus setzt Endorphine frei, die wiede-

rum für Wohlbefinden und ein Gefühl der Euphorie verantwortlich sind.

8. Geringeres Schmerzempfinden. Während des Sex steigen die Oxytocin-Werte um ein Fünffaches an. Endorphine werden freigesetzt, die das Schmerzempfinden lindern. Zudem fördert Sex die Produktion von Östrogen, was wiederum die Regelschmerzen reduziert.
9. Gesünderes Herz. Frauen, die häufiger Sex haben, weisen höhere Östrogen-Werte auf, die wiederum das Herz vor Erkrankungen schützen.
10. Schutz vor einfachen Erkältungen. Wer einmal in der Woche Sex hat, steigert seine Immunoglobulin-A-Werte um 30 Prozent, wodurch das Immunsystem gestärkt wird.
11. Bessere Blasenkontrolle. Sex stärkt die Beckenbodenmuskulatur, die den Urinfluss kontrolliert.
12. Energiegeladene Prostata. Manche Urologen vermuten eine Verbindung zwischen seltenem Samenerguss und Prostatakrebs bei Männern. In einem solchen Fall wirkt natürlich auch Selbstbefriedigung, aber warum sollte man nicht auch die ganzen anderen Vorteile genießen?
13. Glänzendes Haar, schimmernde Haut. Das zusätzliche Östrogen, das durch den Orgasmus ausgeschüttet wird, lässt das Haar der Frau glänzen. Der Schweiß, der währenddessen produziert wird, reinigt die Poren und sorgt für ein klares Hautbild. Serotonin sorgt für das, was man als »Nachglühen« bezeichnet.
14. Beruhigende Wirkung. Sex ist zehnmal so wirkungsvoll wie Valium, und das ganz ohne Nebenwirkungen.
15. Bringt Erleichterung für verstopfte Nasen. Ja, wirklich. Sex ist ein natürliches Antihistamin. Tatsächlich trägt er zur Linderung von Heuschnupfen und Asthma bei.
16. Festerer Bauch und Po. Regelmäßiger Sex festigt Bauch- und Pomuskulatur und kann sogar zur Verbesserung der Haltung beitragen.
17. Steigert das Immunsystem. Endorphine stimulieren die Immunsystem-Zellen.

18. Sorgt für ewige Jugend. Sex senkt die Cortisol-Werte im Blutkreislauf, wodurch Stress reduziert und der Alterungsprozess verlangsamt wird.
19. Bietet Schutz gegen Alzheimer und Osteoporose. Frauen, die häufiger Sex haben, weisen höhere Östrogenwerte auf, was sie gegen die Alzheimersche Krankheit ebenso schützt wie gegen Osteoporose.
20. Euphorie. Wer will davon nicht mehr? Die beste Methode, um auf natürliche Weise high zu werden, ist Sex!

Über den eigenen Schatten springen

Bei den meisten Paaren werden beide Partner Ihnen sagen, dass sie sich ein aktiveres, liebevolleres Sexualleben wünschen. Beim letztendlichen Ziel herrscht also Einigkeit – die Frage ist nur, wie man dorthin gelangen soll. Der gesunde Menschenverstand fragt: »Nun ja, wenn Ihr beide das Gleiche wollt, warum tut Ihr es dann nicht einfach?« Leichter gesagt als getan. Denn Sex hat eine ungeheure Wirkung auf die Furcht-Scham-Dynamik, und der verstandesmäßige Teil des Gehirns trägt nicht immer die Hauptverantwortung (wenn es anders wäre, hätten wir in unserer Kultur deutlich weniger mit Sex verbundene Probleme). Im Folgenden gebe ich Ihnen ein paar Beispiele, wie es aussehen kann.

Wenn eine Frau Sex verweigert, denkt der Mann normalerweise: *Ich bin ihr nicht wichtig* oder *Ich bin ein schlechter Liebhaber.* Vor lauter Scham wird er wütend oder reagiert verschlossen. Wenn eine Frau sich Sex wünscht und der Mann ihn verweigert, hat er sogar mit der doppelten Dosis der Unzulänglichkeit zu kämpfen: *Ich bin ein Versager als Partner und als Mann.* Und sie denkt in einem solchen Fall: *Ich bin nicht attraktiv* oder *Er liebt mich nicht mehr*, was wiederum ihre Furcht aktiviert, sodass sie mit Schuldzuweisungen und Klagen reagiert. Wenn eine Frau nicht mit ihrem Partner schlafen will, dann häufig, weil sie einfach keine Lust darauf hat. Trotzdem gibt sie unbewusst oder bewusst ihm die Schuld für ihre Lustlosigkeit. Ihre Verweigerung wiederum kann Furcht vor Isolation und Unglück auslösen und dazu führen, dass sie Trost bei anderen Quellen sucht, in der Arbeit, bei ihren Freundinnen oder Kindern, in übertriebener Geschäftigkeit, in Ess- oder Kaufsucht.

Je mehr Furcht-Scham-Reaktionen Sie in Verbindung mit Ihrem Sexualleben erlebt haben, umso stärker ist Ihr Widerstand gegen Veränderungen. Aber Sie können es trotzdem schaffen. Wenn Sie sich nicht in Ihr Unbehagen hineinsteigern, dann hält es in der Regel nur wenige Sekunden lang an. Außerdem gilt: Je größer der Widerstand, umso größer das Gefühl der Macht über sich selbst, das Sie haben, wenn Sie die Verantwortung übernehmen. Deshalb folgender Tipp:

Nehmen Sie Ihr Unbehagen bewusst wahr – und gehen Sie dann voran, um sich weiterzuentwickeln.

Beherzigen Sie dabei die folgenden Vorschläge:

- Sagen Sie einfach Ja. Das bedeutet, dass Sie jedes Mal, wenn Ihr Partner mit Ihnen schlafen will, Ja sagen. Der Gedanke daran erfreut die lustbetonte Person und schreckt die weniger lustbetonte Person ab. Beide haben zu Anfang vielleicht das Gefühl, überhaupt nicht mehr aus dem Bett zu kommen. Bleiben Sie trotzdem bei der Stange! Sie werden beide überrascht sein, wie gut es funktioniert. Wenn Sex immer verfügbar ist, ist er viel seltener ein problematisches Thema. Die Angst vor Entbehrung und Mangel verschwindet ebenso wie die Scheu davor, weitere Ausflüchte machen zu müssen, und die Schuldgefühle, weil man sich verweigert hat. Wenn das keine großartige Methode ist, um Ihre Beziehung zu verbessern, ohne darüber zu reden!

  Kirsten und Paul sind diesen Weg gegangen. Sie waren begeistert, als sie feststellten, dass sie sich in ihren Vorlieben gar nicht so sehr voneinander unterschieden. Am Anfang wollte er häufiger mit

Kirsten schlafen, als es ihr gefiel, aber schon nach zwei Wochen hatte es sich eingependelt. Als sie nach drei Monaten wieder bei uns vorsprachen, hätten sie noch nicht einmal sagen können, wie oft sie wöchentlich oder monatlich miteinander schliefen. Es war einfach kein Thema mehr. Der Rhythmus ihres Sexuallebens hatte sich an den Rhythmus ihres Lebens angepasst – und beide waren zufrieden.

- Du sagst, wann. Ich sage, was. Manchmal ist es leichter, über Sex zu reden, als ihn zu haben – besonders wenn man Sex mit Verkehr gleichsetzt. Eine Frau kann sich mit Öl einreiben und schon ist sie körperlich für Sex empfänglich, für einen Mann aber ist das nicht so leicht. Er braucht eine Erektion, die man mit einem entsprechenden Vorspiel erreicht. Wenn also die Frau das »Wann« bestimmt, kann er bestimmen, was gemacht wird, also wie sie miteinander schlafen. Vielleicht möchte er mit Oralsex beginnen, um eine Erektion herbeizuführen. Unter Umständen schlägt er vor, dass sie sich beide einen erotischen Film ansehen. Die Person, die das »Was« bestimmt, kann sich auch für einen »Quickie« entscheiden, bei dem sie dem Partner, der das »Wann« bestimmt, einen Orgasmus bereitet und sich selbst den eigenen Orgasmus für später aufspart. Achten Sie als Partner, der das »Was« bestimmt, jedoch darauf, die Variante »Erst machst du es mir, und dann schulde ich dir etwas!« zu vermeiden.
- Rollentausch. In vielen Fällen polarisiert sich die Partnerschaftskommunikation in Bezug auf Sex folgendermaßen: Einer der Beteiligten sagt: »Ich will mehr Sex«, während der andere fordert: »Ich wünsche mir mehr Intimität«. Der eine benötigt die innere Verbindung, um sich auf Sex einzulassen; der andere benötigt Sex, um eine innere Verbindung herstellen zu können. Beim Rollentausch übernimmt die lustbetonte Person die Verantwortung für die Befriedigung der Bedürfnisse des anderen nach Intimität, während der nicht lustbetonte Partner sich um die sexuelle Befriedigung seines Partners kümmert. Alle beide bekommen das, was sie sich wünschen; nur dass die Rollen vertauscht werden.

Ein Rollentausch erfordert Reife und Verständnis. Die Person mit geringem Lustempfinden sollte sich zumindest an die Phase der ersten Verliebtheit erinnern, als sie sich ebenfalls wünschte, mit dem Partner zu schlafen; was wahrscheinlich nicht zu dieser Erinnerung gehört ist das Unbehagen, das sich einstellt, wenn man ohne Sex auskommen muss. Diese Empfindung ist im Gefühlsrepertoire der Person mit geringem Lustempfinden einfach nicht vorhanden: Ihr geht es ohne Sex durchaus gut. Nehmen Sie also uns – oder besser Ihren Partner – einfach beim Wort!

Wenn ein lustbetonter Mensch ohne Sex auskommen muss, geschieht nämlich Folgendes: Der Körper ist angespannt, man findet keinen Schlaf, die Gedanken kreisen ständig um Sex, sodass das Thema viel wichtiger wird, als es sein sollte. Sexuelle Spannung ist einer Migräne vergleichbar. Zu Anfang deutet nur ein leichtes Unbehagen darauf hin. Schließlich jedoch kann dieser Zustand zu einer verzerrten Wahrnehmung, zu Reizbarkeit oder zu einem pulsierenden Schmerz im ganzen Körper führen. Stellen Sie sich vor, Sie hätten einen Migräneanfall, und Ihr Partner würde Ihren Schmerz ignorieren, obwohl Sie Tag für Tag vor sich hin leiden. Keine liebevolle Fürsorge, kein »Wie fühlst du dich?« oder »Liebling, kann ich irgendetwas für dich tun?«. Oder noch schlimmer: Stellen Sie sich vor, Ihr Partner hätte die Medizin, die Ihnen Erleichterung verschaffen würde, aber er gäbe sie Ihnen nicht.

Im Folgenden geben wir Ihnen ein paar Tipps, um wieder ins richtige Lot zu kommen.

Tipps für lustbetonte Personen

Übernehmen Sie Verantwortung für das Bedürfnis Ihres Partners nach Intimität. Berühren Sie Ihre Liebste, ohne gleich »zur Sache« zu kommen. Versichern Sie dem anderen häufiger, dass Sie ihn lieben, lächeln Sie ihn an, blicken Sie ihm direkt in die Augen, flüstern Sie ihm süße Nichtigkeiten zu (wiederum ohne Sex-Talk), fragen Sie ihn, »Wie war dein Tag?«, und hören Sie ihm zu. Berichten Sie ihm oder ihr von einem positiven und einem negativen Ereignis des vergangenen Tages, oder sprechen Sie über die Verantwortung, die auf Ihnen lastet, und geben Sie einen Teil davon an Ihren Partner ab. Aber vor allem: Wenn der oder die Betreffende Sie darum bittet, vor dem Sex erst einmal für emotionalen Kontakt zu sorgen, dann stellen Sie diese Forderung nicht infrage und diskutieren Sie auch nicht darüber. Versuchen Sie nicht, den Standpunkt Ihres Partners zu verstehen, sondern akzeptieren Sie seine oder ihre Realität einfach, indem Sie daran glauben – tun Sie es einfach. Es tut ganz bestimmt nicht weh, und vielleicht hilft es sogar!

Tipps für weniger lustbetonte Personen

Seien Sie ein verantwortungsbewusster Sexualpartner. Achten Sie aufmerksam auf die sexuellen Bedürfnisse Ihres Partners, ebenso wie auf die sexuellen Bedürfnisse Ihrer Beziehung. Vermeiden Sie es, Ihr Gegenüber zu verurteilen, zu kritisieren oder Ausflüchte zu finden. Widerstehen Sie der Versuchung, regelmäßig Buch zu führen – zählen Sie lieber, wie häufig Ihr Partner sich auf Ihr Bedürfnis nach Intimität einstellt. Konzentrieren Sie sich auf das, was Sie geben, statt auf das, was Sie bekommen. Finden Sie Freude daran, Ihrem Partner zu gefallen. Werden Sie zum Experten in Bezug auf Ihre eigene sexuelle Erregung; sorgen Sie so für sich selbst, dass Sie sich darauf freuen, miteinander zu schlafen, und es genießen.

Auch die lustbetonte Person muss eine Menge lernen, denn er oder sie versteht einfach nicht, wie viel Anstrengung es die wenig lustbetonte Person kostet, Erregung zu empfinden. Es erfordert extreme Konzentration und die Überzeugung, dass man letztendlich doch zum Ziel gelangt. Stellen Sie sich folgende Situation vor: Nach einem langen, harten Arbeitstag und einer 45-minütigen Heimfahrt durch dichten Verkehr sind Sie endlich zu Hause, haben das Abendessen gekocht, den Abwasch erledigt, bei der Hausarbeit geholfen, den Müll hinausgebracht, einen Streit zwischen Ihren beiden Kindern geschlichtet, drei Waschmaschinen Wäsche zusammengelegt und können jetzt nur noch an eines denken: an Ihren kostbaren Schlaf – aber als Sie die Schlafzimmertür öffnen, sehen Sie, dass Sie noch über ein langes Drahtseil balancieren müssen, bevor Sie in Bett kommen. Und nicht nur das: Ihr Partner liegt schon drin und wartet auf Sie. Wie würde wohl Ihre Antwort lauten, wenn Ihr Partner in einer solchen Situation sagte: »Beeil dich und komm, ich habe Lust, mit dir zu schlafen!« Würden Sie anders reagieren, wenn Ihr Partner Sie nach Ihrem langen Arbeitstag mit einer Umarmung und einem Kuss begrüßt hätte, das Essen schon aus der Küche duften würde, der Müll bereits herausgebracht und die Wäsche bereits zusammengelegt wäre? Wie würde das Ihre Reaktion beeinflussen? Wenn die Person mit niedrigem Lustempfinden sagt: »Ich muss eine innere Verbundenheit spüren, um mich auf Sex einlassen zu können«, dann meint sie damit eigentlich: »Gib mir etwas, womit ich arbeiten kann. Gib meiner Motivation eine kleine Starthilfe.«

Wechselnde Bedürfnisse

Im Laufe einer langjährigen Partnerschaft empfiehlt es sich, die Art der erotischen Stimulation zu verändern, damit der Sex frisch und aufregend bleibt. Bei Unzufriedenheit mit dem Sexualleben helfen oft ein paar kleine Veränderungen im Gesamtrepertoire. Diese Veränderungen herbeizuführen, kann jedoch bei Frauen Furcht und bei Männern ein Gefühl der Unzulänglichkeit hervorrufen. Äußert eine Frau Interesse an neuen sexuellen Praktiken, so denkt der Mann unter Umständen Folgendes: *Ich bin ihr nicht gut genug* oder *Was, wenn ich das nicht schaffe? Bedeutet das, dass sie mit mir nicht zufrieden ist? Ich weiß nicht, ob ich ihren Erwartungen gerecht werde. Habe ich ihr nicht gefallen? Wo hat sie denn eine solche Idee her? Wie lange mag sie wohl schon unglücklich sein? Ob es jemand anderen gibt?* Gehen entsprechende Signale vom Mann aus, so stellt die Frau wiederum Überlegungen an wie: *Ob er wütend wird, wenn ich ablehne? Wird er mich verlassen, wenn ich ihn nicht befriedige? Wird er sich von mir zurückziehen, wenn ich ihm nicht das gebe, was er sich von mir wünscht? Muss ich mich seinen Wünschen ausnahmslos fügen, um ihn zu halten? Wenn ich jetzt Ja sage, was verlangt er dann als Nächstes von mir?*

Ironischerweise rufen gerade Veränderungen, die der Beziehung einen gewissen Kick verleihen und somit die gegenseitige Verbindung stärken, Angstgefühle hervor, weil sie gleichzeitig die *Stabilität* der Verbindung gefährden. Paare entwickeln ihre Alltagsroutine aus einem ganz bestimmten Grund. Beständigkeit ist ebenso tröstlich wie Verbindlichkeit. Je bequemer man es sich aber eingerichtet hat, umso mehr verliert das Sexualleben an Spannung und Aufregung – es sei denn, Sie unternehmen selbst ein paar Schritte, um dies zu verändern.

Fehlende Aufregung ist unter Umständen nicht der einzige Grund, warum einer von Ihnen oder Sie beide Veränderungen an Ihrem Sexualleben vornehmen sollten. Es ist nun einmal eine Tatsache, dass Männer und Frauen mit der Zeit beide sowohl das Vorspiel als auch den Sex selbst verändern müssen, um ein befriedigendes Maß an Erregung zu erreichen. In den frühen Lebensjahren einer Frau beispielsweise ist es für sie ausreichend, dass der Penis eines Mannes in ihre Vagina eindringt, um eine Welle der Lust – einem Orgasmus vergleichbar – durch ihren ganzen Körper zu senden. Im Laufe der Zeit ist nicht nur das Eindringen des Mannes, sondern auch die Stimulierung der Klitoris vonnöten, um sie zu erregen. Deshalb entdecken im Laufe der Zeit auch Paare, die zu Beginn weder Oralsex noch manuelle Stimulation eingesetzt haben, derlei Vorspielpraktiken. Junge Männer werden schon durch visuelle Reize stimuliert. Allein der Anblick der sich entkleidenden Partnerin kann einen Mann sehr erregen. Mit den Jahren bleibt der optische Reiz zwar nach wie vor wichtig, aber eher in der provokativen Variante – zum Beispiel, wenn er dabei zusieht, wie die Partnerin sich selbst oder ihn befriedigt.

Da die Veränderung sexueller Bedürfnisse ein solch wichtiger Aspekt beständiger Beziehungsverbesserung ist, könnte eine kurze Übung durchaus von Nutzen sein. Vervollständigen Sie die folgenden Sätze, und zwar am besten allein.

1. *Beim Sex und in unserem Intimleben würde ich mir von meinem Partner/ meiner Partnerin Folgendes wünschen:* ______________________

   ____

   (Beispiele: häufiger die sexuelle Initiative zu ergreifen; die Bereitschaft, öfter etwas Neues auszuprobieren; häufiger bei der Hausarbeit zu helfen; liebevoller zu sein)

2. *Ich habe es meinem Partner oder meiner Partnerin schwer gemacht, das zu erreichen, indem ich* ______________________

   ____

   (Beispiele: Ich habe ihm nicht gezeigt, wie wichtig es für mich ist; ich kritisiere, wenn er oder sie mir hilft; ich bin nicht liebevoll genug).

3. *Auf folgende Weise könnte ich es ihm oder ihr erleichtern, mir das zu geben, was ich mir wünsche:* ______________________

   ____

   (Beispiele: Ich könnte ihm oder ihr zeigen, wie wichtig es für mich ist, indem ich einen entsprechenden Liebesbrief schreibe; indem ich den anderen um Hilfe bei bestimmten Aufgaben im Haushalt bitte, die leicht zu bewältigen sind, und ihm meine Wertschätzung zeige, wenn sie erledigt sind; ich könnte so liebevoll auf ihn eingehen, wie er es gern hat).

Wenn Sie die Übung absolviert haben, sollten Sie nicht miteinander darüber reden und sich Ihre Antworten auch nicht mitteilen. Stattdessen sollten Sie gleich zum Wesentlichen vordringen:

- Verhalten Sie sich nicht länger wie in Nr. 2 beschrieben. Legen Sie ab sofort die Verhaltensweisen aus Nr. 3 an den Tag.
- Zeigen Sie dem Partner Ihre Wertschätzung. Halten Sie nach Anzeichen für Verhaltensweisen Ausschau, wie sie in Nr. 1 beschrieben sind. Wenn Sie sie entdecken, erkennen Sie sie auf liebevolle Weise an.

Glückliche Paare haben festgestellt, dass Sex eine hervorragende Möglichkeit ist, um die Beziehung zu verbessern, ohne zu reden. Vorbeugende Medizin und die Verbesserung der Lebensumstände machen es heutzutage möglich: Es gibt kein sexuelles Problem, für das nicht irgendeine Lösung existiert. Jeder Mann kann eine Erektion haben; jede Frau kann sexuelle Befriedigung erreichen – und wenn Sie als Team zusammenarbeiten, dann sind Ihrer Lust und Erfüllung keine Grenzen gesetzt. Für Teamwork ist allerdings die Zweifachperspektive vonnöten – die Kunst, auch die Sexualität gleichzeitig aus der Sicht des Partners wie aus der eigenen zu betrachten.

Im folgenden Kapitel lernen Sie, wie diese Zweifachsicht Sie in die Lage versetzt, diejenige Fähigkeit zu erlernen, die in Beziehungen die größte Heilkraft besitzt, eine Fähigkeit, die absolut notwendig ist, um eine Liebe jenseits aller Worte zu entwickeln.

11

Höhen und Tiefen miteinander teilen

Sobald Sie einmal erkannt haben, wie Ihre innersten Werte aussehen, und sich verpflichtet haben, die Perspektive Ihres Partners als gleichwertig zu Ihrer eigenen zu betrachten, sind Sie bereit zum Erlernen der ultimativen Fähigkeit, um Verbundenheit herzustellen. Wenn es so etwas wie ein Allheilmittel gegen emotionale Trennung gäbe, so wäre es die *bewusste* emotionale Einstimmung auf den Zustand des Gegenübers. In Kapitel 4 haben wir die negative Macht der *un*bewussten emotionalen Einstimmung und die Abwehrmechanismen erörtert, die Sie wahrscheinlich entwickelt haben, wenn die Gefühle Ihres Partners negativ sind. Frauen versuchen in einem solchen Fall, ihren Partner zu trösten, wie sie eine andere Frau trösten würden – »Irgendetwas bedrückt dich, lass uns darüber reden« –, und werden abgewiesen. Manche Frauen sind so auf sich selbst konzentriert, dass sie weder seine Angst vor der Scham erkennen noch die Tatsache, dass er ein »Recht« darauf hat, so und nicht anders zu empfinden. Vielleicht löst sein Verhalten sogar entsprechende Befürchtungen bei ihnen aus: »Wenn er seinen Job verliert, muss ich wieder mehr Geld verdienen!« Männer wiederum versuchen unter Umständen, ihrer Frau zu erklären, was sie unternehmen könnte, um sich besser zu fühlen. Doch ihre Partnerin wird wütend! Noch schlimmer ist es, wenn Männer sich zu einer Äußerung hinreißen lassen wie: »Du bist doch selbst schuld – das hättest du kommen sehen können.«

Gesunde emotionale Anpassung verlangt von Ihnen, dass Sie Ihre eigene Furcht in den Griff bekommen, ebenso wie Ihre Scham, Ihren Mangel an Sensibilität und die negativen Urteile, die damit einhergehen. Als Frau müssen Sie sich auf die Angst Ihres Mannes vor der Scham einstimmen. Sobald Sie das tun, geschieht etwas Wunderbares: Indem Sie sich statt auf Ihren eigenen Groll auf seine Empfindungen konzentrieren, reduzieren Sie Ihre eigene Angst und intensivieren sehr wahrscheinlich Ihre innere Verbundenheit. Genauso müssen Männer sich auf die Angst ihrer Partnerin einstellen. Liebe Leser, wenn Sie sich auf Ihre Furcht konzentrieren statt Ihrem Drang nachzugeben, sich zurückzuziehen, dann minimieren Sie Ihr eigenes Unbehagen und erhöhen die Wahrscheinlichkeit, dass Sie sich mit Ihrer Partnerin innig verbunden fühlen.

Jedem Tief folgt ein Hoch

Manche Menschen sind besorgt, dass sie, sobald sie sich auf ihren Partner einstimmen und sein Unbehagen spüren, in ein Meer des Schmerzes fallen, aus dem sie nie wieder auftauchen. Aber nehmen Sie sich doch mal einen Augenblick Zeit, um darüber nachzudenken, wie verrückt diese Vorstellung ist. Die emotionale Einstimmung ist eine *Überlebens*strategie. Es liegt kein evolutionsbedingter Vorteil oder gottgegebener Sinn darin, uns in einem Meer der negativen Gefühle zu ertränken. Das würde niemandem beim Überleben helfen.

Emotionale Einstimmung soll eine Verbindung zu anderen Menschen herstellen, und zwar zu ihrem gegenseitigen Nutzen.

Um ihm tatsächlich in seinem Tief beizustehen, müssen Sie sich lediglich frühzeitig – also bevor Sie von den Ressentiments übermannt werden – die erste Phase der Verliebtheit ins Gedächtnis rufen. Wenn Ihr Partner gereizt, zornig, deprimiert, ängstlich, besorgt oder angespannt war, pflegten Sie diese Gefühle damals nicht zu ignorieren oder sie persönlich zu nehmen und ließen sich davon auch nicht in die Untiefen emotionaler Verzweiflung oder inneren Aufruhrs hinabziehen. Sie zeigten Ihrem Partner Ihr Mitgefühl, und vermutlich legte er die gleiche Fürsorge für Sie an den Tag, wenn Sie deprimiert oder erregt waren. Durch Ihr gegenseitiges Interesse am Wohlbefinden des anderen fühlten Sie sich beide besser. Als Frau pflegten Sie ihn nicht mit Äußerungen zu bombardieren wie: »Oh, Liebling, was ist los?« oder: »Sag mir, was du fühlst« oder: »Wir müssen miteinander reden«. Dann wäre die Antwort die gleiche gewesen wie heute: »Nein, alles in Ordnung.« Oder: »Ich bin nur müde.« Er hätte es vielleicht höflicher formuliert als heute, aber er hätte Sie trotzdem abgewimmelt. Und Sie, liebe Leser, haben damals auch nicht einfach das Thema gewechselt oder so getan, als ob Sie nichts merken, oder Worte vor sich hingemurmelt wie: »Irgendetwas hat sie immer.«

Es ist sehr wahrscheinlich, dass Sie damals das Interesse am Wohlbefinden des Partners oder der Partnerin indirekt zum Ausdruck brachten – ohne über Ihre Beziehung zu reden –, und zwar dadurch, dass Sie das emotionale Tief gemeinsam durchstanden. Sie haben seine Stimmung akzeptiert und sich seinem Gemütszustand einfühlsam angenähert. Das ist auf vielerlei Weise möglich: Vielleicht hielten Sie einander bei den Händen, massierten sich die Schulter, nahmen Anteil, unterstützten sich gegenseitig und glaubten aneinander, Sie umarmten sich, stellten Blumen auf den Tisch, legten die Musik auf, die der andere mochte, *und* – das ist der wichtigste Teil – versuchten, die Gefühle des Partners nachzuvollziehen. Und danach sanken Sie keineswegs in die Untiefen der Verzweiflung herab; häufig genug stellten Sie fest, dass es sich bei den negativen Gefühlen nur um ein vorübergehendes Tiefdruckgebiet handelte, aus dem Sie *gemeinsam* wieder heraustreten konnten. Dazu ein Beispiel:

Brad war viel zu erschöpft, um Krissy Bescheid zu sagen, dass er von der Arbeit nach Hause gekommen war. Als sie ihn im Wohnzimmer auf dem Sofa ausgestreckt vorfand, war sie etwas beleidigt, dass er sie noch nicht einmal begrüßt hatte. Ihr erster Impuls bestand darin, ihm zu sagen, wie wichtig es war, »vernünftig miteinander zu kommunizieren« und »die Regeln des allgemeinen Anstandes« zu befolgen. Glücklicherweise erinnerte sie sich daran, wie gut es ist, dem anderen in trüben Zeiten beizustehen. Sie setzte sich neben ihren müden Mann aufs Sofa, wobei ihre Schultern die seinen fast gar nicht berührten. Sie passte ihre Atmung der seinen an. Sie spürte seine Erschöpfung. Nach drei Minuten des Schweigens begann sie, ihm den Rücken zu streicheln, was er eine Weile zuließ, bis er dies – sehr zu ihrer Überraschung – auch bei ihr tat.

»Das brauchte ich jetzt«, sagt er. »Wie war dein Tag?«

Er fragte *sie*, wie ihr Tag war! Genau das passiert, wenn Sie miteinander in Verbindung stehen.

Das Fazit lautet:

Lassen Sie sich auf die Gefühle Ihres Partners ein. Ignorieren Sie sie nicht, und versuchen Sie auch nicht, »das Problem ein für allemal zu lösen«, darüber zu reden oder ihn gewaltsam aus der Bredouille zu befreien.

Wenn Sie mit Ihrem Partner ein vorübergehendes Tief teilen, so bedeutet das manchmal einfach nur, sein Unbehagen zu spüren und seine Privatsphäre durch schweigende Unterstützung zu respektieren. Manchmal müssen Sie mit Ihrer Frau lediglich mitfühlenden Augenkontakt herstellen, um ihr zu zeigen, dass Sie sie verstehen. Welche Form die Anteilnahme in Ihrer Beziehung auch annehmen mag: Wenn Sie Ihrem Partner ein Vorbild sind und mit ihm das Tief durchstehen, bekommen Sie wahrscheinlich von ihm das Gleiche zurück.

Das Tief gemeinsam meistern

Niemand ist wirklich scharf darauf, sich auf negative Gefühle zu konzentrieren – auch nicht für eine kurze Zeit. Aber es gibt drei zwingende Gründe, warum Sie es einfach tun *müssen*. Der erste besteht darin, dass es eine engere Verbindung zwischen Ihnen beiden schmiedet – Sie tragen viel stärker zum Aufbau von Intimität und Vertrauen bei, wenn Sie einander bei der Bewältigung von negativen Gefühlen helfen, statt nur die positiven miteinander zu teilen. Zum zweiten machen Sie es durch Ihre Unfähigkeit, eine Verbindung mit Ihrem traurigen oder verzweifelten Partner herzustellen, diesem deutlich schwerer, seine negativen Gefühle zu verwandeln und zu überwinden. Sie können sich einfach nicht auf das Positive konzentrieren, wenn der Mensch, der Sie liebt, Sie ignoriert, zurückweist oder versucht, Sie zu bevormunden. Dies ist im Übrigen auch ein wichtiger Aspekt für Eltern. Sie werden ihren Söhnen und Töchtern wohl kaum helfen, wenn sie ihnen sagen, dass sie nicht so empfinden sollten, wie sie empfinden. Vielmehr helfen sie ihnen, indem sie ein paar Augenblicke lang an ihren Gefühlen teilhaben, während sie ihren eigenen Weg finden, um damit fertig zu werden.

Der dritte Grund, warum das gemeinsame Durchleben vorübergehender Tiefs in intimen Beziehungen notwendig ist, ist der, dass Sie es versprochen haben! Ob verheiratet oder nicht – jede feste Beziehung basiert auf der Annahme, dass sich der eine um den anderen kümmert, wenn es dem Partner schlecht geht. Sie wollten füreinander da sein, und zwar nicht nur, wenn Sie gerade Lust dazu haben, sondern *immer*. Wenn sich heute also einer von beiden nicht fürsorglich und liebevoll verhält, so fühlt der andere sich betrogen.

Versuchen Sie aber nicht, aus eigennützigen Zwecken am Tief Ihres Partners zu partizipieren. Sie dürfen sich keinesfalls nur deshalb auf den emotionalen Zustand Ihres Partners einlassen, damit er oder sie *später* auch *Ihnen* zuhört – dieser Versuch wirkt falsch und künstlich. Sie müssen ganz und gar in die Stimmung des anderen eintauchen und Ihre eigenen Belange vergessen, bis Sie beide wieder ein Hochdruckgebiet aufziehen sehen. Am Anfang erfordert dies viel Konzentration, aber je stärker Sie sich daran gewöhnen, umso leichter wird es Ihnen fallen. Und von dem Ergebnis werden Sie begeistert sein.

Wie Sie mit ihm ein Tief teilen

Wenn Sie mit einem Mann ein Tief teilen wollen, dann achten Sie darauf, dass Sie sich dabei nicht genauso verhalten wie bei Ihren Freundinnen: »Oh, Liebling, was ist los? Komm, lass uns reden!« Eine solche Äußerung wirkt bei einer Freundin Wunder; sie wird sich allein schon deshalb gleich besser fühlen, weil Sie versuchen, eine Verbindung zu ihr herzustellen. Aber ein Mann benötigt eher *Taten*, um sich besser zu fühlen. So nahm Sherry eines Tages ihren halbwüchsigen Enkel Derek mit auf eine Europa-Reise. Als sie eines Abends nach dem Essen auf ihrem Hotelzimmer waren, hörte sie, wie er am Telefon mit seinen Eltern über einen Ausflug sprach, den der Rest der Familie zu Hause unternehmen wollte. Ihr war klar, dass er nach dem Telefonat Heimweh hatte und sich ausgeschlossen fühlte.

»Oh Derek, das muss ganz schön traurig für dich sein, dass du das verpasst. Ich weiß, wie sehr du dich darauf gefreut hast. Du fühlst dich jetzt sicher ziemlich schlecht.«

»Oma«, stöhnte er, »du machst es nur noch schlimmer!« Wäre Sherry ihrem ersten Impuls gefolgt, hätte sie sich von der kühlen Reaktion ihres Enkels zurückgewiesen und ausgeschlossen gefühlt. Doch dann wurde ihr klar, dass sie ihn wie ein kleines Mädchen behandelte, für das das Gespräch über die Situation eine große Hilfe gewesen wäre. Also nahm sie ihren Enkel kurz in den Arm und fragte ihn, ob er Lust hätte, Karten mit ihr zu spielen. Schon nach wenigen Spielminuten fühlte er sich viel besser.

Im Allgemeinen lautet die Formel, um mit einem Mann ein Tief zu teilen, folgendermaßen:

- Machen Sie eine körperliche Geste, um ihm zu zeigen, dass Sie emotional bei ihm sind.
- Tun Sie etwas mit ihm, worin er gut ist. Dann fühlt er sich nicht länger als Versager, sondern entwickelt ein Gefühl der Kompetenz und des Könnens.

Wie Sie mit ihr ein Tief teilen

Über 70 Prozent aller Scheidungen werden von Frauen eingereicht, die glauben, dass es ihren Männern egal ist, wie sie sich fühlen. Das ist ganz besonders traurig, weil wir bislang nur sehr wenige Männer kennen gelernt haben, denen die Gefühle ihrer Frauen nicht sehr am Herzen lagen. Tatsächlich war es sogar die Unzufriedenheit ihrer Frauen, deretwegen sie sich zunächst einmal wie Versager vorkamen und sich zurückzogen oder wütend wurden. Wir sind überzeugt davon, dass die meisten Männer ihren Frauen zeigen wollen, wie wichtig sie ihnen sind; sie müssen lediglich die Fähigkeit entwickeln, dies zu tun, ohne sich ihrerseits ebenfalls wie eine Frau zu verhalten. Auch Männer müssen lernen, ein Tief mit ihrer Partnerin zu teilen, egal worunter sie in diesem Augenblick gerade leidet. Wenn sie nervös, gestresst, erregt oder deprimiert ist, treibt Ihr angeborener Beschützerinstinkt Sie vielleicht dazu, Ihre Partnerin aus dem Tief herausziehen zu wollen. Sie versuchen, ihr einen emotionalen Rettungsring zuzuwerfen oder ihr zu zeigen, wie sie aus der negativen Stimmung wieder herauskommt. Sie wollen also das Problem für sie lösen oder ihr sagen, wie sie es selbst lösen kann. Das haben Sie zweifelsohne schon früher einige Male versucht und mussten sich daraufhin ihren wütenden Vorwurf anhören, dass Sie es »einfach nicht kapieren«. Die meisten Männer ziehen sich daraufhin zurück oder beginnen, das emotionale Tief zu ignorieren, was die Furcht ihrer Partnerinnen vor Isolation noch verstärkt. Wenn eine Frau eine Krise wie Krankheit, emotionale Probleme oder einen Todesfall in der Familie erlebt und ihr Mann sich von ihr zurückzieht, um »von ihren negativen Gefühlen nicht heruntergezogen zu werden«, wie viele unserer männlichen Patienten es formulierten, überlebt die Partnerschaft das häufig nicht. Wenn sie die Krise hinter sich hat, hat sie das Gefühl, dass ihr Mann einfach nicht für sie da ist, wenn sie ihn am meisten braucht. Sie fühlt sich allein und isoliert – und beendet die Beziehung.

Deshalb ist es so besonders wichtig, auch auf ihre kleineren Ängste einzugehen. Das wird sie nicht nur davon überzeugen, dass Sie ihr auch bei größeren Problemen zur Seite stehen, sondern es trägt auch in hohem Maße zur Vermeidung großer Probleme bei.

Dazu folgendes Beispiel: Becky fürchtete sich immer mehr vor den Gesprächen mit ihrem Ex-Mann über die Kinder. Obwohl ihre Scheidung schon fünf Jahre her war, brachte er sie nach wie vor in null Komma nichts auf die Palme. Wenn sie sich aufregte, wurde Kenny, ihr derzeitiger Ehemann, so wütend auf ihren Ex, dass sie wiederum zögerte, ihm davon überhaupt zu erzählen. Wenn er es dennoch herausfand, riet er ihr lediglich, wie sie auf ihren Ex-Mann und auf dessen negative Haltung reagieren *sollte.* »Du musst ihm sagen, dass du ihn verklagen wirst und dich mit seinem Unsinn nicht abfindest«, sagte Kenny dann, wodurch Becky sich von ihrer Angst bald vollends überwältigt fühlte. Schließlich wurde er auch noch wütend auf sie, weil sie seinen Anweisungen nicht auf der Stelle folgte, und dann sprachen sie den restlichen Abend gar nicht mehr miteinander. Statt sie bei der Auseinandersetzung mit ihrem Ex-Mann zu unterstützen, trug Kenny in hohem Maße noch zusätzlich zu ihrem Stress bei. Nach der Arbeit mit uns schlug Kenny jedoch einen neuen Kurs ein. Er spürte die Verzweiflung, die Becky vor ihm zu verbergen versuchte, legte ihr den Arm um die Schulter und sagte zu ihr, wie sehr er sie dafür bewunderte, dass sie sich um der Kinder willen auf die Psychospielchen ihres Mannes einließ. Becky beklagte sich eine Weile über die ungeheuerlichen Dinge, die ihr Ex-Mann am Telefon gesagt hatte. Sie machte ihrem Ärger darüber Luft, wie unvernünftig und unfair er war. Aber statt in lautes Fluchen über ihren Ex-Mann auszubrechen und ihr vorzuschreiben, was sie über ihn denken sollte, wie er es eigentlich gern getan hätte, stimmte Kenny nun ihrer Einschätzung lediglich zu. Er spürte ihre Frustration. Er spürte ihre Angst, dass ihre Kinder Schaden nehmen könnten, falls die Beziehung ihrer Eltern zueinander noch problematischer wurde. Er versicherte ihr, dass sich die Mädchen glücklich schätzen konnten, weil sie so eine besonnene Mutter hatten. Becky fühlte sich sofort besser. Sie rief ihren Ex-Mann an und verhandelte mit ihm erneut, und Kenny klopfte ihr anerkennend auf die Schulter. Sie verlebten einen angenehmen Abend und fühlten sich einander näher denn je. Das Fazit lautet:

Lassen Sie sich auf die Gefühle Ihrer Partnerin ein. Ignorieren Sie sie nicht; versuchen Sie nicht, ihre Probleme zu »lösen«, ihr vorzuschreiben, was sie tun soll oder sie gewaltsam aus ihrer Bredouille zu befreien.

Wenn Sie für kurze Zeit ganz bei ihr sind, dann können Sie beide bald *gemeinsam* aus dem Tief wieder heraustreten.

Mehr als eine Überlebensstrategie

In Teil I erläuterten wir den Vorteil, den emotionale Einstimmung für das Überleben darstellt, was ihr eine natürliche Tendenz zur Negativstimulation verleiht. Für das Überleben aber ist es viel wichtiger, aufmerksam auf Zorn und Aggression zu reagieren, statt lediglich auf Hoffnung oder Anerkennung zu achten, denn Zorn und Aggression können ein lebensbedrohliches Signal darstellen. Die negative Tendenz erklärt, warum es uns in der Regel *leichter* fällt, uns an die schlechten Seiten zu erinnern statt an die guten. Trotzdem ist es die Mühe wert, sich auch in guten Zeiten auf den Partner einzustimmen, denn dies sorgt für einige der schönsten Erlebnisse innerhalb der Beziehung. Die folgende Geschichte von Rosa und Kevin illustriert diese Wahrheit auf anrührende Weise.

Camille und Rosa waren seit ihrer High-School-Zeit Freundinnen. Gemeinsam durchlebten sie Heirat, Scheidung, erneute Heirat, Kinder, Jobwechsel – was auch immer. Nach ihrem 50. Geburtstag schlossen sie sich sogar der Red Hat Society an, einer amerikanischen Organisation für Frauen über 50. Nach Camilles Tod brach Rosa vollkommen zusammen. Ihr Mann Kevin konnte die Bedeutung ihres Verlustes weitgehend nachvollziehen und stand ihr in ihrer Trauer

Tag für Tag auf liebevolle Weise bei. Zehn Monate später empfand Rosa den Verlust sogar noch stärker, denn Thanksgiving stand vor der Tür, ein Fest, an dem sie mit Camille zusammen immer die traditionellen Tamales – mit Fleisch gefüllte Maismehltaschen – zubereitet hatte. Dieser Tradition waren sie jedes Jahr gefolgt: ein Fußballspiel im Fernsehen, Tamales in der Küche. Rosa rang mit sich, ob sie in diesem Jahr wieder Tamales zubereiten sollte, und schließlich entschied sie sich dafür. Aber als sie am Morgen des Thanksgiving-Tages erwachte, wusste sie nicht, wie sie diesen Tag überhaupt überstehen sollte. Also streifte sie ihren Bademantel über und schlurfte in die Küche, um allein mit dem Kochen zu beginnen. Aber als sie hereinkam, bemerkte sie, dass sie keineswegs allein war. Kevin hatte bereits sämtliche Zutaten zurechtgestellt: Maismehl, Eier, Chili-Schoten – und ihren roten Hut, den sie als Mitglied der Red Hat Society immer zu tragen pflegte.

Kevin war an ihrer Seite und half ihr durch seine einfache, aber schöne Geste der Einstimmung, der Liebe und des Mitgefühls wieder aus dem Tief hinaus.

Verbundenheit ist nicht immer leicht

In unseren Workshops und Seminaren hören wir von manchen Frauen immer wieder die gleiche Klage: »Ich wollte mit ihm über etwas sprechen, das mir wichtig ist. Er aber rollt mit den Augen und setzt sich an den Küchentisch mit einer Miene, als hätte ich ihn gebeten, sämtliche weißen Streifen auf der Autobahn neu zu überstreichen. ›Willst du mir jetzt zuhören, oder nicht?‹, fragte ich ihn. ›Was bleibt mir denn anderes übrig?‹, entgegnet er genervt. ›Doch, dir bleibt etwas anderes übrig!‹, sage ich. Woraufhin er sofort aufsteht und mich sitzen lässt. Wie zum Teufel soll ich mich ihm denn so noch verbunden fühlen?«

Zunächst einmal hätte ihre Bitte wahrscheinlich nicht so geklungen, als ob er sämtliche weißen Streifen auf der A1 bis zur A8 überstreichen sollte, wenn sie sich ihm verbunden gefühlt hätte, *bevor* sie sich mit ihm unterhalten wollte. Denken Sie daran: Die Furcht-Scham-Dynamik ist ein Signal für emotionale Trennung. Bevor Sie *reden* können, müssen Sie erst einmal eine *Verbindung* schaffen. Das ist so wichtig, dass es uns ein Experiment wert ist. Denken Sie vor dem von Ihnen gesuchten Gespräch fünf Minuten lang nicht über das nach, was Sie *sagen* wollen, sondern lieber darüber, wie nahe Sie ihm sind. Denken Sie an vergangene Zeiten der Nähe. Denken Sie daran, wie Sie sich gemeinsam einen Sonnenuntergang ansahen, sich gemeinsam um die Kinder kümmerten, zusammen auf eine Party oder ins Kino gingen, den Duft der Blumen genossen oder einander liebten. Denken Sie an die Phasen in Ihrem Leben, in denen Sie an ihn glaubten und stolz auf ihn waren.

Nach diesen fünf Minuten sind Sie bereit, mit ihm zu reden. Beginnen Sie, indem Sie ihn körperlich berühren, und denken Sie dabei immer noch nicht an das, was Sie sagen wollen. Spüren Sie durch die Berührung, wie wichtig er Ihnen ist und wie viel er Ihnen bedeutet. Dann verwickeln Sie ihn sanft in ein Gespräch, in dessen Verlauf Sie ihn weder anklagen noch ihm die Schuld zuweisen.

Um befriedigende Unterhaltungen mit Ihrem Mann zu führen, müssen Sie daran denken, dass aufgrund seiner größeren Erregung und des höheren Blutdrucks, mit dem das Blut in die Muskeln gepumpt wird, Gefühle für ihn auf physischer Ebene deutlich unangenehmer sind. Lassen Sie zu, dass er herumzappelt oder an irgendetwas herumnestelt, oder – noch besser – gehen Sie zusammen spazieren, wenn Sie reden. Das unterscheidet sich zwar von der Gesprächssituation, wie Sie sie von Ihren Freundinnen kennen, aber es fühlt sich immer noch gut an.

Denken Sie auch daran, dass er bei Äußerungen wie »Ich fühle mich isoliert, meine Bedürfnisse werden nicht erfüllt, du hältst mich für selbstverständlich, du willst mich nur für den Sex« etc. nur das eine heraushört: »Die Art, wie ich sie liebe, ist nicht gut genug.« Also fühlt er sich in die Defensive gedrängt, wird wütend und aggressiv oder macht dicht. Die Chancen, eine Verbindung herzustellen (was

Ihre eigene Angst ebenso reduziert wie seine Scham), stehen deutlich besser, wenn Sie an seinen *Beschützerinstinkt* appellieren. Am besten funktioniert dies, indem Sie ihm Ihre eigene Scham enthüllen. Probieren Sie doch mal eine Äußerung aus wie: »Manchmal komme ich mir vor wie eine Versagerin. Die Menschen respektieren mich einfach nicht, und auch als Geliebte kann ich nicht so sein, wie ich möchte.«

Wahrscheinlich reagiert er darauf beschützend und beruhigend. Er wird versuchen, die Verbindung zu Ihnen wiederherzustellen. Mit anderen Worten: Er stellt Kontakt zu Ihrer Scham her, woraufhin Sie ihm Ihre Angst getrost enthüllen können.

Sie haben sämtliche Ratschläge bereits ausprobiert, und er zieht immer noch beleidigt ab und sagt: »Lass mich in Ruhe!«? Ja, sogar *dann* können Sie sich ihm noch verbunden fühlen, Ihren eigenen Ressentiments und Ihrem Zorn zum Trotz. Sie können immer noch spüren, wie wichtig er Ihnen ist, und sich vor Augen führen, dass Ihre momentanen, negativen Gefühle vorübergehen werden. Stellen Sie sich stets die Frage, was Ihnen wichtiger ist: das achtlos weggeworfene Handtuch auf dem Badezimmerboden (oder weshalb Sie sonst verärgert sind) oder die innere Verbundenheit. Was wird das Handtuch wohl eher an seinen Haken befördern: Groll und Bitterkeit oder das Gefühl der inneren Verbundenheit? Stellen Sie sich stets die Frage: »Wie kann ich ihm helfen, seine Scham zu überwinden?«

- Glauben Sie an ihn; nehmen Sie seine guten Eigenschaften wahr wie früher – in der Phase der ersten Verliebtheit.
- Helfen Sie ihm dabei, ein guter Liebhaber zu werden. Zeigen Sie ihm, wie er Ihnen Vergnügen bereiten kann und was Ihnen besonderen Spaß macht.
- Helfen Sie ihm dabei, Sie glücklich zu machen. Der wütende, kontrollsüchtige und verschlossene Mann versucht lediglich, das Gefühl zu vermeiden, ein Versager zu sein, weil er nicht in der Lage ist, Sie glücklich zu machen. Sobald Sie ihm sagen, wie unglücklich Sie sind, riskieren Sie, ihn zu verlieren. Wenn Sie sich aber darauf

konzentrieren, auf welche Weise er Sie glücklich macht, so wird er dies noch häufiger tun.

- Sagen Sie ihm, inwiefern er Ihnen ein Gefühl der Sicherheit und Geborgenheit gibt.
- Zeigen Sie ihm, wie sehr Sie seine Arbeit schätzen.
- Respektieren Sie ihn.
- Seien Sie offen für seine Versöhnungsversuche. Wenn Ihr Mann in seiner Kindheit häufig gezwungen wurde, sich zu entschuldigen – was bei den meisten kleinen Jungen der Fall ist –, dann bedeutet eine Entschuldigung für ihn eher Unterwerfung als Versöhnung. Deshalb fällt es ihm schwer, sich so zu entschuldigen, wie Ihre Freundinnen es zu tun pflegen. Seine Versöhnungsversuche spielen sich eher auf der *Handlungsebene* ab: Er versucht, im Alltag wieder Kontakt aufzunehmen, tut etwas für Sie, tut etwas mit Ihnen, berührt Sie, küsst Sie. Nehmen Sie diese kleinen Dinge wahr und bewerten Sie sie als Gesten, durch die er Ihnen zeigt, wie wichtig Sie ihm sind. Derlei Gesten sind zwar nicht besonders eloquent, trotzdem aber ein aufrichtiger Ausdruck seiner Liebe zu Ihnen und ein Symbol der Bedeutung, die Sie für ihn haben.

In unseren Workshops und Seminaren hören wir oft folgende Klagen von Männern: »Ich tue alles, was sie will. Aber sobald sie sich schlecht fühlt, gibt sie mir die Schuld dafür. Man kann es ihr einfach nicht recht machen!« In Wirklichkeit aber ist es gar nicht so schwer, ihr zu gefallen. Sie *wissen* doch jetzt, dass sie Angst hat. Also achten Sie auf die Signale, die sie aussendet – Ihr eigenes Maß an Unbehagen zeigt Ihnen den Weg.

- Respektieren Sie sie.
- Hören Sie ihr zu.
- Zeigen Sie, wie sehr Sie ihr vertrauen.
- Helfen Sie ihr, so viel Sie können.
- Berühren Sie sie häufiger, aber versuchen Sie, sie für jede sexuelle Berührung etwa achtmal liebevoll und ohne erotische Absicht zu berühren.

- Respektieren Sie ihre Bindung an Familie und Freunde.
- Entschuldigen Sie sich, wenn Sie es nicht geschafft haben, sich auf die oben beschriebene Weise zu verhalten.
- Nehmen Sie ihre Versöhnungsversuche an, wenn sie Sie beleidigt hat.
- Aber vor allem: Seien Sie bei ihr, wenn sie Sie braucht.

Gemeinsam ein Tief zu durchleben, ermöglicht es Ihnen, auch in Phasen, in denen Ihr Partner oder Ihre Partnerin verzweifelt oder deprimiert ist, den Kontakt wiederherzustellen. Im nächsten Kapitel stellen wir Ihnen die leichteste Methode vor, wie Sie sich diese Verbindung jeden Tag erhalten, und zwar ohne darüber zu reden.

12

Verbundenheit und Motivation

Die Fähigkeit, zusammen mit Ihrem Partner ein Tief zu bewältigen, stellt die Verbindung zu ihm wieder her, wenn er oder sie deprimiert oder verzweifelt ist. Diese Verbindung aufrechtzuerhalten wird glücklicherweise durch Alltagsroutinen leichter. Denn sämtliche Gefühle laufen auf einen der folgenden drei Modi hinaus: Annäherung, Vermeidung, Angriff. Je mehr Sie im Annäherungsmodus verbleiben, umso glücklicher sind Sie und umso befriedigender ist Ihre Beziehung.

Der wichtigste Teil Ihrer Emotionen ist nicht das Gefühl, sondern die Handlungsweise, die daraus erwächst.

Immerhin besteht die vornehmste Funktion von Emotionen darin, uns auf das Handeln vorzubereiten. Die etymologische Wurzel des Wortes Emotion ist nicht umsonst das lateinische Wort für Bewegung: »motio«. Schon die alten Griechen beschrieben, wie Emotionen »Handlungen bewegten«. Heute, in der Moderne, sprechen wir von Beweggründen oder davon, dass sie unser Verhalten *motivieren*. Emotionen schicken biologische Signale an unsere Muskeln und Organe, die uns darauf vorbereiten, etwas zu *tun*. Empfindungen sind der Versuch unseres Körpers, Aufmerksamkeit zu erregen, um entsprechend zu handeln. Meistens sind wir uns negativer Gefühle besonders dann bewusst, wenn wir nicht das tun, worauf sie uns vorbereiten – denn dann fühlen wir uns schlecht. Der Schmerz in unserem Fuß lässt uns die Schnürsenkel lockern. Der Schmerz in unserem

Herzen sagt uns, dass wir dem Wichtigsten an uns selbst treu sein müssen.

Besonders Männer können anstelle ihrer Gefühle leichter die eigenen Motivationen identifizieren. (Denken Sie daran, dass die Sprache der Gefühle nicht die Muttersprache des Mannes ist.) Der Versuch, über emotionale Themen zu reden, endet deshalb für Sie beide gern in Enttäuschung, teilweise auch deshalb, weil es eine ungeheure Bandbreite von Gefühlen gibt, die von Faktoren wie dem Stoffwechsel, dem Temperament, der Gesundheit, dem Schlaf, den Hormonen, Hunger, Sport und Medikamenten, ebenso wie dem Wetter, der Jahreszeit und der Tageszeit beeinflusst werden. Und als ob das nicht schon kompliziert genug wäre, werden die verschiedenen Gefühlsvariationen im Laufe eines Lebens noch mit Tausenden unterschiedlicher Erfahrungen verknüpft. Sie selbst zum Beispiel assoziieren Scham mit den hochgezogenen Augenbrauen Ihrer Mutter oder damit, dass Ihr Vater Sie eine »Plage« nannte, oder mit einem Lehrer, der Ihnen das Gefühl gab, ein Dummkopf zu sein. Jede dieser Erfahrungen – oder alles, was auch nur im Entferntesten ähnlich ist – kann verwirrende »Gefühle« unter den »falschen« Umständen auslösen. Im Gegensatz dazu lässt sich *Motivation* für einen Mann – aber auch für die Frau – deutlich leichter herauskristallisieren. Es gibt nur drei grundlegende Motivationen, und jede bleibt während des gesamten Lebens mit einer bestimmten, wenn auch sehr breit gefächerten Bandbreite an Verhaltensweisen verbunden.

- Annäherung
- Vermeidung
- Angriff

Diese drei Motivationen stellen wir Ihnen im Folgenden vor.

Annäherung

Annäherung bedeutet, auf jemanden oder etwas mit positiver Energie zuzugehen. Basiert Ihre Motivation auf Annäherung, wollen Sie mehr von etwas haben, wollen mehr erfahren, entdecken, lernen oder auch wertschätzen. Sie befinden sich im Annäherungsmodus, wenn Sie einen Sonnenuntergang betrachten, versuchen, ein Problem zu lösen, oder sich für etwas interessieren. (Wenn wir jemanden als besonders zugänglich erleben, so meinen wir damit, dass man leicht mit ihm ins Gespräch kommt, dass er offen für neue Informationen und Ideen ist, dass er freundlich, interessiert und aufgeschlossen ist.)

Vermeidung

Vermeidung ist gleichzusetzen mit Energielosigkeit schlechthin. Im Vermeidungsmodus möchten Sie sich gewisse Umstände oder einen Menschen vom Hals schaffen. Also distanzieren Sie sich von einem Problem oder »betäuben« sich vor dem Fernseher.

Vermeidung erfolgt meist unbewusst; man hat im Augenblick kein Interesse, oder man möchte sich einfach nur entspannen. Manchmal aber handelt es sich auch um den gezielten Versuch, einen anderen Menschen auszuschließen. Ob nun gezielt oder nicht, sobald Sie sich dadurch ausgeschlossen *fühlen*, hat das Vermeidungsverhalten Ihres Partners negative Auswirkungen auf die Beziehung. (Beachten Sie Folgendes: Unabsichtliches Vermeidungsverhalten wird Ihr Partner bereitwillig anerkennen. Viel schwerer wird es ihm jedoch fallen, zuzugeben, dass er Sie kühl und abweisend behandelt, Sie zurückweist oder gedanken- und rücksichtslos ist.)

Angriff

Angriff bedeutet, negative Energie *gegen* jemanden zu richten. Im Angriffsmodus wollen Sie den anderen herabsetzen, ihm Schaden zufügen, ihn außer Gefecht setzen oder zerstören. In einem solchen Fall schreckt man auch vor Nötigung oder Manipulation nicht zurück. Im Angriffsmodus sind Sie dann, wenn Sie den bewussten oder unbewussten Impuls verspüren, Ihrem Gegenüber einen Dämpfer zu versetzen, ihm zu zeigen, wer das Sagen hat, oder ihm zu demonstrieren, dass Sie ihm überlegen sind – an Wissen, Fähigkeit, Talent, Größe, Stärke, Durchhaltevermögen, Einfühlungsvermögen, Kreativität oder Originalität. Der Angriffsmodus setzt andere Menschen in ihrem Wert herab, indem ihre Perspektive als ungültig abgetan oder ihr Selbstvertrauen unterminiert wird. Dabei sei an dieser Stelle noch einmal deutlich darauf hingewiesen, dass Sie auch dann im Angriffsmodus sein können, wenn Sie mit leiser, freundlicher Stimme sprechen, solange Sie eine der oben aufgelisteten Absichten verfolgen. Sie müssen eigentlich noch nicht einmal etwas sagen; der Angriffsmodus kann sich auch in Ihrer Grundhaltung manifestieren.

Hier schildere ich Ihnen Beispiele für die drei Motivationen.

Stellen Sie sich als Frau doch einmal folgende Situation vor: Ihr Partner ist gerade von der Arbeit nach Hause gekommen und sitzt mit der Zeitung in der Hand in seinem Lieblingssessel. Sie möchten sich mit ihm unterhalten, doch er ist in die Lektüre vertieft.

- Im *Annäherungsmodus* könnten Sie sich um die Beibehaltung einer positiven Grundeinstellung bemühen und eine andere Tätigkeit aufnehmen, bis er mit der Lektüre fertig ist. Sie können sich auch zu ihm setzen und die ruhige Zweisamkeit genießen oder mit ihm über einen interessanten Artikel reden. Sie könnten sich auch den Teil der Zeitung vornehmen, den er nicht liest, und diese Aktivität gemeinsam genießen.
- Im *Angriffsmodus* könnten Sie (mit freundlicher Stimme) sagen: »Komm, wir haben noch einiges zu erledigen.« Auch wenn diese Äußerung im ersten Augenblick positiv klingt, vermittelt sie die Botschaft, dass seine Bedürfnisse weniger Bedeutung haben als Ihre eigenen. Außerdem haben Sie seine Routine unterbrochen, obwohl Sie wissen, dass ihm die Zeitungslektüre wichtig ist. Andere

Angriffsmöglichkeiten sind Kritik und Nörgeln (»Wie kannst du nur dasitzen und die Zeitung lesen, wo wir doch noch so viel zu erledigen haben?«) oder Verurteilung (wütend und beleidigt sein, negative Gedanken hegen). Die Liste der Möglichkeiten ist endlos.

- Im *Vermeidungsmodus* lassen Sie ihn sitzen und Zeitung lesen, während Sie sich vielleicht den Nistkasten im Garten ansehen, um nachzuschauen, ob schon ein paar Jungtiere geschlüpft sind, wobei Ihnen vollkommen klar ist, dass er das gern mit Ihnen zusammen tun würde. Auf diese Weise schließen Sie ihn absichtlich von einer gemeinsamen und damit verbindenden Aktivität aus.

Als Mann sollten Sie sich einmal folgende Situation vorstellen: Ihre Partnerin beklagt sich bei Ihnen, dass Sie ihr nicht zuhören.

- Im *Annäherungsmodus* könnten Sie ihr antworten: »Du hast Recht. Ich bin abgelenkt und müde. Ich muss dir eigentlich mehr zuhören.« (Wahrscheinlich sind Sie davon sogar überzeugt, haben aber Angst, es ihr zu sagen, weil Sie befürchten, ihr dann jeden Abend zuhören zu müssen. Aber keine Sorge – das kommt in Beziehungen nur selten vor. Sie möchte nur reden, um wieder in Kontakt mit Ihnen zu treten. Wenn die innere Verbundenheit wiederhergestellt ist, wird ihr Wunsch nach Gesprächen nachlassen und sie wird tatsächlich sogar weniger reden!)
- Im *Angriffsmodus* könnten Sie (mit freundlicher Stimme) sagen: »Ich habe dir gestern Abend schon zugehört. Heute Abend muss ich die Rechnungen bearbeiten.« Das klingt auf den ersten Blick durchaus vernünftig, aber Sie deuten damit an, dass sie es nicht *wert* ist, dass man ihr zuhört, zumindest wird sie das mit einiger Sicherheit heraushören.
- Im *Vermeidungsmodus* können Sie so tun, als hätten Sie sie nicht gehört, und versuchen, sich mit den Kindern oder dem Fernseher abzulenken.

Allgemein gilt die Regel:

Annäherung *reduziert* Furcht und Scham. Vermeidung und Angriff *steigern* Furcht und Scham.

Es gibt einen weiteren zwingenden Grund, warum man sich eher auf die einer Handlung zugrunde liegenden Beweggründe konzentrieren sollte als auf Gefühle. Von frühester Kindheit an besitzen wir eine genaue Antenne dafür, ob andere Menschen sich im Annäherungs-, Vermeidungs- oder Angriffsmodus befinden, aber nur selten gelingt es uns, ihre Gedanken und Empfindungen richtig einzuschätzen. Wir wissen nicht, was sie fühlen, aber wir wissen, ob sie sich annähern, uns meiden oder uns angreifen. Die Informationen über die Motivation anderer Menschen werden im Mandelkern (Amygdala) verarbeitet, jenem Organ im Gehirn, das grundlegende Emotionen vermittelt, bevor sie in den Neocortex weitergeleitet werden, wo Gedanken und Sprache ihren Sitz haben. Beim Mandelkern handelt es sich um eine primitive Struktur im Gehirn, die sämtlichen Säugetieren gemeinsam ist und die bereits im Alter von drei Jahren voll ausgeprägt ist. Aus diesem Grund können schon kleine Kinder sehr genau einschätzen, ob ihr Gegenüber sich im Annäherungs-, im Vermeidungs- oder im Angriffsmodus befindet. Sogar Ihr Hund oder Ihre Katze sind dazu in der Lage, ohne darüber reden zu müssen.

Ziele und Intentionen zählen nicht

Es gibt durchaus Unterschiede zwischen Motivation auf der einen Seite und Ihren *Zielen* und *Intentionen* auf der anderen. Vielleicht haben Sie das *Ziel*, Ihrem Partner die finanzielle Situation der Familie zu schildern, und die *Absicht*, ihn dazu zu bringen, sich bei seinen Ausgaben nach dem Familienbudget zu richten. Solange Sie aber nicht im *Annäherungsmodus* sind, werden Sie die Perspektive Ihres Partners entweder ignorieren oder ganz abtun. Es wird Ihnen gar nicht in den Sinn kommen, darauf zu achten, solange Sie damit beschäftigt sind, ihm Ihren Standpunkt darzulegen. Wahrscheinlich ignorieren Sie seine Sicht der Dinge völlig. Im Grunde meinen Sie, dass jeder kompetente und intelligente Mensch die Dinge doch so sehen muss wie Sie. Doch nur im Annäherungsmodus haben Sie eine Chance, Ihre Ziele und Intentionen wirklich umzusetzen.

Ihr Partner reagiert fast ausschließlich auf Ihre Motivation und fast nie auf Ihre Ziele und Intentionen. Solange er sich mit Ihrem Vermeidungs- oder Angriffsverhalten auseinandersetzen muss, wird er Ihre Ziele und Intentionen weder wahrnehmen, noch sich darum scheren. Die Menschen reagieren auf den emotionalen Unterton Ihrer Motivation – darauf, wie es sich *anfühlt*, der Empfänger einer Botschaft zu sein. Durch Vermeidungs- und Angriffsstrategien fühlt man sich entwertet. Deshalb werden Ihre Versuche, die anderen über Ihre Ziele und Absichten aufzuklären, immer scheitern, solange Sie Ihre eigene Motivation nicht verändern und sich auf die Annäherung konzentrieren: Menschen, die sich annähern wollen, wollen die Perspektive Ihres Gegenübers verstehen und schätzen und haben nicht den Wunsch, den anderen zu beeinflussen, zu kontrollieren oder zu manipulieren.

Reden und Motivation

Das gemeinsame Gespräch versetzt Frauen in der Regel in den Annäherungsmodus. Wenn aber eine Frau mit einem Mann zu reden beginnt, wechselt dieser leicht in den Vermeidungsmodus. Wie wir in Teil I bereits dargelegt haben, setzt die abrupte Veränderung jede Menge Cortisol in ihm frei. Außerdem weckt das Gespräch die Versagensängste des Mannes, denn er erwartet, dass man ihm seine Fehler vorhält. Diese allgemeine Regel über männliche und weibliche Motivation bedeutet nur eines: Sie müssen die Perspektive Ihres Partners verstehen und schätzen lernen. Glücklicherweise wirkt sich der Annäherungsmodus, mit dem damit verbundenen Versuch zu verstehen und wertzuschätzen, ebenso ansteckend auf unseren Partner aus wie der Angriffs- oder Vermeidungsmodus. Mit anderen Worten: Wenn Sie Interesse an Ihrem Partner bekunden, dann wird er oder sie wahrscheinlich auch Interesse an Ihnen entwickeln. Doch wie wird die Reaktion Ihrer Ansicht nach aussehen, wenn Sie Ihr Gegenüber nicht ernst nehmen, es meiden oder herabsetzen?

Sich auf seine Motivation zu konzentrieren, hat einen entscheidenden Vorteil: Sie brauchen sich keine Sorgen mehr über Ihr Gefühlsleben machen, egal, wie verworren es ist. Stellen Sie sich stattdessen nur die folgenden drei Fragen:

- *Trägt mein Verhalten zu einer größeren Verbundenheit zwischen uns bei, oder treibt es uns voneinander fort?*
- *Steht mein Verhalten in Einklang mit meinen Grundwerten (dem Wichtigsten für mich und an mir als Mensch und als Partner)?*
- *Besteht meine Motivation in Annäherung, Vermeidung oder Angriff?*

Stellen Sie sicher, dass er zugänglich ist

Oft hören wir von Frauen: »Ich sage es ihm ja, aber er hört einfach nicht zu.« Unserer Erfahrung zufolge sieht die Realität etwas anders aus: Sie sagen es ihm, wenn er nicht zuhört! Fazit:

Sprechen Sie niemals mit einem Mann, wie Sie es mit einer Frau tun würden.

Gehen Sie nicht einfach davon aus, dass Sie automatisch seine Aufmerksamkeit haben, sondern nehmen Sie sich Zeit, um sich davon zu überzeugen, dass er im Annäherungsmodus ist.

Das Reden *versetzt* eine Frau in den Annäherungsmodus, weil Frauen über das Gespräch eine Verbindung zu ihren Mitmenschen herstellen. Außerdem unterbricht das Gespräch eine Frau nicht bei anderen Tätigkeiten. Sie kann zuhören, auch wenn sie sich auf eine andere Tätigkeit konzentrieren muss, denn ihr Gehirn ist auf einzigartige Weise für die gleichzeitige Bewältigung unterschiedlicher Aufgaben konzipiert. Sie kann also weiterhin ihre Pflichten erledigen, während sie eine Unterhaltung führt. Männer sind da anders. Ihre Gehirne sind so konzipiert, dass sie immer nur eine Sache auf einmal in Angriff nehmen können, und die Gesellschaft hat ihnen auf vielerlei Ebenen beigebracht, aus dieser »Zielstrebigkeit« Vorteile zu ziehen. Wenn Sie also ein Gespräch mit einem Mann anfangen, muss er sich entscheiden, ob er seine gegenwärtige Aufgabe beenden oder sich mit Ihnen unterhalten will. Wenn er sich ganz auf seine Arbeit konzentriert, hört er Sie vielleicht noch nicht einmal, besonders wenn Sie einen sachlichen Ton anschlagen. Wenn Sie allerdings mit ängstlicher, erregter Stimme sprechen, schrillen seine Alarmglocken und er wird sich auf Sie konzentrieren. Aber denken Sie daran, dass eine plötzliche Veränderung Ihres Angst-Levels seine Verteidigungsinstinkte aktiviert – unter Umständen reagiert er zornig und reizbar. Deshalb ist es besser, seinen Freiraum zu respektieren und sich davon zu überzeugen, dass er überhaupt aufnahmefähig ist, bevor Sie ein wichtiges Gespräch beginnen.

Stellen Sie sicher, dass sie zugänglich ist

Viele Männer, mit denen wir in der Vergangenheit gearbeitet haben, geben bei dem Versuch, mit ihren Frauen in Kontakt zu treten, einfach zu schnell auf. Frauen sind außerordentlich multitaskingfähig und erledigen meist jede Menge Dinge gleichzeitig. Sie können ein Gespräch mit ihr beginnen, wenn sie gerade kocht, auf die Kinder aufpasst, sich mit der Wäsche beschäftigt, über ein berufliches Projekt oder über den bevorstehenden Elternsprechtag mit dem Mathelehrer Ihres Sohnes nachdenkt. Die beste Möglichkeit, um sich ihr anzunähern, wenn sie so beschäftigt ist, besteht darin, ihr Ihre *Hilfe* anzubieten.

Um Ihre eigene Motivation zu überprüfen, sollten Sie folgende Übung machen: Denken Sie an eine Situation, in der Ihre Partnerin nicht zugänglich war, und kreisen Sie die kursiv gedruckten Wörter ein, die zutreffend waren. Sie werden sehen, ob Sie ihr wirklich im Annäherungsmodus entgegengekommen sind.

1. *Verstanden* Sie ihre Perspektive, oder *ignorierten* Sie sie, oder *setzten Sie* sie *herab* (kritisierten sie)? (Wie sah ihre Perspektive überhaupt aus?)
2. *Respektierten* Sie ihre Ansichten, oder *ignorierten* Sie sie, oder *setzten* Sie sie *herab*?
3. Versuchten Sie, Ihre Partnerin zu überreden, indem Sie ihr Selbstvertrauen *steigerten*, oder dadurch, dass sie es *unterminierten*? (Ein Beispiel: Sie wollen über ihre finanzielle Situation reden und sagen ihr, dass die Ausgaben das Familienbudget überschreiten. Dann bitten Sie sie um ihre Hilfe, um das Problem zu lösen. Das steigert ihr Selbstvertrauen, weil sie selbst eine Lösung finden muss, und macht sie zugänglicher. Wenn Sie hingegen andeuten, dass jeder Idiot in der Lage sein muss, die Situation so zu betrachten wie Sie selbst, werden Sie den gegenteiligen Effekt erzielen.)

Ihre Motivations-Checkliste

Stellen Sie sich ein ganz normales Wochenende vor und kreuzen Sie in allen drei Motivationskategorien die beiden wichtigsten Begriffe an, die in den meisten Fällen auf Sie zutreffen.

Annäherung	Vermeidung	Angriff
Kontakt herstellen ◯	Ignorieren ◯	Kritisieren ◯
Beschützen ◯	Manipulieren ◯	Verurteilen ◯
Pflegen ◯	Kontrollieren ◯	Herabsetzen ◯
Ermutigen ◯	Sich zurückziehen ◯	Zurückweisen ◯
Wertschätzen ◯	Nicht ernst nehmen ◯	Fordern ◯
Verstehen ◯	Missachten ◯	Nötigen/Zwingen ◯
Beeinflussen/Lenken ◯	Übersehen ◯	Beherrschen ◯
Verhandeln/ Kooperieren ◯	Verleugnen ◯	Bedrohen ◯
Verhaltensveränderungen erbitten ◯	Sich ablenken ◯	Misshandeln (verbal oder physisch) ◯
Verbindlich sein ◯	Schmollen ◯	Strafen ◯
Helfen/Unterstützen ◯		
Zusammenarbeiten/ Kooperieren ◯		

Notieren Sie jetzt, wie Ihr Partner Ihre Beweggründe wahrnimmt. Mit anderen Worten: Sie selbst mögen sich für ermutigend und verbindlich halten, aber fühlt er sich von Ihnen vielleicht eher gezwungen und kontrolliert?

Annäherung	Vermeidung	Angriff
Meine Beweggründe:	Meine Beweggründe:	Meine Beweggründe:
Wie Ihr Partner diese Beweggründe wahrnimmt:	Wie Ihr Partner diese Beweggründe wahrnimmt:	Wie Ihr Partner diese Beweggründe wahrnimmt:

Um die eigene Motivation und die eigenen Beweggründe etwas besser erforschen zu können, laden wir Sie nun ein, sich bestimmte Aspekte Ihrer Beziehung anzusehen, die Ihrer Energie und Ihrer Aufmerksamkeit bedürfen. Vervollständigen Sie den folgenden Fragebogen, um sich einen Überblick darüber zu verschaffen, wie zugänglich Sie sind.

Wie zugänglich sind Sie?

In einer Beziehung lässt sich Kontakt nur dann herstellen, wenn beide Partner zugänglich sind (also im Annäherungsmodus). Mithilfe der unten abgebildeten Skala können Sie den Grad Ihrer Motivation innerhalb der letzten sechs Monate in Bezug auf jedes der dort aufgeführten Themengebiete beschreiben.

Annäherungsmodus			**Vermeidungs- oder Angriffsmodus**				
7	6	5	4	3	2	1	0
7 bis 5			*Annäherung* bedeutet, offen, verfügbar, kooperativ, interessiert und zugänglich zu sein.				
4 bis 0			*Vermeidung* bedeutet, nicht an der allgemeinen Arbeit teilzunehmen, uninteressiert, verschlossen und nicht kooperativ zu sein.				
4 bis 0			*Angriff* bedeutet, wütend zu werden, defensiv zu reagieren, den anderen zu kritisieren, herabzusetzen, zu verurteilen oder ihm etwas übel zu nehmen.				

Je niedriger die Zahl ist, umso größer ist Ihre Abwehrhaltung und umso unkooperativer sind Sie. Wenn Sie eine 4 oder weniger ankreuzen, dann umkringeln Sie den Modus, in dem Sie sich in einem solchen Fall befinden: Vermeidung oder Angriff. Wenn beide Modi gültig sind, kreisen Sie beide ein. (Beispiel: Wenn Sie die sexuellen Annäherungsversuche Ihres Partners abwehren oder seine Bedürfnisse ignorieren, dann würden Sie unter der Kategorie »Ich bin ein guter Sexualpartner« eine 4 oder weniger einkreisen, je nachdem, wie lange Sie sich schon verweigern oder wie wütend oder unsensibel Ihre Reaktion war.)

Kreisen Sie die Ziffer ein, die Ihre Verhaltensweisen in Bezug auf die folgenden Lebensbereiche und Aktivitäten abdeckt:

1. *Ich treffe finanzielle Entscheidungen mit Augenmaß.*

Annäherungsmodus			**Vermeidungs- oder Angriffsmodus**				
7	6	5	4	3	2	1	0

2. *Ich beteilige mich regelmäßig an der Hausarbeit.*

Annäherungsmodus			**Vermeidungs- oder Angriffsmodus**				
7	6	5	4	3	2	1	0

3. *Ich gebe und empfange Zuneigung, auch ohne gleich auf Sex hinauszuwollen.*

Annäherungsmodus			**Vermeidungs- oder Angriffsmodus**				
7	6	5	4	3	2	1	0

4. *Ich zeige beständiges Interesse an meinem Partner.*

Annäherungsmodus			**Vermeidungs- oder Angriffsmodus**				
7	6	5	4	3	2	1	0

5. *Ich bin ein guter Sexualpartner.*

Annäherungsmodus			Vermeidungs- oder Angriffsmodus				
7	6	5	4	3	2	1	0

6. *Die Bedürfnisse meines Partners stehen für mich an erster Stelle.*

Annäherungsmodus			Vermeidungs- oder Angriffsmodus				
7	6	5	4	3	2	1	0

7. *Ich sorge für Romantik in unserer Partnerschaft.*

Annäherungsmodus			Vermeidungs- oder Angriffsmodus				
7	6	5	4	3	2	1	0

8. *Ich zeige Interesse für die Vorlieben, die Hobbys und die Arbeit meines Partners.*

Annäherungsmodus			Vermeidungs- oder Angriffsmodus				
7	6	5	4	3	2	1	0

9. *Ich sorge für eine emotional sichere Umgebung in unserer Beziehung.*

Annäherungsmodus			Vermeidungs- oder Angriffsmodus				
7	6	5	4	3	2	1	0

10. *Ich kontrolliere und reguliere meine negativen Gedanken und Gefühle.*

Annäherungsmodus			**Vermeidungs- oder Angriffsmodus**				
7	6	5	4	3	2	1	0

11. *Ich bin treu und vertrauenswürdig.*

Annäherungsmodus			**Vermeidungs- oder Angriffsmodus**				
7	6	5	4	3	2	1	0

12. *Ich bin ein guter Freund für meinen Partner.*

Annäherungsmodus			**Vermeidungs- oder Angriffsmodus**				
7	6	5	4	3	2	1	0

13. *Es ist angenehm, mit mir zusammenzuleben.*

Annäherungsmodus			**Vermeidungs- oder Angriffsmodus**				
7	6	5	4	3	2	1	0

14. *Ich bin ein aktives Mitglied unserer Familie und unterstütze jeden, der es braucht.*

Annäherungsmodus			**Vermeidungs- oder Angriffsmodus**				
7	6	5	4	3	2	1	0

15. *Ich mache es anderen leicht, mit mir zu kommunizieren.*

Annäherungsmodus			Vermeidungs- oder Angriffsmodus				
7	6	5	4	3	2	1	0

Es gibt verschiedene Möglichkeiten, um Ihre Ergebnisse bei dieser Auswertung zu interpretieren. Allein schon der Blick auf die Zahlen, die Sie umkringelt haben, gibt Ihnen Aufschluss darüber, wie zugänglich Sie sind. Vielleicht möchten Sie sich bestimmte Lebensbereiche intensiver ansehen, um Ihre Motivation von Vermeidung oder Angriff in Richtung Annäherung zu verändern. Schon indem Sie den Zeitraum steigern, den Sie im Annäherungsmodus verbringen, während Sie sich um eine Verminderung der Vermeidungs- und Angriffsmotivation bemühen, verbessern Sie Ihre Beziehung, ohne dass Sie darüber reden müssen.

Besinnen Sie sich auf Ihre Grundwerte

Die große Frage ist: Wie kann ich in den Annäherungsmodus gelangen, wenn ich negative Gefühle für meinen Partner hege? Die Kraft dazu entspringt Ihren Grundwerten. Sie entscheiden sich für die Annäherung, indem Sie sich darüber klar werden, was wichtiger für Sie ist: Ihren Partner zu ignorieren oder herabzusetzen oder die Beziehung zu ihm zu verbessern, ihm Wertschätzung entgegenzubringen, Kontakt zu ihm herzustellen oder ihn zu beschützen. Denken Sie daran: Ihre negativen Gefühle haben ihren Ursprung in dem Ausmaß an emotionaler Trennung, die zwischen Ihnen herrscht. Durch die Besinnung auf Ihre Grundwerte gewinnt Ihr instinktives Mitgefühl für den wichtigsten Menschen in Ihrem Leben die Oberhand und verhilft Ihnen zu der innigen Verbundenheit, die Sie sich beide wünschen.

Das folgende Kapitel wurde von Steven allein verfasst und richtet sich ganz besonders an Männer. Es soll Ihnen helfen, Ihre eigene enorme Kraft kennen zu lernen und jene Form der liebevollen Beziehung zu schaffen, die Sie sich wünschen. Und das Beste daran ist: Das können Sie schaffen, ohne sich verhalten zu müssen wie eine Frau.

13

Von Mann zu Mann: Wie Sie Ihre Beziehung stärken, ohne sich wie eine Frau zu verhalten

Steven schrieb dieses Kapitel für Männer.

Eine der glücklichsten Erfahrungen meines Lebens als Therapeut bestand in der Erkenntnis, dass die Männer, mit denen ich arbeitete, das, was sie für das Wichtigste an sich selbst hielten – nämlich ihren tief verwurzelten Wunsch, ihre Angehörigen zu schützen –, einsetzen konnten, um ihre Beziehungen zu verbessern und ihre Frauen glücklich zu machen, ohne lang und breit über die Beziehung zu reden und ohne das Gefühl haben zu müssen, wie eine Frau empfinden und handeln zu müssen. Der Schlüssel dafür findet sich in der männlichen Bindungsstrategie des Schützens und Verbindens.

Der Schutz der Angehörigen ist ein männlicher Überlebensinstinkt. Er ist für den Bestand der menschlichen Spezies so wichtig, dass die erste Funktion von Zorn und Aggression bei Menschen nicht Selbst-Schutz ist, wie man vielleicht annehmen könnte. Zorn und Aggression entwickelten sich vornehmlich zum Schutz der Familienmitglieder. Wenn Sie das bezweifeln, dann versuchen Sie sich doch einmal vorzustellen, was die größere Wut und Aggression in Ihnen hervorrufen würde – wenn ich *Sie* angreife oder Ihre Frau und Ihre Kinder. Der Instinkt, unsere Familie zu beschützen, setzt den Selbstschutz außer Kraft; Sie sind sogar bereit, Ihr Leben aufs Spiel zu setzen, um Ihre Angehörigen zu schützen. Wenn Sie bewusst darüber nachdenken, werden Sie es wohl kaum für möglich halten, dass Sie Ihre Frau und Ihr Kind durch den eigenen Körper vor einer Gewehrkugel zu schützen versuchen, aber ohne darüber nachzudenken würden Sie in einer entsprechenden Situation instinktiv vermutlich genau das tun.

Der gleiche Mechanismus lässt sich bei den Männchen anderer Spezies beobachten. Männchen sind keineswegs nur Bestandteil des Rudels, um die Vermehrung zu sichern – die Samenspende allein erfordert kein emotionales Engagement für das Wohlergehen der Gruppe. Der Hauptzweck der männlichen Mitglieder einer sozialen Organisation ist der *Schutz* der Gruppe vor Raubtieren. Aus diesem Grunde haben die Männchen der meisten Säugetiere mehr Muskelmasse, einen effizienteren Blutfluss zu den Muskeln und Organen, größere Reißzähne und Klauen, schnellere Reflexe, längere Schritte, sie weisen mehr elektrische Aktivität im zentralen Nervensystem auf und haben einen dickeren Mandelkern – jenes Organ im limbischen System, das für Notfallreaktionen zuständig ist. Selbst bei Spezies, bei denen die Weibchen die Hauptjäger sind, wie bei Löwen, übernehmen die Männchen die Rolle des Rudel-Beschützers. Bei allen sozialen Tieren bilden die Männchen einen Verteidigungsring um die Gruppe, um Angriffe von anderen Tieren abzuwehren, während die Weibchen die Jungen um sich scharen und versuchen, sich innerhalb des Schutzringes zu verstecken.

Obwohl der Schutzinstinkt in den Genen aller sozialen Tiere angelegt zu sein scheint, ist er beim Menschen am stärksten ausgeprägt. Ich würde das gern auf den menschlichen Ehrenkodex zurückführen, aber wahrscheinlich haben wir es eher der Tatsache zu verdanken, dass unser Nachwuchs über einen viel längeren Zeitraum hinweg hilflos und verletzlich ist. Tiere mit schwächeren sozialen Banden stehen schon zehn Minuten nach der Geburt auf eigenen Beinen und können laufen. Je weiter man sich die Nahrungskette hinaufarbeitet, umso länger sind die Jungen hilflos und benötigen deshalb eine stärkere emotionale Bindung an ihre Mutter oder ihre Eltern. Und was die Menschen angeht – nun ja, heutzutage sind die Kinder bis zum 35. Lebensjahr von den Eltern abhängig.

Weil der Beschützerinstinkt so wichtig für das Überleben der menschlichen Spezies ist, ist er maßgeblich mit dem männlichen

Selbstwertgefühl verquickt. Letzteres nimmt automatisch Schaden, wenn es uns nicht gelingt, unsere Angehörigen zu beschützen, egal wie erfolgreich wir in anderen Bereichen unseres Lebens sind. (Stellen Sie sich doch einmal das emotionale Schicksal eines hervorragenden Geschäftsführers vor, der mitten im Verkehr die Hand seines Kindes loslässt.) Solange es einem Mann gelingt, seine Familie zu beschützen, bleibt sein Selbstwertgefühl intakt – auch wenn er im Beruf scheitert. Die Forschung hat ergeben, dass Männer, die stärker auf den Schutz ihrer Familie als auf ihr eigenes Ego eingestimmt sind, besser mit einer Kündigung klarkommen. Diese Personen neigen dazu, sich sofort einen neuen Arbeitsplatz zu suchen, damit wieder etwas auf dem Tisch steht, während Männer, die ein Scheitern am Arbeitsplatz als Angriff auf ihr Ego betrachten, wochenlang an Verzweiflung und Depressionen leiden, bevor sie sich wieder stark genug fühlen, auf Jobsuche zu gehen.

Beschützen und Verbinden

Der Beziehungsstil der meisten Männer besteht darin, ihre Partnerin zu beschützen und eine Verbindung zu ihr herzustellen. Wahrscheinlich fühlen Sie sich Ihrer Partnerin stärker verbunden, wenn Sie das Gefühl haben, sie erfolgreich beschützen zu können. Gelingt Ihnen das nicht, so ist Ihnen unbehaglich zumute. Vielleicht fühlen Sie sich des emotionalen Kontakts zu ihr sogar *unwürdig*. Also werden Sie wütend oder ziehen sich von ihr zurück, wenn sie um mehr Nähe bittet.

Hüten Sie sich vor diesem Gefühl! Männer, die sich unwürdig vorkommen, sind oft schlimmer als schlechte Ehemänner und Väter. Die Wissenschaft weiß schon lange, dass emotionale Verbindung Gewalt verhindert und dass umgekehrt das Gefühl der emotionalen Trennung eine Ursache für Gewalt ist. Gewalttätigen Verbrechern fehlt im Allgemeinen das, was Soziologen als *gesellschaftliche Einbindung* bezeichnen – also ein Job, positive Nachbarschaftsbeziehungen, die

Zugehörigkeit zu einer Gemeinschaft und befriedigende intime oder familiäre Beziehungen. Armeen pflegten ihre Soldaten immer schon zu rekrutieren, *bevor* sie Kinder bekamen, und sobald sie sie hatten, setzten sie alles daran, um sie von der Familie zu isolieren. Bei anderen sozialen Tieren sind Männchen, die einen starken Bezug zum Rudel haben, kooperativer und dienen der Gemeinschaft als wichtige Beschützer, während solche, die aus dem Rudel ausgeschlossen sind, sich zu rücksichtslosen Raubtieren entwickeln, die sogar hinterrücks auf die schwächeren Mitglieder des Rudels losgehen.

Das starke Ansteigen häuslicher Gewalt seit den sechziger Jahren in den USA ist ein direkter Reflex des Niedergangs der Vaterrolle. Wenn Männer als Beschützer ihrer Familien an den Rand gedrängt werden, streben sie mutmaßlich immer intensiver nach Macht über ihre Frauen und Freundinnen und danach, sie zu kontrollieren. Sie kompensieren ihr Versagen als Beschützer mit Dominanzverhalten. Meine Erfahrung mit Tausenden von verurteilten häuslichen Gewalttätern sagt mir eines: Je mehr Anteil Väter am Leben ihrer Kinder haben, umso stärker sinkt die Wahrscheinlichkeit, dass sie *irgendeiner* Frau etwas zuleide tun. Als wir vor 16 Jahren unser Interventionsprogramm gegen häusliche Gewalt entwickelten, befassten wir uns mit einer Gruppe von 16 jungen Männern (Durchschnittsalter 22) in Prince George Country, Maryland. All diese jungen Männer hatten mindestens zwei Kinder aus früheren Beziehungen und standen wegen Misshandlung ihrer jetzigen Partnerinnen vor Gericht. Wie es allzu häufig bei jungen, unverheirateten Vätern der Fall ist, hatte keiner dieser Männer eine Beziehung zu seinen Kindern oder ihren Müttern. Also nahmen sie an einem kurzen Lehrgang zum Thema »Mitfühlende Kindererziehung« teil, der ihr Bewusstsein für die emotionale Welt ihrer Kinder schärfen und das Augenmerk insbesondere darauf richten sollte, dass die Kleinen einen Vater brauchten, der sich um sie kümmerte und dem sie etwas bedeuteten. Jene jungen Männer, die lernten, am Leben ihrer Kinder mehr Anteil zu nehmen, hörten tatsächlich auf, ihre Freundinnen zu misshandeln, und das ohne zusätzliche Familienberatung. Die normale Rückfallrate für unverheiratete Männer dieser Altersgruppe nach einer Beratung gegen häusliche Gewalt hingegen beträgt über 60 Prozent. In unserer Gruppe lag sie bei 0.

Die Gefahr der Bevormundung

Sobald eine Frau ihre Verletzlichkeit preisgibt und über etwas unglücklich ist, versuchen Männer, ihr zu sagen, was sie unternehmen kann, um das Problem zu *lösen*. Zeigen ihre Partnerinnen aber keine große Begeisterung für diese Lösungsvorschläge, weil sie sich bevormundet fühlen, dann reagieren die gleichen Männer, die anfänglich nur helfen wollten, mit Abwehr und signalisieren nur noch eines: »Mach doch, was du willst – aber lass mich in Ruhe damit!« Sie fühlen sich genauso zurückgewiesen und frustriert wie ihre Partnerinnen, die wiederum das männliche Verhalten als Aufforderung nach dem Motto *Entweder du tust, was ich sage, oder du kannst mir gestohlen bleiben!* interpretieren.

Die meisten Männer, die auf diese Weise auf die Bitte ihrer Partnerin um Nähe reagieren, haben nicht wirklich die Absicht, sie zu maßregeln oder zurückzuweisen, weil sie der »höheren Weisheit männlichen Ratschlags« nicht folgt. Die armen Jungs, und ich zähle mich selbst auch dazu, versuchen in einem solchen Fall einfach nur, den Schmerz zu vermeiden, der sich einstellt, weil sie in ihrem Bemühen, ihre Familie zu beschützen, gescheitert sind.

Und genau darin liegt die Tragödie: Indem wir unserem Groll und unserem Ärger nachgeben oder uns zurückziehen, trennen wir uns von dem, was uns an uns selbst am wichtigsten ist, nämlich von unserem Wunsch, unsere Angehörigen zu beschützen. Die große Herausforderung unserer modernen Zeit besteht nicht darin, in die Wälder zu pilgern und Käfer zu essen, um in einer kühnen Zurschaustellung unserer Überlebensfähigkeit zu beweisen, dass wir unsere Furcht überwinden können; vielmehr besteht sie darin zu lernen, die Frauen in unserem Leben zu beschützen, ohne sie zu bevormunden.

Ihre Klagen sind ein Appell an Sie

In festen Beziehungen gestaltet sich das Beschützen ganz anders als in der ersten Phase der Verliebtheit. Der Kampfschrei lautet nicht länger: »Ich werde dich retten!« oder: »Ich werde das Problem für dich lösen!« Der Schlüssel liegt nun in *Bewahrung, Unterstützung, Hilfe* und *Freundschaft.* Wenn uns dies nicht gelingt, werden unsere Partnerinnen kritisch reagieren. Diese Kritik ist keineswegs Selbstzweck, sondern der Versuch, den Kontakt zu uns Männern wiederherzustellen. Und wir sollten auf ihre Bitte *beschützend* reagieren, auch wenn es uns angesichts ihrer Klagen schwerfällt.

Dies impliziert, dass wir uns mehr Gedanken über die *Gefühle* unserer Partnerin machen als über den Inhalt dessen, was sie sagt. Solange Sie *ihr* Wertschätzung entgegenbringen, können Sie ja durchaus anderer Meinung sein als sie. Wenn sie spürt, wie sehr Sie sie schätzen, entwickelt sie ein Gefühl der Geborgenheit und Verbundenheit, selbst wenn Sie anderer Ansicht sind als Ihre Partnerin. Umgekehrt haben auch Sie selbst dann das Gefühl, ihr jenseits aller Ansichten Geborgenheit und Verbundenheit vermitteln zu können. Sie *wissen*, dass Sie dazu in der Lage sind; denn in der ersten Phase der Verliebtheit haben Sie das Band zwischen Ihnen beiden genau auf diese Weise geschmiedet. Der Unterschied besteht lediglich darin, dass Sie heute viel stärker auf die oberflächlichen Gefühle Ihrer Partnerin reagieren und deutlich weniger sensibel auf ihre tiefe innere Verletzlichkeit eingehen. Wenn sie nörgelt oder aufgebracht und zornig ist oder vielleicht auch nur zu beschäftigt, um Sie zu beachten, dann bedrückt sie irgendetwas.

Sobald Sie für innere Verbundenheit sorgen, reduziert das die Angst Ihrer Partnerin. Reagieren Sie aber defensiv, ziehen sich zurück oder üben Kritik, so werden Sie ihre Unzufriedenheit nur noch steigern.

Die Liebe folgt dem Instinkt zu schützen und zu verbinden

Früher einmal, bevor Ihre Freundin zu Ihrer festen Partnerin wurde, sprach sie mit Ihnen über Ihre Sorgen und Unsicherheiten. Wahrscheinlich aktivierte dies sofort Ihren Beschützerinstinkt. Sie wussten intuitiv, wenn sie aufgeregt war. Wenn sie sich nicht genug beachtet fühlte, schenkten Sie ihr mehr Aufmerksamkeit. Wenn sie das Gefühl hatte, unwichtig zu sein, zeigten Sie ihr, wie viel Bedeutung sie für Sie hatte. Wenn sie sich angegriffen fühlte, beruhigten sie sie. Wenn sie Schuldgefühle hatte, halfen Sie ihr, diese zu überwinden. Wenn sie sich herabgesetzt fühlte, zeigten Sie ihr Ihre Wertschätzung. Wenn sie sich zurückgewiesen fühlte, akzeptierten Sie sie; wenn sie sich machtlos fühlte, unterstützten Sie sie; wenn sie sich unzulänglich fühlte, riefen Sie ihr ins Gedächtnis, wie kompetent sie war; wenn sie sich nicht liebenswert fühlte, liebten Sie sie umso mehr. Das alles taten Sie aus dem natürlichen Bedürfnis heraus, den Menschen, den Sie liebten, zu beschützen.

Sie verliebten sich in Ihre Partnerin, weil sie eine Verbindung zu ihr schaffen konnten, und die Verbindung ergab sich aus Ihrem Bedürfnis, sie zu schützen. Schief lief die Sache erst, als Ihnen klar wurde, dass Ihr Impuls, für sie zu sorgen – der Ihnen anfänglich ein großartiges Gefühl gab –, Sie in einer festen, verbindlichen Beziehung zu viel Zeit oder Geld kosten würde. Wahrscheinlich gab es gute Gründe, warum sich ein solches Gefühl bei Ihnen einstellte, aber solange sich diese Empfindung nicht ändert, werden Sie keine Lösungen für Ihre finanziellen oder zeitlichen Probleme finden. Mit anderen Worten:

Es wird ganz bestimmt noch schlimmer werden, solange Sie nicht beschließen, der Angst Ihrer Partnerin so wie früher mit Schutz und Geborgenheit zu begegnen. Auf lange Sicht kostet das erheblich weniger Zeit und Geld als eine von emotionaler Trennung geprägte Partnerschaft.

Die Veränderung Ihres Verhaltens war für Ihre Partnerin gelinde gesagt verwirrend. Sie verhielt sich genauso wie früher, um Ihren Beschützerinstinkt zu aktivieren – sie brachte ihre Sorgen oder ihre Bedürfnisse zum Ausdruck, stieß aber jetzt nur noch auf Ablehnung. Als ob Sie plötzlich von ihr erwarteten, dass sie sich niemals mehr schlecht fühlte oder es zumindest nicht mehr zeigte. Doch so verhielt sie sich nicht, und Sie interpretierten Ihre Klagen als Schuldspruch, demzufolge Sie in Ihrer Rolle als Beschützer gescheitert waren.

Warum Beschützen heute so schwer ist

In der frühen Menschheitsgeschichte war es viel einfacher, dem Schutzinstinkt zu folgen. Damals beschränkte er sich auf Aufgaben wie den großen Felsbrocken vor die Höhlenöffnung zu rollen, damit der Säbelzahntiger nicht eindringen konnte, oder darauf, Raubtiere und Aasfresser abzuwehren, um der Familie ein paar Brocken Nahrung nach Hause zu bringen sowie etwas Fell, das sie warm halten sollte. Zu beschützen bedeutete nichts anderes, als Schaden und schlimme Mangelsituationen von ihnen fernzuhalten.

Ihr Schutzinstinkt unterscheidet sich nicht von dem Ihrer Vorfahren – auch heute wollen Sie Ihre Gefährtin vor Schaden, Isolation und Entbehrungen fernhalten. Solange es den Höhlenmenschen gelang, ihre Familien am Leben zu erhalten, fühlten sie sich wohl in ihrer Haut. Und das ist das Schlüsselwort: *Leben*. Wer *damals* als Beschützer oder Versorger versagte, der brachte seinen Angehörigen den *Tod*. Aus diesem Grund löst der Beschützerinstinkt im modernen Mann intensive Angstgefühle aus. Wenn Sie Ihrer Frau keine teure Kette schenken können, dann wird sie das wahrscheinlich nicht umbringen, trotzdem löst es ein Gefühl des Scheiterns aus, das direkt an die Überlebensinstinkte anknüpft, die wir von unseren Ahnen geerbt haben, für die Scheitern gleichbedeutend mit Tod war.

Ihre Partnerin muss sich stets absolut sicher und geborgen fühlen, und zumindest die meiste Zeit über sollte sie auch eine innere Verbundenheit zu Ihnen spüren.

Ist das nicht der Fall, dann leidet sie unbewusst an der Furcht vor Isolation, was wiederum ihre Furcht vor Entbehrungen nährt, weshalb sie zum Beispiel mehr Geld ausgibt, mehr isst, mehr trinkt, mehr konsumiert. Ihre erhöhten Ausgaben wiederum kurbeln Ihre Versagensängste als Versorger an. Wenn Sie dann noch mit Kritik oder Rückzug reagieren – also mit dem Herbeiführen der emotionalen Trennung –, wird sie wahrscheinlich noch mehr Geld ausgeben, und Sie beide beginnen, in rasendem Tempo auf die faktische Trennung zuzusteuern.

Liebe ist billig, Schuldgefühle sind teuer

Sie müssen einfach verstehen, dass Ihre Partnerin Ihre Versagensängste nicht *verursacht*, obwohl sie sie Ihnen ständig ins Gedächtnis ruft. Sie würden sich nämlich keineswegs besser fühlen, wenn Ihre Frau auf die Halskette verzichtete, die sie sich so sehr wünscht, denn auf einer tiefen, irrationalen Ebene sind Sie *selbst* ja schließlich der Überzeugung, dass Sie sie ihr kaufen *sollten*. Und genau diesen *inneren Konflikt* müssen Sie überwinden. Und zwar allein! Ihre Partnerin kann Ihnen dabei nicht helfen. Falls Ihnen das nicht gelingt, ist folgende Entwicklung unvermeidlich: Um sich selbst vor den Versagensängsten zu schützen, die die Wünsche Ihrer Freundin in Ihnen hervorrufen, ziehen Sie sich von ihr zurück. Ihre Wünsche werden Ihnen fremd, und nach einiger Zeit haben Sie das Gefühl, mit einer Unbekannten zusammenzuleben. Sie kommen sich vor wie eine wandelnde Kreditkarte, während Ihre Partnerin davon ausgeht, dass Sie ohnehin nichts mehr von ihr wollen außer Sex.

Wenn Sie sich nicht wie ihre Kreditkarte fühlen wollen, dann müssen Sie auch mehr sein als eine Kreditkarte.

Sie müssen die innere Verbundenheit zu ihr wiederherstellen, damit sie sich bei Ihnen sicher und geborgen fühlt, und ihr die emotionale Unterstützung bieten, die sie braucht.

Warum Sex so ein heißes Eisen ist

Ich kam in die Pubertät, bevor der Kinsey-Report zur weiblichen Sexualität veröffentlicht wurde. Damals war es uns fast peinlich, von Sex mit Mädchen zu träumen, weil es uns allzu egoistisch vorkam – sie konnten doch unmöglich etwas davon haben. Und wenn sie sich nur für uns Jungs darauf einließen und für sie gar nichts dabei heraussprang, was würden sie dann als Gegenleistung von uns verlangen? Waren wir jetzt gezwungen, ihnen teure Geschenke zu machen? Oder durften wir nur noch über Frauenkram mit ihnen reden? Wo würde das alles enden?

Dann fanden wir heraus, dass Frauen Sex durchaus *mögen*, wenn wir Männer nur alles *richtig* machten. Was eröffnete sich da für eine Schlangengrube! Dr. Kinsey veröffentlichte die erste wissenschaftliche Studie, in der zu lesen war, dass Sex für Frauen deutlich komplizierter war, erheblich mehr Vorbereitungszeit benötigte und länger dauerte, um zur Befriedigung zu führen. Wir mussten uns jetzt also nicht mehr nur Gedanken darüber machen, wie wir eine Frau ins Bett bekamen; jetzt mussten wir uns auch noch den Kopf darüber zerbrechen, was wir mit ihr anfangen wollten, wenn wir sie einmal drin hatten.

Diese männliche Sorge nannte man fortan »Versagensangst«, ein Begriff, der ab diesem Zeitpunkt regelmäßig in den Medien auftauchte, häufig mit dem Begriff *neu* davor, also »neue Versagensangst«. Das war nicht wirklich neu; die männliche Furcht vor dem

Scheitern als Liebhaber war immer schon allgegenwärtig gewesen, nur war sie bisher auf Erektionsstörungen oder die vorzeitige Ejakulation beschränkt gewesen. Derlei Probleme waren schon schlimm genug, aber jetzt mussten wir auch noch alles über das richtige Vorspiel lernen, wie wir es einleiten und die Erregung lang genug aufrechterhalten konnten, und welche »Technik« wir anwenden mussten, damit unsere Partnerin einen überwältigenden Orgasmus erlebte. Es war eine Sache, von einer Frau zurückgewiesen zu werden, weil sie nicht gern mit Männern schlief, aber es war etwas ganz anderes, abgewiesen zu werden, weil man kein guter Liebhaber war. Ein amüsanter Beweis dieser Bedrohung für das männliche Ego ist die Darstellung der abweisenden, sexuell unbefriedigten Frau in den Comic-Horrorfilmen dieser Zeit.

Im Laufe der Jahre erschienen Tausende von Büchern auf dem Markt, die die männliche Versagensangst nur noch verstärkten, indem sie Tipps für die richtigen Techniken gaben, durch die man die Welt der Partnerin zum Erzittern bringen konnte. Doch wir wollen Ihnen einen kostenlosen Ratschlag geben, wie man ein toller Liebhaber wird: Stellen Sie eine emotionale Verbindung zu Ihrer Partnerin her. Das Erotischste, was Sie tun können, ist gleichzeitig etwas, das sich auf Ihre Beziehung nur positiv auswirken wird: Kultivieren Sie ein hohes Maß an Mitgefühl für Ihre Liebste.

Denken Sie einmal daran, wie es für Sie ist, wenn Sie mit Ihrer Partnerin schlafen wollen, diese aber keine Lust dazu hat. Wahrscheinlich wissen Sie sofort, wie Sie sich dabei fühlen. Aber für Ihre Partnerin hat Sex nichts mit Scham oder der Demütigung zu tun, sondern vielmehr mit Furcht. Überlegen Sie, inwiefern es diese Angst Ihrer Gefährtin erschwert, »in Stimmung zu kommen«. Befürchtet sie vielleicht, dass ihre Gefühle Ihnen egal sind, dass Sie sie vielleicht verlassen oder zurückweisen könnten, wenn sie keine Lust auf Sex hat? Fragen Sie sich, wie Sie einfühlsam und fürsorglich auf sie eingehen könnten, um sie zu beruhigen. Sie könnten ihr die Schultern massieren, ihre Stirn küssen und ihr sagen, dass Sie sie lieben, auch wenn sie im Moment jetzt nicht miteinander schlafen. Eine weitere Möglichkeit besteht darin, ihren Alltagsstress zu reduzieren, indem sie ihr bei ihren Pflichten im Haushalt helfen. Manche Frauen behaupten, dass dies das beste Aphrodisiakum sei.

Und jetzt stellen Sie sich die Situation einmal andersherum vor – Ihre Partnerin will mit Ihnen schlafen, doch Sie selbst haben keine Lust dazu. Jetzt fühlt sie sich vielleicht nicht attraktiv genug und befürchtet, von Ihnen verlassen zu werden. Wie können Sie in einer solchen Situation mitfühlend und fürsorglich auf sie eingehen und sie beruhigen? Sie wollen sie doch ganz bestimmt nicht zurückweisen! Bereiten Sie Ihr in einem solchen Fall doch einmal sexuelle Befriedigung durch manuelle oder orale Stimulation.

Mitgefühl – die Basis für Schutz und Geborgenheit

Das Geheimnis eines erfüllteren Sexuallebens und einer besseren Beziehung besteht darin, dass Sie sich der Furcht, die sich hinter den Sorgen Ihrer Partnerin, ihrer Geschäftigkeit, ihren Bitten, ihren Klagen, ihren Forderungen und ihrem Nörgeln verbirgt, stärker bewusst sein und mit Mitgefühl darauf reagieren müssen. Damit meinen wir eine instinktive Sensibilität für die Empfindlichkeiten Ihrer Partnerin, auch wenn sie diese nicht offen zeigt. Das ist gerade dann besonders wichtig, wenn sie Ihnen Vorwürfe macht. Normalerweise werden Sie sich daraufhin automatisch verteidigen, was allerdings wiederum bedeutet, dass Ihnen Ihr Ego wichtiger ist als die verletzten Gefühle Ihres Gegenübers. Viel besser ist es, zunächst einmal auf ihre Verletzlichkeit zu reagieren und sich erst dann mit dem Inhalt ihrer Vorwürfe auseinanderzusetzen und ihnen gegebenenfalls zu widersprechen. Eine mitfühlende Haltung führt in den meisten Fällen dazu, dass Ihre Partnerin ihre Anklage fallen lässt oder zumindest modifiziert. Zur Veranschaulichung schildern wir Ihnen folgendes Beispiel,zunächst hören wir die übliche Verteidigungshaltung:

»Du bist *nie* zu Hause«, sagte Sally, als Jack wieder einmal spät von der Arbeit nach Hause kam. »Wenn du glaubst, dass ich dir jetzt noch das Essen aufwärme, hast du dich geschnitten. Ich bin schließlich nicht dein Dienstmädchen.«

»Ich bin in dieser Woche ganze zwei Mal später nach Hause gekommen«, erwiderte er. »Du *weißt* doch, wie viel Arbeit wir haben.«

»Oh, zwei von fünf Tagen. Wahrscheinlich darf ich mich deshalb sogar noch glücklich preisen.«

»Warum sollte ich früher nach Hause kommen, wenn ich mir dauernd deine Vorwürfe anhören muss!«

Sie als Leser haben natürlich bereits verstanden, worum es geht. Die beiden könnten wahrscheinlich den ganzen Abend lang so weiter streiten – und manchmal tun sie das auch –, wobei sie sich immer wieder im Kreise drehen – in dem vergeblichen Versuch, herauszufinden, wer nun Recht hat und wer nicht. Soll er weniger arbeiten und mehr Zeit mit der Familie verbringen, oder sollte sie verständnisvoller sein, zumal er immerhin *für* die Familie arbeitet?

Natürlich haben *beide* Recht. Doch es geht hier nicht um das Entweder-oder, das die beiden daraus machen. Sie *hätte* mehr Verständnis für seine harte Arbeit, wenn sie sich ihm verbunden fühlte, solange er *zu Hause* ist. Das Problem besteht darin, dass er sich schuldig fühlt, weil er nicht zu Hause ist, und dass er sie für dieses Gefühl verantwortlich macht, was ihn wiederum völlig unsensibel auf die Tatsache reagieren lässt, dass sie ihn vermisst. Denken Sie darüber nach: Sie beklagt sich, weil sie ihn vermisst und mit ihm zusammen sein will.

Und folgendermaßen sieht die Situation aus, wenn das Mitgefühl die Verteidigungshaltung aushebelt:

»Nie bist du zu Hause«, klagt Sally.

Jack stellt die Aktentasche hin und nimmt sie erst einmal liebevoll in den Arm. »Ich vermisse dich, wenn ich so viel arbeiten muss. Ich wünschte, es gäbe im Büro nicht gar so viel zu tun.«

»Wollen wir was zusammen essen?«, fragt sie.

Mitgefühl macht Sie nicht nur empfänglicher für die Verletzlichkeit Ihrer Partnerin, sondern es beruhigt sie *beide* und schenkt Ihnen jene Verbundenheit, die aus gegenseitiger Liebe erwächst. Genau das wünschten sich Sally und Jack in den unzähligen Dialogen, die sie zuvor führten – sie wollten gelassen und einander verbunden sein. Ersetzen Sie Ihre Verteidigungshaltung durch Mitgefühl, und Sie werden feststellen, dass Sie sich in Zukunft gar nicht mehr verteidigen müssen.

Ein Großteil Ihrer eigenen Ressentiments hat seinen Ursprung in dem Gefühl, dass Sie als emotionaler Beschützer Ihrer Partnerin versagt haben. Es gibt nur eines, das Ihnen in einem solchen Fall zum Erfolg verhelfen kann: *Mitgefühl.* Um Mitgefühl praktizieren zu können, sollten Sie bei einem Streitgespräch mit Ihrer Partnerin auf folgende Punkte achten:

- Statt der Perspektive Ihrer Partnerin automatisch zu widersprechen, sollten Sie zunächst einmal versuchen, Ihre eigene richtig zu verstehen. (Beispiel: Sie wollen die Kinder auf eine Privatschule schicken, aber sie beklagt sich darüber, dass Sie Überstunden machen müssten, um es sich leisten zu können. Statt ihre Haltung nun anzugreifen, sollten Sie lieber darüber nachdenken, warum es Ihnen wichtig ist, die Kinder auf eine Privatschule zu schicken und dafür zusätzliche Arbeit zu übernehmen.)
- Identifizieren Sie jede Ihrer Verteidigungsreaktionen. (Beispiel: Ich wurde wütend und wollte, dass sie den Mund hielt.)
- Überlegen Sie sich, inwiefern Ihre eigene Verletzlichkeit – Ihre Versagensängste, Ihre Angst vor dem Verlust Ihres sozialen Status oder vor Ihrer Unzulänglichkeit – Ihre Reaktion beeinflusst hat. (Beispiel: Ich verdiene einfach nicht genug Geld, um die Kinder auf eine Privatschule zu schicken und trotzdem noch genug Zeit übrig zu haben, um ein guter Vater zu sein. Ich versage als Versorger, Beschützer, Partner und Vater. Und obendrein bin ich noch zu müde und gestresst, um ein guter Liebhaber zu sein.)
- Versuchen Sie herauszufinden, wie Ihre Partnerin ihre eigene Perspektive darstellen würde. Verfälschen Sie nichts und enthalten Sie sich jeglichen Kommentars. Versuchen Sie, die Worte zu benutzen,

die sie wählen würde, um ihre Haltung zu beschreiben. (Beispiel: Wenn du es wirklich wolltest, dann könntest du dir mehr Zeit für die Kinder und mich nehmen.)

- Identifizieren Sie ihre größte Angst. (Beispiel: Wenn ich gestresst bin, hat sie das Gefühl, dass ich nichts mit ihr zu tun haben will. Dann befürchtet sie, dass ich sie verlassen könnte und sie nicht mehr in der Lage wäre, die Kinder auf eine Privatschule zu schicken.)
- Sorgen Sie für eine innige Bindung. Mit anderen Worten: Reduzieren Sie gleichzeitig Ihre eigene Scham und ihre Angst. (Beispiel: Ich könnte ihr sagen, dass ihr Glück und das Wohlergehen der Kinder die Gründe sind, warum ich so hart arbeite, *und* dass ich eine innigere Beziehung zu ihr haben will, wenn ich zu Hause bin.)

Manche Männer befürchten, dass Mitgefühl ihnen als Schwäche ausgelegt werden könnte, sodass sie letztlich »übervorteilt« würden.

Wenn Sie in Kategorien wie »Schwäche« oder »Ausbeutung« denken, dann droht Ihre Beziehung bereits an Ressentiments zu ersticken, und Sie befinden sich mutmaßlich in einem chronischen Zustand der Machtlosigkeit.

Was für eine Ironie! Um Gefühle zu vermeiden, die uns als »Schwächling« dastehen lassen, machen wir uns vollkommen *machtlos* und sind unfähig, unsere Beziehungen zu verbessern, während wir gegen jede Vernunft darauf hoffen, dass es nicht noch schlimmer wird. Aber *so* dumm in Bezug auf Macht und Schwäche sind wir doch nicht wirklich, oder? Nun ja, leider hat dieses Verhalten nichts mit Intelligenz zu tun, sondern mit dem inneren Widerspruch in der von unserer Kultur geprägten Definition von *Männlichkeit*. Wenn Sie den unten stehenden Schlappschwanz-Test durchführen, sehen Sie wahrscheinlich klarer. Ein noch besseres Ergebnis erzielen Sie, wenn Sie Ihre Antworten laut vorlesen.

Der Schlappschwanz-Test

Kreuzen Sie »ein richtiger Mann« neben jenen Äußerungen an, von denen Sie glauben, dass sie einen mutigen Mann beschreiben, oder »Schlappschwanz« neben jenen Äußerungen, die Ihrer Meinung nach eher auf einen Feigling zutreffen.

	ein richtiger Mann	Schlappschwanz
1. Er hat *Angst*, sich einzugestehen, was er tatsächlich empfindet.	○	○
2. Er hat *Angst*, die Verantwortung für sich selbst zu übernehmen, und gibt seiner Umwelt die Schuld für das, was er denkt, fühlt und tut.	○	○
3. Er hat *Angst* davor, Macht zu verinnerlichen. Deshalb braucht er andere Menschen, um sich mächtig, gut oder schlecht zu fühlen.	○	○
4. Er hat *Angst* vor Intimität.	○	○
5. Er hat *Angst* davor, Mitgefühl zu zeigen.	○	○
6. Er *versteckt* sich hinter Ressentiments und Zorn, weil er *Angst* hat, sich wie ein Versager zu fühlen.	○	○

	ja	nein
7. Hat ein richtiger Mann *Angst* vor emotionalem Schmerz? *Muss* er seine wahren Gefühle wirklich hinter Zorn, Groll, Rückzug oder Aggression verbergen?	○	○
8. Würde ein wahrer Mann die Gefühle seiner Frau verletzen, nur um nicht ein paar Sekunden lang Zurückweisung, Geringschätzung oder Missachtung aushalten zu müssen?	○	○

Der Schlappschwanz-Test betrachtet die traditionellen Macho-Werte unter dem Blickwinkel der Angst neu, um Ihnen die Widersprüche in unserer kulturell bedingten Definition von Männlichkeit aufzuzeigen. Die meisten Kulturen setzen Maskulinität mit *Mut* gleich – mit der Fähigkeit, Schmerz auszuhalten und Furcht zu überwinden, um das schützen zu können, was dem Mann am meisten am Herzen liegt. Doch das moderne Männerbild impliziert auch Angst vor Gefühlen. Der Marlboro Man reitet allein durch die Wüste, um sich dort zu Tode zu rauchen, denn das Gespräch mit einer Frau könnte in ihm Gefühle hervorrufen, mit denen er einfach nicht umgehen kann. So viel zum Thema Männlichkeit!

Wahre Macht

Macht ist nicht einfach nur die Fähigkeit, etwas tun zu können oder andere dazu zu bringen, etwas zu tun. So haben Sie beispielsweise die Macht, Ihr Auto gegen die Wand eines Hauses zu fahren. Vielleicht können Sie sogar Ihre Partnerin zu solch einer Handlung bewegen. Aber wäre das wirklich ein Zeugnis von Macht? Offensichtlich wären Sie dumm, wenn Sie sich so verhielten. Sich selbst in den Fuß zu schießen, hat auch nichts mit Macht zu tun.

Macht ist die Fähigkeit, im eigenen, langfristigen Interesse zu handeln. Man richtet das Verhalten an dem aus, was man für das Wichtigste an sich selbst hält. Ihr Mitgefühl motiviert Sie, sich zu verbessern, andere wertzuschätzen, mit ihnen in Kontakt zu treten und sie zu beschützen, während Ihre Ressentiments nur dazu führen, dass Sie andere durch Vermeidungsverhalten oder Angriff herabsetzen. Was ist wohl in Ihrem Interesse und daher im Rahmen Ihrer Beziehung von größerer Macht erfüllt?

Mitgefühl ist Macht.

Das Paradox des Mitgefühls

Wenn Mitgefühl verfügbar ist, wann immer man es braucht, dann braucht man es nur selten. Die Forschung hat ergeben, dass Männer und Frauen, die das sichere Gefühl haben, auf das Mitgefühl und die Unterstützung ihrer Umgebung bauen zu können, erheblich unabhängiger sind. Die Sorge, sich im Notfall nicht auf das Mitgefühl der anderen verlassen zu können, schafft eine *Mentalität der Bedürftigkeit*. Stellen Sie sich zur Veranschaulichung einmal folgendes Szenario vor. Sie haben eine Woche lang nichts mehr gegessen. Halten Sie jetzt eher nach einem erlesenen Mahl Ausschau, das Sie mit ausgebreiteter Serviette gesittet mit Messer und Gabel essen? Oder schaufeln Sie so schnell wie möglich alles an Essbarem in sich hinein, das Sie kriegen können? Wahrscheinlich ähneln Sie eher einem hungrigen Wolf als einem wohlerzogenen Restaurantgast. Nun, das Letzte, was Sie sich für Ihre Partnerin wünschen, ist, dass sie hungrig wie ein Wolf auf Ihre emotionale Unterstützung wartet. Das führt nämlich nur dazu, dass sie *die ganze Zeit über* an ihre emotionalen Bedürfnisse denkt und immer mehr Aufmerksamkeit will, bis es Ihnen so vorkommt, dass sie niemals genug bekommt. Der Trick besteht darin, *präventives* Mitgefühl in kleinen Dosen zu üben, sodass sie weiß, dass es immer verfügbar ist, wenn sie es braucht. Wenn sie das einmal verstanden hat, wird sie es fast nie nötig haben.

Scham als Motivator

Wer das Gefühl der Scham ständig zu meiden versucht, der setzt sein Frühwarnsystem außer Kraft, wodurch es wahrscheinlicher wird, sich die Finger zu verbrennen. Betrachten Sie Ihre Scham als ein Alarmsignal, das Ihnen sagt, dass Sie dem Wichtigsten an Ihnen selbst treu sein müssen. Sobald Sie das sind, geht es Ihnen gleich viel besser. Durch die Benutzung des folgenden Rasters können Sie diese wichtige Fähigkeit erlernen.

Kopieren Sie sich diese Tabelle und tragen Sie sie immer bei sich, um, wann immer es Ihnen möglich ist, damit üben zu können. Das Ziel besteht darin, den ersten Hinweis auf Schamvermeidung (*Am liebsten würde ich jetzt weglaufen etc.*) in ein Signal zu verwandeln, um mit einem einzigartigen Pass aus Verständnis, Wertschätzung, Schutz und Verbundenheit ein Tor zu erzielen und das Spiel zu Ihren Gunsten zu entscheiden. Bei den ersten Malen wird es Ihnen schwerfallen, denn die Macht der Gewohnheit ist nicht zu unterschätzen. Aber mit jeder Wiederholung wird es einfacher. Und ehe Sie es sich versehen, ist die Erfahrung der Scham nichts weiter mehr als ein schwacher Schatten in der Geschichte Ihrer emotionalen Vergangenheit.

Lesen Sie sich die Tabelle jetzt durch – Sie können sie nicht häufig genug lesen!

Wann immer sie mich kritisiert, sich beklagt, wütend, reizbar und aufgebracht etc. ist, ...	fühle ich mich verärgert, aufgebracht, erschöpft etc.	Dann will ich weglaufen, mich in einer Höhle verkriechen, schreien, die Türen knallen etc.	Aber wenn ich mich dazu zwinge, zu verstehen, dass ihre Furcht vor Isolation, Entbehrungen oder Unglück ihrem Wunsch entspringt, mich zu lieben und von mir geliebt zu werden, ...	dann will ich sie beschützen, ohne sie zu bevormunden. Ich will ihr zeigen, wie wichtig ihre Gefühle mir sind, ich will ihr meine Wertschätzung zeigen und ihr geistig verbunden sein, auch wenn ich in diesem Augenblick keine körperliche Verbindung zu ihr herstellen kann.

In unserem Buch geht es darum, den Brand zu löschen. Es geht darum, Ihre Beziehung wetterfest zu machen, damit sie den gelegentlichen Stürmen des Lebens trotzen kann. Eigentlich sollten sich durch die Lektüre die Häufigkeit und die Intensität der Stürme legen. Wenn das nicht der Fall ist, benötigen Sie vielleicht zusätzliche Hilfe, um den Schmerz, der Ihre Aggressionen verursacht, zu lindern. Im folgenden Kapitel zeigen wir Ihnen, wie Sie sich auch im Alltag beschützend und verbindend verhalten können, um Ihrer Partnerin jene Geborgenheit zu vermitteln, die sie braucht, um ihre Angst zu überwinden.

Die Power-Liebes-Formel: Vierdreiviertel Minuten pro Tag für eine starke Beziehung

Das Beste haben wir uns bis zum Schluss aufbewahrt. Wenn Sie die Lektüre des Buches bis hierher durchgehalten haben, sollen Sie nun endlich die ebenso einfache wie wirkungsvolle Power-Liebes-Formel erfahren. Diese Formel besteht aus vier Schritten, die, wenn Sie sie regelmäßig ausführen, eine Liebe jenseits aller Worte möglich macht. Die Entscheidung, ob sie diese Formel anwenden, liegt ganz bei Ihnen. Sie können sich bewusst dafür *entscheiden*, sich Ihrem Partner verbunden zu fühlen, genauso wie Sie sich dafür *entscheiden*, emotional von ihm getrennt zu sein. Doch Sie werden sich selbst mehr mögen, wenn Sie sich verbunden fühlen, und sich schlecht fühlen, wenn Sie sich gegen die Verbundenheit entscheiden. Außerdem können Sie die Power-Liebes-Formel *ganz allein* anwenden. Die Kooperation Ihres Partners oder Ihrer Partnerin ist dafür nicht notwendig. Er oder sie muss noch nicht einmal wissen, dass Sie es tun. Aber Ihr Lebenspartner wird durchaus bemerken, dass Ihr emotionales Verhalten eine neue, positive Dimension bekommen hat, weil Sie sich zu einer tiefen, inneren Verbindung zu ihm entschlossen haben. Und so sehen die vier Schritte im Einzelnen aus.

Die Power-Liebes-Formel

- Geben Sie Ihrem Partner einen festen Platz in Ihrem Herzen, und versichern Sie sich zu vier bestimmten Zeiten pro Tag Ihrer Liebe.

- Umarmen Sie Ihren Partner sechsmal täglich sechs Sekunden lang.
- Denken Sie positiv über Ihre Beziehung.
- Verpflichten Sie sich vertraglich zu großzügiger Liebe und Mitgefühl.

Der Schlüssel zur großen Veränderung liegt in kleinen, alltäglichen Gefühlen. Die Partner sollten dafür sorgen, dass Gedanken und Verhaltensweisen, die die innere Verbundenheit fördern, zum Bestandteil der Alltagsroutine werden. Die Power-Liebes-Formel erfordert weniger als fünf Minuten am Tag und wird Ihre Beziehung in jedem Fall stärken. Lesen Sie nun alles über die Einzelheiten eines jeden Schrittes.

Geben Sie Ihrem Partner einen festen Platz in Ihrem Herzen, und versichern Sie sich zu vier bestimmten Zeiten pro Tag Ihrer Liebe

Wir mögen Liebeslieder, weil sie emotionale Verbindung in einer Weise zum Ausdruck bringen, wie wir es meist nicht können. Viel wichtiger als ein gelegentliches Liebeslied aber ist die Entwicklung einer Alltagsroutine, mit der Sie die wichtigste Person in Ihrem Leben in Ihrem Herzen bewahren können. Zu diesem Zweck empfehlen wir Ihnen, kleine Gesten einzuführen, mit denen Sie Ihren Partner Ihrer Liebe versichern. Vielleicht wiederholen Sie häufiger einen Satz wie: »Du bist mir sehr wichtig.« Oder: »Du machst mein Leben wertvoll.« Eine solche Geste kann auch einfach nur darin bestehen, die Hand auszustrecken und den anderen kurz zu berühren oder Blickkontakt herzustellen. Aber was Sie auch tun, es muss natürlich von Herzen kommen.

Wenn Sie sich einmal für eine solche von Herzen kommende Geste entschieden haben, sollten Sie sie routinemäßig viermal am Tag ausführen, und zwar zu ganz bestimmten Tageszeiten: 1. nach dem Aufwachen, 2. wenn Sie das Haus verlassen, 3. wenn Sie nach Hause zurückkehren und 4. bevor Sie ins Bett gehen. Diese Zeiten sind ungeheuer wichtig. Die Forschung hat ergeben, dass Emotionen, die mit wenig Erregung einhergehen, mehr oder weniger kontinuierlich ineinander übergehen. Es ist wie ein Strom, der am Morgen entspringt und durch den Tag fließt. Wenn Ihr erstes Gefühl am Tag positiv ist, dann ist es umso wahrscheinlicher, dass auch das darauf folgende Gefühl positiver Natur sein wird. Und wiederum umso wahrscheinlicher ist es, dass das darauf folgende ebenso positiv ist und so weiter und so fort.

Denken Sie an einen besonders guten Tag zurück. Wahrscheinlich begann er mit einem positiven Gedanken oder einer positiven Geste. Wenn Sie jeden Tag damit beginnen, dass Sie Ihren Partner in Ihrem Herzen verankern – ob er es weiß oder nicht –, dann wird dies den Fluss Ihrer Emotionen positiv beeinflussen und Ihre Beziehung um ein Vielfaches verbessern, ohne dass Sie darüber reden. Wer sich jeden Morgen aufs Neue auf den Wert seines Partners besinnt, wird innerhalb weniger Wochen feststellen, dass diese Alltagsroutine sich außerordentlich positiv auf seine Gesundheit und sein Wohlbefinden auswirkt.

Die zweite positive Geste dieser Art sollte stattfinden, bevor Sie morgens zur Arbeit gehen. Das bestimmt die Grundstimmung für die Zeit, in der Sie beide getrennt sein werden. Die dritte erfolgt abends, wenn Sie wieder nach Hause kommen. Und schließlich sollten Sie Ihren Partner noch einmal kurz vor dem Einschlafen in Ihrem Herzen verankern. Diese Routine versüßt Ihnen die Träume und trägt Ihre Liebe bis in den nächsten Morgen hinein.

Umarmen Sie Ihren Partner sechsmal täglich sechs Sekunden lang

Umarmungen sind normalerweise das Erste, was verschwindet, wenn die Beziehung schlechter wird. Hält die Unfähigkeit, sich zu umarmen, an, ist die Katastrophe kaum noch aufzuhalten. Je seltener Sie sich berühren, umso schlechter gelaunt werden Sie. Die folgende Routine, für die Sie etwa 36 Sekunden täglich benötigen, soll diese Abwärtsspirale wieder umkehren.

Umarmen Sie Ihren Partner mindestens sechsmal am Tag mindestens sechs Sekunden lang. Die Sechs-mal-sechs-Formel ist keineswegs willkürlich gewählt. Wahrscheinlich umarmen Sie einander im Augenblick nicht häufiger als ein- bis zweimal am Tag. Indem Sie das auf sechsmal täglich erhöhen, ermöglichen Sie ein neues Maß an Nähe. Zunächst mag Ihnen eine solche zeitlich festgelegte Umarmung erzwungen vorkommen, aber das gilt nur für den Anfang. Um die vierte und fünfte Sekunde herum fühlt es sich bereits natürlicher an, vorausgesetzt natürlich, dass Sie einander immer noch zugetan sind. Diese Art von Umarmung steigert die Serotonin-Werte und hat somit eine allgemein beruhigende Wirkung, die sogar den Appetit dämpft. Keine schlechte Sache also – Sie fühlen sich im Allgemeinen besser, sind weniger gereizt, seltener traurig und verlieren vielleicht sogar das ein oder andere Kilo, weil Sie sich einander näher fühlen.

Denken Sie positiv über Ihre Beziehung

Das ist ganz einfach. So oft Sie können, sollten Sie im Verlauf Ihres Arbeitstages zehn Sekunden lang innehalten und ein paar positive Gedanken an Ihren Partner verschwenden. Schreiben Sie an dieser Stelle drei solche Gedanken auf:

____

____

____

Verpflichten Sie sich vertraglich zu großzügiger Liebe und Mitgefühl

Schließen Sie einen Vertrag mit sich selbst. Achten Sie darauf, dass der Vertrag kurz und einfach gehalten ist, und erinnern Sie sich zu einer festgesetzten Uhrzeit jeden Tag an seinen Inhalt.

Um Ihre Gedanken zu ordnen, versuchen Sie zunächst, den folgenden Satz zu vervollständigen:

Wenn ich ihn/sie liebte, würde ich

- ihm in die Augen blicken und ihm sagen, was ich an ihm besonders mag.
- ihr sagen, wie wichtig sie für mich ist.
- zulassen, dass er mich tröstet.
- ihr sagen, wie wichtig es mir ist, dass sie glücklich ist.
- ihm zeigen, dass ich an ihn glaube.
- ihm zeigen, dass mein Leben durch sie besser ist.

Folgende Vorschläge stammen von unseren Klienten und Patienten:

Hiermit verpflichte ich mich,

- in freundlichem Ton zu sprechen.
- dir morgens Kaffee ans Bett zu bringen.
- dir morgens das Frühstück zuzubereiten.
- dir eine Blume neben den Teller zu stellen.
- einen kleinen Liebesbrief dort zu verstecken, wo du ihn bestimmt finden wirst.

Benutzen Sie für Ihren Vertrag folgendes Formular:

Vereinbarung

Für das Privileg, dich zu lieben, verpflichte ich, ______, mich, dir, ______, täglich Folgendes zu geben:

____

____

Die tägliche Ausführung der vier Schritte unserer Power-Liebes-Formel wird Sie zu einer Liebe jenseits aller Worte führen.

Im Gegensatz zu dem, was die meisten Menschen denken, basiert eine tiefe, innere Verbundenheit nicht auf gemeinsamem Geschmack oder gemeinsamen Hobbys. Derlei Zutaten sind natürlich nicht schlecht, aber sie geben Ihrer Beziehung nur wenig Tiefe. Eine innige Verbindung basiert auf gemeinsamen *Werten*, auf dem, was *Ihnen am wichtigsten* ist. Paare mit einer tiefen inneren Verbindung teilen zumeist die folgenden Werte:

- Sie lieben die gleichen Menschen.
- Sie sind durch ein gemeinsames Anliegen verbunden (etwas, was über sie selbst hinausweist, zum Beispiel die Natur, Gott, politische oder soziale Belange).
- Sie schätzen bestimmte Dinge (die Natur, Kunst, Musik, Architektur, Handwerk) und Menschen.
- Sie haben die Fähigkeit, sich mitfühlend zu verhalten.

Machen Sie sich eine Liste derjenigen Bereiche, die für Sie beide Verbundenheit schaffen könnten. Hierbei kann es sich um Werte handeln, die Sie bereits haben, oder um solche, die Sie im Rahmen Ihrer Beziehung noch entwickeln könnten. Integrieren Sie diese gemeinsamen Werte in die vier Schritte Ihrer Power-Liebes-Formel. Denken Sie an Ihre gemeinsamen Werte, wenn Sie Ihren Partner an vier festen Tageszeiten im Herzen verankern. Denken Sie an Ihre gemeinsamen Werte, wenn Sie Ihren Partner umarmen. Denken Sie an Ihre gemeinsamen Werte, wenn Sie am Tage innehalten und sich positiven Gedanken über Ihre Beziehung hingeben. Und schließlich: Nutzen Sie Ihre gemeinsamen Werte, um Ihrem Partner mit Mitgefühl und Großzügigkeit Ihre Liebe zu schenken.

Emotionale Rettungsleinen

Paare benötigen emotionale Rettungsleinen, um einander verbunden zu bleiben, genau wie Astronauten bei ihren Weltraumspaziergängen Sicherheitsleinen benötigen. Diese Analogie ist außerordentlich aussagekräftig, denn die Leine eines Astronauten erlaubt ihm maximale Bewegungsfreiheit, sorgt jedoch trotzdem für die lebensrettende Verbindung zum Raumfahrzeug. Emotionale Rettungsleinen sorgen dafür, dass wir einander verbunden bleiben, ohne uns zu fesseln.

Stellen Sie sich eine lange, flexible Leine vor, die Sie beide verbindet, egal, was Sie tun oder fühlen. Auch wenn Sie räumlich voneinander getrennt sind, bleiben Sie einander innerlich verbunden. Wenn Sie im Job beschäftigt sind, bleiben Sie doch einander nah. Selbst wenn Sie wütend aufeinander sind, sind Sie nicht allein im All. Um sich die emotionale Rettungsleine ins Gedächtnis zu rufen, die Sie und Ihren Partner miteinander verbindet, sollten Sie den folgenden Satz auf ein Blatt Papier schreiben und dieses, wo immer Sie hingehen, bei sich haben. Ein zweites Exemplar davon sollten Sie Ihrem Partner geben.

Meine Rettungsleine zu Dir

Ich ______________________________ Du

Auf folgende Weise bin ich dir zutiefst verbunden.
(Beispiele: *Du gibst meinem Leben mehr Sinn. Wir haben schon viel miteinander erlebt. Wenn ich bedrückt bin, tröstest du mich.*)

____

____

Wenn Sie sich vorstellen, beständig durch eine unsichtbare Rettungsleine miteinander verbunden zu sein, wird sich Ihr gesamtes emotionales Verhalten in Bezug auf Ihren Partner zum Guten hin wenden. Geben Sie Ihrem Partner Zeit zu erkennen, dass Ihr neu erwachtes Interesse keine vorübergehende Laune ist, dann wird er oder sie ganz bestimmt mit Wertschätzung und Zuneigung reagieren.

Um sich einander näher zu fühlen, wenn Sie zusammen sind, müssen Sie sich einander näher fühlen, wenn Sie getrennt sind.

Die einfachen, täglichen Routinen unserer Power-Liebes-Formel machen Sie wieder empfänglich für die emotionale Welt Ihres Partners. Allein schon dadurch kann Ihre Beziehung wieder auf den Stand gebracht werden, den sie hatte, bevor die Spirale des gegenseitigen Ressentiments Sie für das, was Sie an ihm oder ihr am meisten schätzen, unempfänglich machte. Diese vierdreiviertel Minuten am Tag tragen auch zu Ihrer Konzentration bei und helfen Ihnen sogar, am Arbeitsplatz bessere Leistung zu erzielen. Sie schaffen neue Vernetzungen in Ihrem Gehirn, die mehr Nähe ermöglichen. Durch diese kurzen Rituale der Verbundenheit, die sich mit Leichtigkeit in Ihren Alltag integrieren lassen, wird es Ihnen gelingen, Ihre Beziehung entscheidend zu verbessern, ohne darüber zu reden.

Wenn sich Furcht oder Scham doch wieder einschleichen

Auch wenn Sie die besten Absichten und die besten Beziehungsfähigkeiten auf der Welt haben, können Sie es doch nicht ganz vermeiden, bei Ihrem Partner erneut Scham oder Furcht hervorzurufen. Glücklicherweise gibt es eine Möglichkeit, sich schnell von der Krise zu erholen und die innere Verbundenheit wiederherzustellen, sobald die emotionale Trennung droht. Je häufiger Sie sich so auf Ihre Verbundenheit besinnen, umso stärker reduziert sich die Wahrscheinlichkeit, dass Sie Ihrem Partner auf die gleiche Weise *noch einmal* ein Gefühl der Scham oder der Furcht vermitteln. Dafür gibt es drei Schritte, die Sie in solchen Fällen befolgen sollten:

- Realisieren
- Bereuen
- Korrigieren

Realisieren

Um die Verhaltensweise, die die Scham oder die Furcht Ihres Partners oder Ihrer Partnerin auslöste, zu realisieren, müssen Sie in der Lage sein, den Blickwinkel Ihres Partners einzunehmen. Das ist oft sehr demütigend, denn die schlimmste Form des Schmerzes kommt daher, dass wir jemanden verletzen, den wir lieben. Wenn Sie Ihr eigenes Verhalten erkennen – ob Sie sich nun absichtlich oder unabsichtlich so verhalten haben –, fühlen Sie sich unbehaglich, weil Sie Ihren Partner verletzt haben. Einen Fehler zuzugeben ist ungeheuer schwierig. Doch der einzige Weg, der aus dem Schmerz herausführt, ist der Schmerz. Sie müssen in der Lage sein, Ihren Irrtum zu erkennen – ihn zu realisieren –, sonst können Sie die innere Verbundenheit nicht wiederherstellen.

Männer müssen darauf gefasst sein, dass ihre Unsensibilität in Bezug auf ihre Partnerin ihr eigenes Gefühl der Unzulänglichkeit steigert, sodass sie mit Wut oder Rückzug reagieren. Bei Frauen löst die Erkenntnis des eigenen verletzenden Verhaltens oft Furcht aus, sodass sie unter Umständen mit Kritik, Zurückweisung oder einer Verletzung der Intimsphäre ihres Partners reagieren. Je mehr Wut, Rückzug, Kritik oder Zurückweisung in Ihrer Beziehung existiert, umso wichtiger ist es, die drei Schritte – Realisieren, Bereuen, Korrigieren – zu beherrschen. Nur weil Ärger und Kritik nicht offen ausgesprochen werden, heißt das noch lange nicht, dass sie nicht existieren. Sie können viele Formen annehmen. Zorn kann sich in einem mürrischen oder reizbaren Verhalten zeigen, in Kontrollzwang, Rückzug, Schmollen, darin, dass ständig Aufgaben auf die lange Bank geschoben werden, dass man geistesabwesend ist oder sich einfach – passiv aggressiv – verweigert. Kritik kann ebenfalls viele Facetten haben: eine überkritische, herablassende Haltung, eine Neigung zu Spitzfindigkeit und Nörgelei, unaufhörliches Reden, Beharren auf der eigenen Ansicht, das Erfinden eigener Regeln und Vorschriften – die Variationen sind endlos.

Der erste Grund, warum Realisieren so wichtig ist, ist folgender:

Sie werden niemals in der Lage sein, eine Verhaltensweise zu ändern, von der Sie nicht glauben, dass sie existiert. Solange Sie Ihr unsensibles Verhalten verleugnen, das Furcht oder Scham in Ihrem Partner hervorruft, werden Sie sich nicht anders verhalten. Also werden Furcht, Scham und Groll immer heftiger. Im Gegensatz dazu erzeugt die Erkenntnis Ihrer Fehler Mitgefühl. Ganz bestimmt! Wenn Ihr Partner sich von Herzen für die Art und Weise entschuldigt, in der er oder sie Sie verletzt hat, reagieren Sie ganz automatisch mitfühlend.

Die Erkenntnis, dass Sie jemanden verletzt haben – die Einsicht in Ihr eigenes Verhalten – kann sich im Augenblick Ihres Fehlverhaltens einstellen, aber auch später. Idealerweise ertappen Sie sich selbst dabei, bevor Ihr Gegenüber Ihre Aufmerksamkeit darauf lenken muss. Denken Sie an Letizia und Boris und ihr Gespräch auf der Rückfahrt vom Klassentreffen. Letizia realisierte erst, dass sie unsensibel auf Boris' Gefühle reagiert hatte, als er wütend reagierte. Hätte sie früher erkannt, dass sie ihn durch ihr Telefonat verletzt hatte, hätte sie sich entschuldigen können: »Es tut mir so leid, ich bin aus reiner Gewohnheit ans Telefon gegangen. Ich interessiere mich natürlich viel mehr für das, was du zu sagen hast, als für irgendeinen Anruf.« Genauso hätte Boris Letizias Befürchtung in Bezug auf das klingelnde Telefon erkennen können und ihr Verhalten nicht ganz so persönlich nehmen können. Wenn Sie den Irrtum Ihres Verhaltens erkennen, ohne dass man es Ihnen sagen muss, so ist das ein erster, entscheidender Schritt zum Aufbau gegenseitigen Vertrauens, denn ein Mensch, der sich seiner Fehler bewusst ist, wird den anderen wahrscheinlich deutlich seltener auf die gleiche Weise noch einmal verletzen. Im Gegensatz dazu besteht bei einer Person, die ihr Fehlverhalten nicht einsieht, nur wenig Hoffnung auf Veränderung, sodass sich eine Mauer aus Ärger und Verbitterung bildet.

Auch wenn Sie Ihr unsensibles Verhalten erst erkennen, nachdem Ihr Partner es Ihnen zu Bewusstsein gebracht hat, stehen Ihnen Schritt zwei und drei immer noch offen: Bereuen und Korrigieren. Nebenbei bemerkt ist es niemals zu spät, um Ihre Fehler anzuerkennen. Je besser Sie sich und Ihren Partner kennen lernen, umso klarer wird es

Ihnen werden, inwiefern Sie es ihm oder ihr erschwert haben, Ihnen zu vertrauen. Warten Sie nicht erst auf einen Streit, bevor Sie sich entschuldigen. Denken Sie einfach nur daran, wie gut Sie sich fühlen würden, wenn Ihr Partner eines Tages zu Ihnen käme und so etwas Einfaches sagen würde wie: »Danke, dass du es mit mir aushältst.« Oder wenn Ihr Partner oder Ihre Partnerin an Ihrem Hochzeitstag ein großes Fest geben würde, weil er es würdigen möchte, dass Sie schon so lange an seiner Seite sind. Selbst wenn Sie sich vor langer Zeit in einer vergangenen Beziehung unsensibel verhalten haben, ist es niemals zu spät zu erkennen, wie Sie den anderen verletzt haben. Erkenntnis und Realisierung können die Vergangenheit zwar nicht ändern, aber Sie können vermeiden, dass Sie den gleichen Fehler wiederholen. Sie wären überrascht, was für eine positive Auswirkung es auf Ihre gegenwärtigen Beziehungen hätte, wenn Sie sich bei einem Menschen aus Ihrer Vergangenheit entschuldigen würden, besonders wenn die Entschuldigung vom nächsten Schritt begleitet wird: von der Reue.

Bereuen

Erkenntnis ohne Reue ist so nutzlos, als ob Sie sich entschuldigen, ohne dass es Ihnen *tatsächlich* leidtut. Zu wissen, dass man den anderen verletzt hat, ohne ihm seinen Schmerz *nachfühlen* zu können, vermag die innere Verbundenheit nicht zu stärken. Erst das Moment der Reue verhindert, dass sich das gleiche unsensible Verhalten erneut einschleicht. Doch solange es sich bei der Realisierung – der wahren Erkenntnis, dass das eigene Verhalten den Partner verletzt hat – nicht um ein reines Lippenbekenntnis handelt, werden Sie automatisch Reue empfinden.

Reue ist ein Gemisch aus Leid, Schuld und Bedauern. Dieses Gefühl ist aus einem ganz bestimmten Grund so unangenehm: Es will Ihre Aufmerksamkeit erregen und Sie daran erinnern, dass Sie sich nicht noch einmal so verhalten sollten. Wenn Ihr Gehirn einmal gelernt hat, Ihr Verhalten mit dem Schmerz der Reue zu verbinden, werden Sie diesen bestimmten Fehler nicht noch einmal machen. Also wirkt Reue als Korrektiv. Der Wunsch, die Qual zu umgehen, die uns die Reue bringt, sorgt dafür, dass wir zu unserem Wort stehen und uns so gut wie möglich verhalten. Einem Menschen, der keine Reue empfindet, kann man auch nicht vertrauen, denn man weiß, dass es dem Betreffenden egal ist, ob er einen verletzt.

Reife, gesunde Menschen empfinden Reue, wenn sie andere enttäuschen oder verletzen, aber das ist nicht alles. Reue führt zu einer korrektiven Handlung, sonst kann der Heilungsprozess nicht einsetzen.

Korrigieren

Wenn Sie die Stadien der Realisierung und der Reue durchlaufen haben, sich aber weigern, Wiedergutmachung zu leisten, kommen Sie dauerhafter Versöhnung zwar *nahe*, aber leider nicht nahe genug. Denn Sie haben die Furcht-Scham-Bombe noch nicht entschärft, die im Keller Ihrer Beziehung verborgen liegt. Kurz vor dem Erreichen des Ziels den Erwartungen doch nicht zu entsprechen, kann sogar *noch mehr* Distanz und Abneigung hervorrufen, weil Ihr Partner seine Hoffnungen jäh zerstört sieht.

Durch die Furcht oder die Scham, die Sie bei dem anderen auslösen, verletzen Sie sowohl ihn als auch sich selbst. Diese Wunden auf beiden Seiten müssen geheilt werden. Realisieren, Bereuen und Korrigieren machen es Ihrem Partner möglich, Ihnen zu vergeben, ebenso wie sie es Ihnen ermöglichen, sich selbst zu vergeben.

Eine solche Wiedergutmachung kann auf vielerlei Weise erfolgen. Frauen zum Beispiel neigen eher dazu, auf verbaler Ebene aktiv zu werden. Das ist vollkommen in Ordnung, solange ihre Worte von einer offensichtlichen Verhaltensänderung begleitet werden. Wenn Letizia gesagt hätte: »Es tut mir so leid, dass ich das Telefonat wichtiger genommen habe als dich, bitte verzeih mir«, sich aber beim nächsten Gespräch genauso verhalten hätte und wieder ans Telefon gegangen wäre, hätte keine Korrektur stattfinden können. Wenn Sie aber einfach nur »Tut mir leid« gesagt hätte und sich dann auf Boris eingestimmt hätte, statt sich um das Telefon zu kümmern, so hätte sie ihren Fehler wiedergutgemacht. Frauen pflegen ein Problem endlos lang auszudiskutieren. Deshalb lassen sich Männer häufig viel stärker von einer Veränderung ihres Verhaltens beeindrucken als von einer Entschuldigungslitanei. Selbst wenn ihre Worte von Herzen kommen und aufrichtig sind, bleibt er in der Regel so lange skeptisch und unversöhnlich, bis ihre Taten die positiven Worte bestätigen. Übrigens kann auch sie selbst sich erst vergeben, wenn sie ihr Verhalten ändert. Es ist viel effektiver, *weniger zu reden und mehr zu tun*. Stellen Sie die Verbindung zu Ihrem Partner durch Ihr *Handeln* wieder her.

Männer hingegen neigen dazu, bei ihren Versuchen zur Wiedergutmachung, weniger – oder gar nicht – zu reden. Sie setzen eher auf Verhaltenssignale, indem sie vorschlagen: »Lass uns ein Eis essen gehen« oder fragen, ob sie ihrer Partnerin irgendwie helfen können. Daraus kann sich ein Problem ergeben, wenn die Frau angespannt darauf wartet, dass er auf eher weibliche Weise Wiedergutmachung leistet. Dann versäumt sie es, sein neues, verbessertes Verhalten anzuerkennen, mit dem er die Verbindung auf seine Art wiederherstellen will. Eine häufige Klage, die wir von den Männern zu hören bekommen, lautet: »Ich verändere mich ja, aber sie merkt gar nichts davon. Sie sieht nur, was ich alles falsch mache.« Stellen Sie sich doch einmal vor, wie entmutigend es ist, ständig schwierige Wiedergutmachungsversuche zu unternehmen, aber nur wenig oder gar keine Anerkennung von Ihrem Partner zu bekommen.

Fazit: Erwarten Sie nicht, dass Ihr Partner es so macht wie Sie.

Es ist erheblich leichter, das Fehlverhalten des Partners wahrzunehmen als das eigene, und Frauen sind – im Gegensatz zur allgemeinen Annahme – darin auch nicht besser als Männer. In zusammengenommen über 50 Jahren Berufserfahrung als Therapeuten haben wir beide noch keine Frau kennen gelernt, die eine paartherapeutische Sitzung mit den Worten eröffnete: »Mit mir kann man wirklich nur schwer zusammenleben. Bitte helfen Sie mir dabei, eine bessere Partnerin zu werden.« Männer und Frauen müssen sich gleichermaßen anstrengen, um das Leben durch die Zweifachperspektive wahrzunehmen. Aber wenn Sie sich auf Ihre Motivation konzentrieren, den Partner in seinen Tiefs nicht alleinlassen, die Power-Liebes-Formel anwenden, sich in schwierigen Fällen aufs Realisieren, Bereuen und Korrigieren besinnen, dann finden Sie zu einer Liebe jenseits aller Worte.

Schluss
Kleine Schritte, große Wirkung

Es macht sicherlich großen Spaß, gelegentlich ein romantisches Wochenende zu planen, zu zweit essen zu gehen oder ein paar gemeinsame freie Tage zu verbringen, aber erwarten Sie nicht, dass Sie dadurch Ihrer Beziehung Dauer verleihen. Wenn derlei Aktivitäten nicht von einer liebevollen *Alltagsroutine* begleitet werden, ist sogar mit negativen Auswirkungen zu rechnen: Sie sind erschöpft und enttäuscht, weil der Alltag Sie kurz darauf schon wieder eingeholt hat. Für eine Liebe jenseits aller Worte müssen Sie von Tag zu Tag *kleine Augenblicke* der emotionalen Verbindung schaffen.

Sie können sich einander verbunden fühlen, wann immer Sie möchten, und zwar einfach, indem Sie sich dazu *entschließen*. Wenn Ihr Partner gerade nicht anwesend ist, können Sie dies sogar einfach nur in Gedanken tun. Und wenn Sie es wirklich *wollen*, dann ist es sogar möglich, wenn Sie sich über Ihren Partner geärgert haben. Aber warum sollten Sie Verbundenheit herstellen wollen, wenn er sich wie ein Schuft benimmt oder sie den ganzen Tag nur herumnörgelt? Nun ja, zum einen wird er sich wahrscheinlich weniger wie ein Schuft verhalten, wenn er sich Ihnen verbunden fühlt, und sie wird wahrscheinlich erheblich seltener herumnörgeln, wenn sie weiß, dass Sie ihre Gefühle ernst nehmen. Der wichtigste Grund aber ist der, dass Sie sich *selbst mehr lieben* werden, wenn Sie sich Ihren Angehörigen verbunden fühlen. Sobald Sie freundlich zu Ihrem Partner sind, haben Sie auch ein besseres Verhältnis zu sich selbst. Denn wenn Sie dem Wichtigsten an sich selbst treu bleiben, werden Sie sich mehr mögen.

Eine der destruktivsten Aufforderungen, mit denen wir in Therapien oder Selbsthilfebüchern konfrontiert werden, ist die, auf die eigenen Bedürfnisse zu achten und diese zu befriedigen, koste es, was es wolle. Die dauernde Frage »Und was ist mit mir?« und die egozentrische Einstellung, die damit einhergeht, haben mehr als alle anderen sogenannten Beziehungsratschläge dazu beigetragen, eine gegenseitige Anspruchshaltung und entsprechende Ressentiments zu fördern, anstatt Liebe, Mitgefühl und innere Verbundenheit zu pflegen. Doch man muss genau das geben, was man von anderen erwartet. Wenn man Mitgefühl möchte, muss man mitfühlend sein; wenn man geliebt werden will, muss man liebevoll sein; wenn man sich der Mitarbeit seiner Mitmenschen versichern will, muss man kooperativ sein; wenn man geschätzt werden will, muss man seinem Gegenüber Tag für Tag ebenfalls Wertschätzung entgegenbringen.

Das Scham-und-Furcht-Reinigungsritual

Im Folgenden schildern wir Ihnen ein ebenso kleines wie wirkungsvolles Ritual, das Sie allabendlich durchführen können, um sich von den Resten verborgener Scham oder versteckter Ängste zu reinigen, die sich im Verlauf des Tages angehäuft haben. Es handelt sich um eine einfache *abendliche Umarmung*, durch die Sie Furcht und Scham verwandeln können. Sie zählt nicht zu Ihren sechs täglichen Umarmungen; und wahrscheinlich dauert sie auch deutlich länger als nur sechs Sekunden.

Versuchen Sie während dieser Umarmung, die Ihrem Stress und Ihrer Sorge zugrunde liegende Angst zu spüren. Nehmen Sie die Versagensängste wahr, die sich hinter der Anspannung, den ständigen Anforderungen, dem Ärger oder dem Trübsinn des Tages verbergen. Versuchen Sie gar nicht erst zu reden. Lassen Sie zu, dass jegliche Reste von Angst und Scham in der Wärme Ihrer Umarmung dahinschmelzen. Beruhigen Sie den anderen und lassen Sie sich von ihm beruhigen. Diese Umarmung soll Sie davon überzeugen, dass Ihre Verbindung wichtiger ist als alles, vor dem Sie Angst haben, und alles, was Scham in Ihnen auslöst.

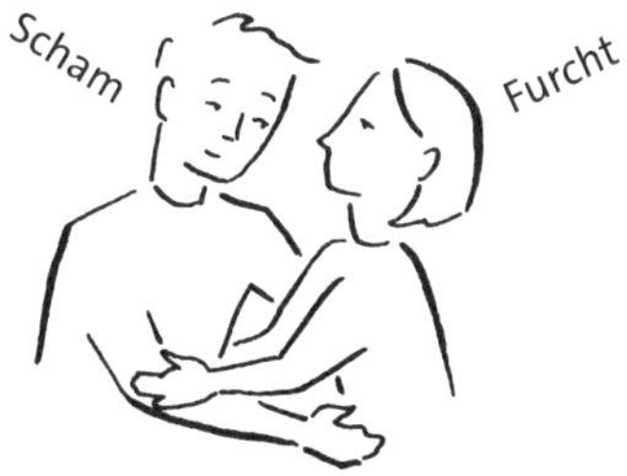

Mitgefühl
Verbundenheit

Zwei Menschen teilen dann die innigsten Augenblicke miteinander, wenn ihre Gefühle im jeweils anderen ihren Nachhall finden, wenn sie gegenseitig ihre Verletzlichkeiten lindern und einfache, reine Freude erleben. Sobald die emotionale Verbundenheit zweier Menschen über das gemeinsame Reden hinausgeht, sind Frauen in der Lage, die engen Grenzen ihrer Ängste zu überwinden, und Männer brechen das für sie typische, destruktive Scham-Vermeidungs-Verhalten auf. Der beste Schutz vor Furcht und Scham sind Mitgefühl, Wertschätzung und ein Gefühl der Verbundenheit, das so tief, flexibel und widerstandsfähig ist, dass es eine Liebe jenseits aller Worte zu schaffen vermag.

Dank

Für Kathleen McFadden, deren Klarsicht und großes schriftstellerisches Talent wesentlich zum Entstehen dieses Buches beigetragen haben. Ein besonderes Dankeschön für die endlosen Stunden, die sie damit verbrachte, jedes einzelne Wort dieses Manuskriptes durchzuackern. Mein Dank gilt zudem Kris Puopolo, deren Unterstützung, Ermutigung und Enthusiasmus mir den Mut gaben, weiterzuschreiben, und das trotz der Tatsache, dass ich nur Autorin, nicht aber Schriftstellerin bin. Darüber hinaus verwandelte sie ein Manuskript, das 55 000 Wörter zu lang war, in ein vernünftiges Buch, ohne auch nur eine wichtige Tatsache unter den Tisch fallen zu lassen. Erst ihre redaktionelle Arbeit machte es zu einem interessanten und durchdachten Werk. Außerdem danke ich Jim Levine, meinem absolut traumhaften Agenten, für die viele Zeit und Energie, die er in die vorliegende Arbeit steckte. Und nicht zu vergessen Suzie Bolotin, die uns den Titel gab. Dieses Buch kam genau zu dem Zeitpunkt heraus, als Hurrikan Katrina seine verheerende Wirkung entfaltete – eine Zeit, in der ein emotionaler Hurrikan auch mein Leben traf. Besonderen Dank schulde ich deshalb meinen Freunden, die mich unterstützten, während meine Welt zusammenbrach.

Pat Love

Mir bleibt nur noch, die Dankbarkeit, die Pat bereits für Kathleen, Kris, Jim und Suzie zum Ausdruck gebracht hat, zu verdoppeln. Die Arbeit an diesem Buch war gerade deshalb so aufregend, weil wir mit ihnen zusammenarbeiten durften. Wie immer kam meine letztliche Inspiration von meiner Mutter, Barbara McCrocklin, und von Christine und Carmen, die mir – jede auf ihre Art – den Glauben daran vermittelten, dass ich ein guter Mensch sein kann. Außerdem bin ich meinen unzähligen Patienten dankbar, die mich durch ihren Mut ebenso inspirierten wie durch ihre Bereitschaft, jene alten Gewohnheiten zu verändern, hinter denen sich ihr wahres, ihr mitfühlendes Wesen verbarg. Besonderen Dank schulde ich Stephanie für die emotionale Unterstützung während der schwierigen Phasen des Schreibens. Und schließlich bin ich den zahlreichen Haustieren dankbar, die ich in meinem Leben besaß. Sie weckten mein Forschungsinteresse für die verhaltensbiologische Seite der Gefühle sozialer Tiere. Das Verständnis dieses Aspekts ist wichtig, um unsere eigenen Emotionen besser durchschauen zu können. Auch sie waren und sind wunderbare Gefährten.

Steven Stosny

Register

Marco von Münchhausen
unter Mitarbeit von Iris und
Johannes von Stosch
**Liebe und Partnerschaft
mit dem inneren Schweinehund**

2009, 189 Seiten, gebunden
ISBN 978-3-593-38779-6

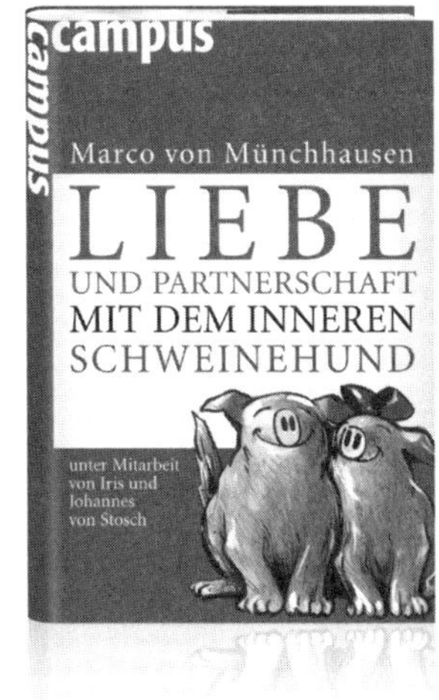

Schweinehunde in love

Zu Beginn einer Beziehung fällt es uns leicht, unserem Partner etwas Gutes zu tun oder ihm zuliebe Kompromisse einzugehen. Warum aber tun wir uns bloß so schwer damit, das auch nach der ersten Verliebtheit beizubehalten? Dieser humorvolle Ratgeber zeigt: Es sind unsere inneren Schweinehunde, die sich in unser Liebesleben einmischen! Marco von Münchhausen enthüllt die Tricks und Taktiken der inneren Widersacher und erklärt die Motive, die dahinter stecken. Denn wer den inneren Schweinehund verstehen lernt, wird ihn davon überzeugen, dass das Leben mit Partner noch viel schöner ist!

**Mehr Informationen unter
www.campus.de**

campus
Frankfurt · New York

Eva Wlodarek
Wunscherfüllung für Selbstabholer
Wie Ihre Wünsche Wirklichkeit werden

2009, 216 Seiten
ISBN 978-3-593-38936-3

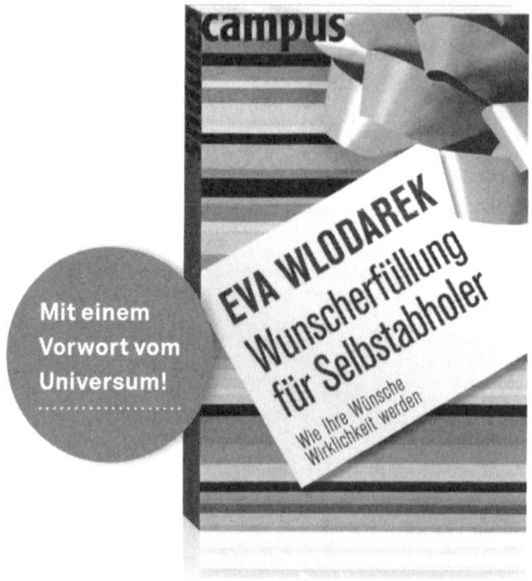

Wünsch dir was!

Mal eben den Mann fürs Leben beim Universum bestellen oder den Traumjob herbeiwünschen? Viele Bücher versprechen sofortige Wunscherfüllung – doch so einfach ist das nicht!
Die Bestsellerautorin und Psychologin Eva Wlodarek stellt die gängigen Wunschbücher auf den Prüfstand und zeigt ihren Lesern, wie sie ihre eigenen Wünsche tatsächlich erfüllen. Sie liefert hier das erste Wunschbuch mit seriösen und wirklich wirksamen Tipps aus der Psychologie. Unterhaltsam, fundiert und garantiert ohne esoterischen Beigeschmack!

Mehr Informationen unter
www.campus.de

campus
Frankfurt · New York